フォーミュラリー

―エビデンスと経済性に基づいた薬剤選択―

フォーミュラリー編集委員会編

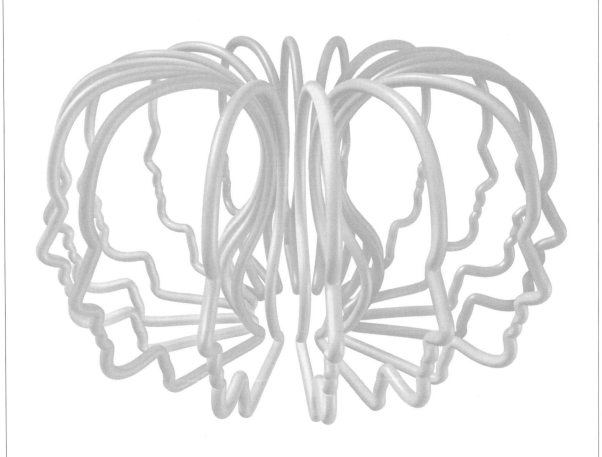

フォーミュラリー －エビデンスと経済合理性に基づいた薬剤選択－
発刊によせて

聖マリアンナ医科大学理事長　**明石勝也**（あかし かつや）

　わが国が直面している最大の問題は人口減少と高齢者人口の増加であろう。これらは社会保障制度の持続可能性を脅かしている。とくに給付と負担のバランスが崩れてきている医療制度の改革は喫緊の課題で、総額40兆円を超え、毎年数千億円〜1兆円程度増え続けると言われている医療費を、どう削減し公平配分していくかは医療者も含め国民全体で考えなくてはならない問題だと思う。

　国の施策レベルでもそういった課題を解決しようと様々な改革案が進行している。本書のメインテーマである「フォーミュラリー」もその改革の一翼を担うものだと確信する。聖マリアンナ医科大学病院では、法人としての目標に「フォーミュラリーによる合理的及び経済的な医療の提供」を掲げて、フォーミュラリーの導入は医師または薬剤師が標準薬物治療を行うための指針であると考え、いち早くフォーミュラリーに取り組んできた。フォーミュラリー自体は欧米で先行するが、当院はそれがわが国の医療にどう馴染むか、言わば「日本版のフォーミュラリー」を追求し、実践してきたと自負している。詳細は本編執筆寄稿陣の論に譲るとして、フォーミュラリーの考え方が病院のみに留まらず、地域で広く活用されることを望む。

　いまわが国を悩ます医療課題は、なにごとも従来の枠組みでは対応ができなくなってきているのではなかろうか。本書冒頭の座談会で、有賀徹氏が発言されているように、まさに「医療者の意識改革、行動変容が求められてきている」のだと思う。フォーミュラリーは医薬品費の適正配分につながる薬剤選択の手法ではあるが、広義にはこれからの医療を考えるための新しい「枠組み」としても読んでいただきたいと考えている。

フォーミュラリー編集委員会

代表 **増原慶壮**
聖マリアンナ医科大学客員教授（元聖マリアンナ医科大学病院薬剤部長）

川上純一
浜松医科大学医学部附属病院薬剤部長・教授

岩月 進
愛知県薬剤師会会長

前田幹広
聖マリアンナ医科大学病院薬剤部

上田 彩
聖マリアンナ医科大学病院薬剤部

編集協力　医療経営東京編集室　江川孝雄
　　　　　波止場通信社　竹内明久
表紙デザイン・本文レイアウト　たいらあきお
表紙写真提供　ピクスタ
座談会撮影　フラッグ　大西秀明

目次

発刊によせて　聖マリアンナ医科大学理事長　明石勝也　　　　　　　　　　　3

特別企画　座談会　　　　　　　　　　　　　　　　　　　　　　　　　　7
公的医療保険制度の持続可能性の観点から考えるこれからの医療
超高齢社会を乗り切るために医療人は何をなすべきか

　　有賀　徹（労働者健康安全機構理事長）
　　幸野庄司（健康保険組合連合会理事）
　　中山智紀（厚生労働省保険局医療課　薬剤管理官）　　　　　（発言順）
　　増原慶壮（聖マリアンナ医科大学客員教授）
　　川渕孝一（司会・東京医科歯科大学大学院教授）

第1章　フォーミュラリー　概論編

●フォーミュラリーとは何か　　　　　　　　　　　　　　　　　　　　　26
　浜松医科大学医学部附属病院薬剤部長・教授　川上純一

●なぜフォーミュラリーが必要なのか？　　　　　　　　　　　　　　　　33
　―薬剤使用適正化のためのフォーミュラリー論
　聖マリアンナ医科大学客員教授（元聖マリアンナ医科大学病院薬剤部長）　増原慶壮

●これからのあるべき薬局論から考えるフォーミュラリー　　　　　　　　50
　（一社）愛知県薬剤師会会長　岩月　進

●英国におけるフォーミュラリーの現状　　　　　　　　　　　　　　　　56
　Epsom and St Helier University Hospitals NHS Trust, Senior Clinical Pharmacist
　　　　　　　　　　　　　　　　　　　　　　　　　　　　國分麻衣子

●米国におけるフォーミュラリーの現状　　　　　　　　　　　　　　　　73
　Department of Pharmacy Practice, South Dakota State University, Brookings, South Dakota, U.S.A
　Department of Pharmacy, Avera McKennan Hospital, Sioux Falls, South Dakota, U.S.A
　　　　　　　　　　　　　　　　　　　　　　　　　　　　城戸和彦

第2章　フォーミュラリー　実践編

●フォーミュラリーと薬剤師の役割　　　　　　　　　　　　　　　　　　80
　―ファーマシューティカルケアの理論と実践
　聖マリアンナ医科大学客員教授（元聖マリアンナ医科大学病院薬剤部長）　増原慶壮

●フォーミュラリーに必要な知識・スキル　　　　　　　　　　　　　　115
　聖マリアンナ医科大学病院薬剤部　前田幹広

●フォーミュラリーはこうつくる　　　　　　　　　　　　　　　　　　124
　―聖マリアンナ医科大学病院の導入プロセスと成果
　聖マリアンナ医科大学病院薬剤部　上田　彩

第3章 これからの医療とフォーミュラリー

- ●行政からみたフォーミュラリーに期待すること ----- 168
  厚生労働省医薬・生活衛生局　安川孝志
- ●医療経済の視点から考えるこれからの医療とフォーミュラリー ----- 174
  東京医科歯科大学大学院教授　川渕孝一
  東京医科歯科大学大学院　技術補佐員　梶谷恵子
- ●医薬品の合理的使用と費用対効果から医療を考える ----- 184
  ―医療機関における調査結果から
  明治薬科大学薬学部教授　赤沢　学
  東京有明医療大学保健医療学部特任教授・東京大学薬学系研究科客員教授　津谷喜一郎
- ●処方医の観点で考える生活習慣病薬の処方と薬局との連携 ----- 194
  東京女子医科大学循環器内科准教授　志賀　剛
- ●薬局の現状と未来、そしてフォーミュラリーの可能性 ----- 203
  （一社）薬局経営者連合会会長　㈲プライマリーファーマシー代表　山村真一
- ●長野県・上田薬剤師会の医薬品リスト導入の取り組み ----- 213
  （一社）上田薬剤師会会長　イイジマ薬局　飯島康典
- ●医療費グルーピング技術の医薬品選択への活用 ----- 221
  ㈱データホライゾン東京本社東日本営業部部長　横関智一
- ●栄養問題の費用対効果から考えるわが国の保健・医療 ----- 231
  神奈川県立保健福祉大学学長　中村丁次
- ●医療の質向上と医療安全からみたフォーミュラリーの役割 ----- 237
  滋慶医療科学大学院大学教授　大石雅子
  滋慶医療科学大学院大学学長　武田　裕

編集後記　フォーミュラリー編集委員会代表　増原慶壮 ----- 242

特別企画　座談会

公的医療保険制度の持続可能性の観点から考えるこれからの医療

超高齢社会を乗り切るために医療人は何をなすべきか

国民医療費は増加の一途をたどっており、2013年度には40兆円を超えた。今後、75歳以上の人口が急速に増加して、介護を含む社会保障費は2025年までの10年間に約30兆円増加するという試算もある。公的医療保険制度を持続可能なものにしていくには、増え続ける医療費を抑制しながら患者に必要な医療を提供するという、ある意味で相反する事象の問題解決が必要になっているのではないだろうか。本座談会では高齢化、ひっ迫する医療保険財政を踏まえて、公的医療保険制度を将来にわたって持続可能にするために何が必要かを議論いただき、そして医療費増の抑制に役立つといわれる「医薬品選択の手法・フォーミュラリー」の可能性に言及してもらった。

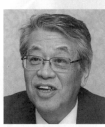

有賀　徹 氏
独立行政法人労働者健康安全機構理事長
（前昭和大学病院院長）

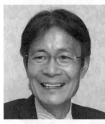

幸野庄司 氏
健康保険組合連合会理事

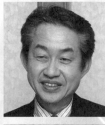

中山智紀 氏
厚生労働省保険局医療課薬剤管理官

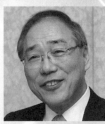

増原慶壮 氏
聖マリアンナ医科大学客員教授
（元聖マリアンナ医科大学病院薬剤部長）

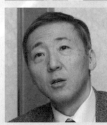

司会

川渕孝一 氏
東京医科歯科大学大学院教授

2025年を乗り切るためのキーワード

川渕 本座談会は書籍「フォーミュラリー」の巻頭座談会として、これからの医療、とくに薬剤にかかる諸問題についてそれぞれのお立場から提言をいただく企画です。

ご承知のように医療分野では、いわゆる団塊世代が75歳以上になる2025年をどう乗り切るかが喫緊の課題となっており、国も地域包括ケアシステムや地域医療構想など様々な手を打ってきているわけですが、果たしてそれで乗り切れるのかどうか、その辺の議論をしていきたいと思います。

まずは有賀先生ですが、昭和大学での臨床・研究・教育に加え、厚生労働省の検討会等で救急医療システムやチーム医療のあり方などについても深い考察に基づいた発言をされています。昭和大学での公開最終講義（2016年2月）では"日本の医療のこれから"についてお話されたと聞きます。まずはその辺りから伺います。

有賀 最終講義というものを今までたくさん聞いてきましたが、面白いものはあまりなかったのです。自分の経歴を遡った自慢話は誰も聞きたくないはずで、そういうものはやめて、「わが国の医療提供の仕組みと医療者の未来」をテーマにしました。聴講者は昭和大学の学生はもちろん、看護師、薬剤師や基礎分野の医師など様々な分野の医療者が来ます。ですから、これからの医療や医療者のあり方について、"自分はこう考えている"ということを話したのです。

川渕 なるほど。ただここにご出席の方々はその講義をお聞きしていないと思うので、話された肝の部分をご紹介いただけますか。

有賀 1つはこれからの医療は医師だけではなく、多職種で取り組まないと乗り切れない、ということ。つまりこれからの医療は"総力戦"だということです。もう1つは、限られた医療資源をどう有効に使うかについて話しました。

川渕 1つ目の多職種、総力戦についてもう少し詳しく…。

有賀 国はこれからの高齢社会のあり方として地域包括ケアシステムを提起していますが、これはいってみれば"医療の循環型社会"の構築です。これを支えるには、医師、看護師、薬剤師など職種間の権限委譲、相互乗り入れが必要になってきます。医師が医師だけ、看護師が看護師だけの職務を行うだけではなくて、相当程度に相互乗り入れをしなければならない。看護師が医師の仕事をしてもらえるようにならなければいけないし、薬に関しては薬剤師が薬のプロとしてよりよい薬物治療環境を医師に対して積極的に提案できるようにならないといけない。そういう意味での相互乗り入れをしてほしいわけです。

川渕 これは医師と看護師の間の話ですが、くしくも国は日本版ナースプラクティショナー（NP）を意識したのか看護師特定行為を制度化しましたね。

有賀 それの制度化うんぬんの話は別にして私が言いたいのは、「患者を前にして医療者がどうやってスクラムを組むか」ということ

ナースプラクティショナー（NP） 初期診療ができる看護師の資格で、米国等海外では公的資格として認められている。わが国では、今後の在宅医療等を支えていくといった観点から「特定行為に係る看護師の研修制度」が2015年にスタートしている。

とです。たとえば看護師の場合なら、医師が緊急手術でICUにいないときは「わるいけれど抜管しておいてくれよ」と頼む。薬剤師が薬に関する提案をしてくれたら、処方箋は医師が書くけれど、薬剤師の意見を聞きながら提案を受ける。食事も同じで、病院の管理栄養士が患者の栄養状態で提案してくれたら、医師は自分の考えと戦わせながら「やっぱりそうだよね」と受け入れればよいのです。「患者のことを第一に考えて医療を行う」という職業倫理的な観点をお互いに共有した上で、いま言ったように、仕事ぶりもお互いに乗り入れてしまうことが重要になるのです。

川渕 もう1つの論点は資源の有効活用ですね。

有賀 医療においても財源問題を含め、限りある資源という話は避けて通れない。医

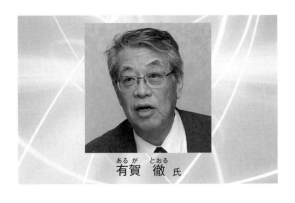

有賀 徹 氏

療提供においては、「どの治療が資源の活用を最良にして満足した患者を生み出すか」という考え方が必要になります。もはや優先度を考えない医療はあり得ない。救急医療でいえば緊急度です。それを目安に資源を傾斜配分する。また普通の医療においても、今後はそれなりの傾斜配分をしないとやっていけなくなるのは明らかです。必要に応じた傾斜配分をもっと進めていかないとい

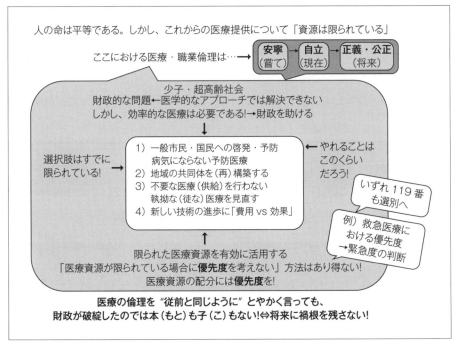

図1　これからの医療提供について（有賀氏昭和大学最終講義資料より）

けない。

川渕 果たして社会や患者は受け入れますか。

有賀 それは一方では、患者が「自分に見合った適切な医療に満足する」という社会ができていかないと、いま言ったような傾斜配分はできない。つまり医療側が、「医療はここまでだから我慢してください」と押し付けるのではなくて、「国の財源も厳しいし、これがちょうどいいんだろうな」と考える患者や個人が多数を占めるような社会をつくっていく必要があるのだと思います。

川渕 国民もそういう"覚悟"が必要になってくるということですね。有賀先生の最終講義の内容をお聞きして、まさに2025年を乗り切るためのキーワードがそこにあるという感を持ちました。

人口構造変化に対応できる医療システムが必要

川渕 幸野さんは今日は保険者の代表として参加いただいたわけですが、いまの有賀先生のお話をどう受けとめられましたか。とくに資源の有効活用と傾斜配分は重要なキーワードだと思いますが…。

幸野 そうですね。その関連で私が申し上げたいのは医療費の負担割合のことです。いま国民の医療費の半分以上は65歳以上の高齢者に使われています。それを65歳未満の国民が支える構造になっているわけですが、それをそろそろ再考する時期に来ているのではないかということです。先般話題になりましたが、日本老年学会でしたか、75歳以上を高齢者とすべきだという提言がありましたね。ああいう考え方を取り入れて負担構造を変えていかないといけない。20年後には二人の現役世代が一人の高齢者を支えるようになると言われていますが、今のままでは国民皆保険制度が維持できなくなると思うわけです。

川渕 次の世代に禍根を残さないためにも、痛みも伴うが高齢者の負担構造を変えないといけないと。

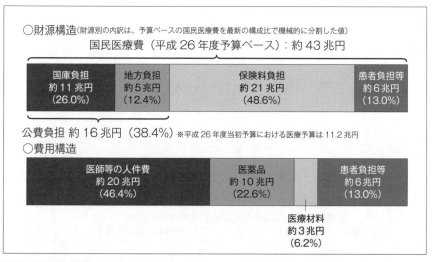

図2　国民医療費の内訳(財務省資料より)

幸野 それから医療提供体制でいうと、わが国の人口構造が変化する中で今後、病態も変わってくるのではないかということです。国はいま地域医療構想ということで医療機能の再編に取り組んでいますが、まだまだ急性期医療に固執する関係者が多いと聞きます。

川渕 よく言われるワイングラス型を砲弾型に変えていく話ですね。

幸野 医療関係者の誰もが急性期医療にしがみつく状況が続けば、当然、回復期や慢性期の医療提供とのアンバランスが生まれてきます。また急性期病院の大半が経営的にやっていけなくなるのも自明です。そういうことを早く自覚していただいて回復期や慢性期にシフトしていってもらいたいのです。第7次医療計画が2018年度（平成30年度）から始まりますが、国の誘導も含めて、そういった方向で医療提供体制を適正化していかないといけないと思っています。

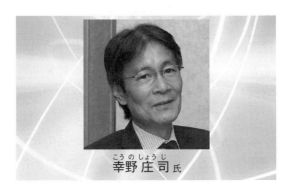
幸野庄司氏

薬剤費の抑制とイノベーションをどう実現するか

川渕 厚生労働省からは保険局の中山薬剤管理官に来ていただきました。厚生労働省はこれからの医薬品にかかる施策の方向性として、薬剤費の適正化とイノベーションを掲げています。

中山 ご承知のように国民皆保険のもとで医療費は年々増え続けています。とくに医

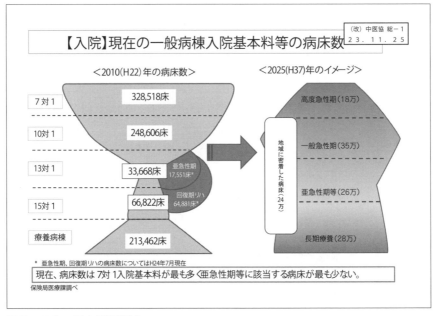

図3　日本の医療提供体制（中医協資料より）

療費増分における薬剤費増分はかなりの割合を占めています。国民皆保険を持続可能なものにしていくためには、薬剤費をどう抑制していくかは避けては通れない課題だと思っています。厚生労働省でも、薬剤費の適正化ということでは後発医薬品の使用促進等様々な施策を進めているところです。一方で、患者に必要な医療を提供していくためにも革新的な医薬品等を開発していくイノベーションの適切な評価も重要です。国民皆保険の維持とイノベーション評価を両立させることが必要な状況だと考えているところです。

川渕 今問題となっているのは続々と上市されてくる高額薬剤についてです。薬価を決める際に費用対効果の視点を入れることなども議論されているようですが、適正化とイノベーションは両立できますか。

中山 イノベーションを進めるためにはよい薬には高い薬価がつくようにしないと、開発インセンティブが沸かないということもあるかと思います。そこは適切な価格評価ができる薬価制度にしていくことが必要です。一方で、費用対効果というものも厳しく、しっかり見ていくということでバランスを保つことも大事です。全般的に言うと、革新的でよい薬には高い薬価がつくけれど、たとえば後発医薬品があるものについては段階的に後発医薬品並みの薬価にしていくというメリハリを利かせることでしょうか。そういったことをしっかりやっていく方向性なのだと思います。

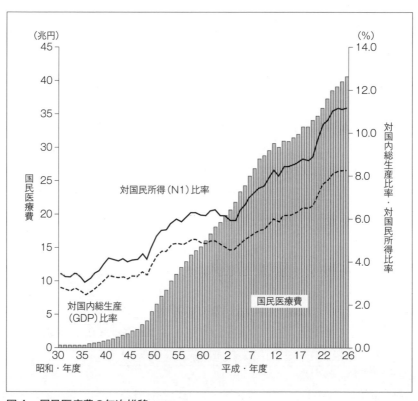

図4　国民医療費の年次推移(厚生労働省資料より)

川渕 "高額薬剤が国を滅ぼす"みたいな議論もありました。小野薬品のオプジーボ（商品名）のように、適用拡大でどんどん使用患者が増えるといったことは当局としても"想定外"でしたか。

中山 オプジーボの薬価がなぜ高くなったかというと、世界で初めて認められたことや、適用患者数が最大で470人という中で、投資した研究開発費が回収できるようにとか、いろんなことが積み上がってその薬価になったのだと思います。ただ、肺がんへの適応拡大で最大1万5000人になった時点で、最初の値付けの根拠自体が変わったのではないかとの指摘がありました。この時点でフレキシブルに薬価を見直す仕組みがなかったので、その後に議論いただいて制度の見直しがなされています。適応拡大はこれから上市される薬剤にもあり得る話です。適応が増えるというのは、逆に言うと、それだけ効果がある薬だということにもなります。そこは審議会等で薬価も含め慎重

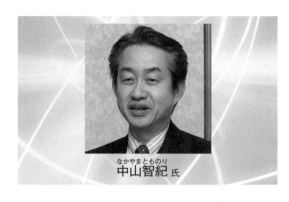
なかやまとものり
中山智紀 氏

に議論していただくことになります。

川渕 薬剤費の高騰は米国でも起きています。今後、高額なバイオ医薬品も増えてくるでしょう。そこでどうやってこれから増える薬剤費に歯止めをかけつつ、頑張った製薬企業が報われるようにするのか、厚生労働省としては難しい舵取りを迫られますね。

中山 費用対効果の議論など適正化を図る手段をどう入れていくのか、それが本当に大きなテーマだと思います。私どもは今年1年間「薬価制度の抜本改革」の議論を進め

	医薬品の有効性	価格設定	保険適用	自己負担（カッコ内は負担割合）	公的医療保険制度（イメージ）			エビデンスの強さによるレベル分け
					保険適用ルール		有効性	
松	有効性・安全性に優れる（例ザファテック）	原則自由料金 新薬創出加算へ	保険給付	一部負担(10%～20%)	保険給付			A
竹	松には劣るが有効（例ベイスン）	原則自由料金（一定の上限あり）	保険給付と保険外負担の併用	一部負担(10%～20%)＋保険外負担(100%)		自己負担		B
梅	有用性・有効性が劣る（例ロトリガ）	公定価格	保険給付	一部負担(50%～90%)				C
		原則自由料金	保険給付の対象外	全額自費(100%)				

図5　EBMの手法を用いた新しい薬価制度のイメージ（川渕孝一著「2040年の薬局」薬事日報社刊より）

ているのですが、やはり原価計算方式とか類似薬効比較方式等様々考えられる算定方式も含めて、これから起きてくることにどう対応できるようにしていくのかというのが大きな課題になります。

幸野 とりあえず次回の診療報酬改定から費用対効果評価が入ってきます。そこで真に社会的に価値のある薬なのか、延命だけの薬なのかといった評価がなされるはずです。

川渕 中山薬剤管理官、そういうふうになりますか。

中山 なっていくと思います。費用対効果評価は入りますから。

幸野 いずれ保険収載のときにも、そういった考え方を入れて、よい薬だが延命効果しかない薬はやはり価格を下げる。こういうこともこれからはやって行かなければいけないのではないかと思います。

川渕私案の"薬価松竹梅方式"について

川渕 その薬価制度改革ですが、私はわが国の医療用医薬品約1万7000品目を一度ガラガラポンして、薬価を"松竹梅方式"に再編してはどうかとを提案しています(図5)。先ほど中山薬剤管理官から"メリハリ"という言葉が出ましたが、要は必要度の高いものは高い薬価に、それなりのものはそれなりの薬価にしたらどうかという話です。

中山 それは拝見しました。抗がん剤だったらとか、生活習慣病薬だったらとかいろいろ分けて保険償還率も変えるというお話ですよね。

川渕 私がこの提案の話をしたのは、薬価問題が本書のテーマ「フォーミュラリー」につながっていると考えるからです。本書の編集委員会の代表増原さんによると、フォーミュラリーは米国をはじめ諸外国がかなり先行しているようです。これは薬価制度とものすごく密接に関係しているのではないかと思うのですが、皆さん、いかがですか。

増原 米国は自由薬価ですが、保険者でも病院でも、採用する薬が経営上あるいは患者の治療上、本当に価値を持った薬なのかを評価する機能があります。わが国は処方側が薬を評価する機能をまったく持っていない。この薬を評価する機能がフォーミュラリーです。私は薬価制度だけではなく、処方側の薬の選び方も変えていく必要があると思っています。

川渕 たしかに米国ではHMO(民間医療保険会社)など保険会社の力が強い。保険者代表の幸野さんはどうお感じですか。

幸野 米国は民間医療保険主体ですから、薬の使い方は非常にシビアです。患者の使える薬が加入保険会社によって異なる場合もあります。そこで使える薬、使えない薬を保険会社と交渉するのが薬剤師の仕事になっているようです。わが国は幸か不幸か、保険者が薬を選別することはできない。だから逆に、医療機関など薬を使う側の判断が少し緩くなっているといえば緩くなっている感はあります。

川渕 欧米のフォーミュラリーについて調

薬価松竹梅方式 現行の薬価制度にEBMを導入して医療サービス・医薬品を「松竹梅」の3つに分ける考え方。詳細は川渕孝一氏著の「2040年の薬局～見える風景が変わるか？(薬事日報社刊)」に。

べてみて分かってきたのは、薬によって償還率が違っていることです。薬価制度のあるフランスでも薬によって償還率が違う。そうすることで薬にもメリハリがついてくる。だったら日本も"松竹梅"の償還をやればよいのかなとも思っています。

増原 いや、私がフォーミュラリーの必要性を感じるのは、とくにわが国の医療現場で起きていることを考えると、根本的な部分で薬の選び方を変えないと薬剤費の抑制につながらないのではないかと思っているからです。

川渕 それはどうしてですか。

増原 一番の問題は、同種同効薬の新薬が上市されてきた時に、それまで使われていた後発医薬品を含む安価な既存薬が使われなくなることです。それが病院の薬剤費を増やし、経営を圧迫してくる。これはわが国の医療の構造的な問題のような気がしています。というのは、新薬が出ればほぼ8割の医師や薬剤師が「よいものだから承認された」と考えるのです。そういう習慣がいまの医療の中ででき上がってしまっている。もしこれが普通の消費者であれば、品物を買う際に、それがその価額に見合うものかどうかを考えて買うというのは当たり前ですが、そういう行動がこと医療の場ではなかなか起きないのです。普通の社会で当り前だと思うことが、医療の中では当り前に行われていない、できないのが大きな問題ではないかと思うわけです。

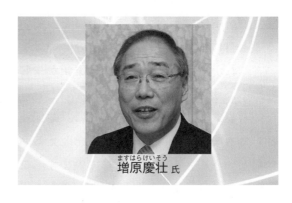

増原慶壮 氏

"医療だけは特別"という感覚をどう変えていくか

川渕 そうすると、ここは医療倫理にも一家言お持ちの有賀先生に聞かないといけないですね。一般社会で当たり前とされていることが、なぜ医療の世界では当たり前にならないのですか。

有賀 私たちのいる業界が当り前ではないからですよ。単にそれだけの話です。

川渕 どうしたら当り前になりますか。

有賀 いわゆる護送船団的な業界を変えることが必要です。そうしないと医療者に経済的な視点を持てといっても無理でしょう。医療の世界の感覚では、「そこまでしなくてもやっていける、経営できる」というのがある。皆がそう思うのは医療が護送船団だからです。

川渕 たしかに医療の世界ではあまり競争もないし、皆、"制度ビジネス"というところで安住してしまっている。それはある意味で悲しいことですね。幸野さんはいかが思われますか。

幸野 こんなに財政が厳しい状態の中でも、

フォーミュラリー フォーミュラリー編集委員会・増原代表は、日本型フォーミュラリーの定義について、「医療機関における、患者に対して最も有効で経済的な薬剤選択指針」としている。

診療報酬本体は毎回プラス改定になっていること自体をおかしいと思わないといけない。これからは診療報酬でも医療側が少し考えるようなことをやっていかないといけないと思います。薬価については、健保連としても薬によって保険償還率を変えるべきだということを常々主張しています。この提案は今回、政府の改革工程表(骨太の方針2016)には入りましたが、社会保障審議会医療保険部会の議論ではスイッチOTCを除いてあっさりと先送りされてしまいました。

川渕 スイッチOTC化された医療用医薬品の保険給付率の話、つまり"梅"だけですね。そこは"松"もやらないといけない。

幸野 フランスでは抗がん剤とかぜ薬と胃腸薬では全く償還率が違います。そういうことをやって初めて病院も薬を選ぶ、つまりフォーミュラリーに本格的に乗り出すのではないでしょうか。そのためには診療報酬上のインセンティブも必要だと思います。

川渕 効き目がよい薬は相当投資もしているだろうし、医療費の節約効果もある。であれば、患者の負担を抑えながらそれなりの薬価にしてもよいのではないか。他方、そうでないものは、使うなら患者にもそれなりの負担をしてもらい薬価も下げる。それがいやならスイッチOTC化するという選択もあるといった形ですね。この方式なら国も医療側も患者も皆がウィン-ウィンになるのではないでしょうか。

中山 医療機関の方は必ずしもそうは考えないのではないですか。そこは難しい。

川渕 なぜですか。

幸野 それは患者が病院や診療所に来なくなる心配があるからです。これは後で触れますが、今患者は医療機関に薬をもらいに行っているような部分もありますからね。

川渕 でも結局高い薬といっても、患者の自己負担はすごく減るわけですよ。またスイッチOTC薬も全額自費ですから大きな患者減にはつながらないはずです。薬価の問題と受療行動はあまり関連していないと思っています。

中山 保険償還率の話は、基本的に一定額でやるということになっているので、そこを変えるという壁、ハードルがまずありますね。私はそこに関する議論がどうなるかだと思います。薬価について言えば、まずは算定方式や加算の仕組みとかを見直す段階があるのではないでしょうか。

処方権と調剤権の問題を対立ではなく協調で解決

川渕 医薬分業や診療報酬改定の議論の中で、医師の処方権と薬剤師の調剤権のあり方の論議も話題となりました。幸野さんの主張は、もっと薬剤師の権限を拡大して薬局を有効活用していくことがこれからの医療に必要だということですね。

幸野 わが国の医療を持続可能なものにしていくために、薬局、薬剤師にもっとしっかり仕事をしてもらいたいというエールを送ったつもりです。

中山 処方権と調剤権の格差について中医協で幸野さんにご指摘いただいたわけですが、薬局や薬剤師の積極活用に異論はありませんが、単に処方権と調剤権と言ってしまうと、それぞれの権限の対立構造を煽ることになってしまうのではないかと危惧し

ます。

川渕 幸野さんと診療側委員との間で相当激しい火花が散る議論が交わされたようですね。ただ私の出ている政府の規制改革推進会議でも同じですが、どうも対立構造の議論は不毛になりかねないのですが、いかがですか。

幸野 たしかに処方権・調剤権というから対立構造になるので、それぞれの役割分担を上手く生かして、連携していく方向に、私は言い方を変えているつもりなんですが…。

中山 先ほど有賀先生がおっしゃったように、医師が処方し、薬剤師の専門性を活かすという形で協調すればよいのではないでしょうか。医師の大変なところの部分を、いかに他の能力のある人たちを使って協調していくかという話であって、対立構造にはないはずですね。

幸野 対立を煽るのは本意ではないので、処方権・調剤権の論議はおいておいて、私は薬剤師の立場をもう少し拡大しないとわが国の医療はよくならないと思っています。たとえば、後発医薬品を選ぶのはもう薬剤師の判断で決めていいし、残薬を見つけた場合には疑義照会しないと替えられないというのではなくて、薬剤師が薬剤師の権利で替えて、後で「替えました」と医師に報告すれば済む話にしていかないといけない。ですから処方箋の疑義照会欄はもう不要だと思いますね。

川渕 増原さん、いかがですか、この処方権・調剤権の問題は。

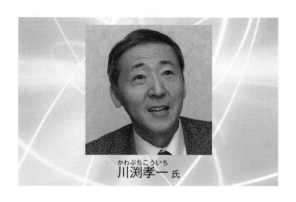
川渕孝一 氏

増原 私も幸野さんに同感で、こと薬に関しては薬剤師のほうが専門家です。ですから医師と連携して患者の薬学的管理に積極的に関わることが必要だと思っています。私が薬剤部長をしていた聖マリアンナ医科大学病院では医師と取り決めて便秘薬などは薬剤師がオーダー入力できるようになっています。

川渕 いわゆるCDTM、包括承認ということですね。医師と約束しておけば薬剤師が一定の薬を出せる。

増原 すべて医師が処方しないと薬が出せないというのはもう考え直す時期ではないでしょうか。たとえば患者がお腹が痛くても、「いま医師がいないから薬が出せない」ということが私のいた大学病院でも過去にはあったのです。それをいまの方式にしました。そうすることで医師は処方オーダー等に時間を取られることなくオペなど本来の仕事に時間を充てることができます。これは機能分化です。外来も一緒で、慢性期の疾患で、2週間に1回医師にかからなくてもよい病気は、たとえばリフィルを使って薬剤師にコントロールさせるといったこと

CDTM　共同薬物治療管理。医師と薬剤師が特定の患者の治療に関し契約を結び、合意したプロトコールに従って薬剤師が主体的に薬物治療を管理すること。日本病院薬剤師会でもPBPM(プロトコールに基づく薬物治療管理)という概念を提唱している。

をやっていくべきです。

幸野 私たちも、病態の安定した患者さんの薬はもう薬剤師が管理してはどうかと繰り返し言っています。薬剤師がバイタルチェックなどをやって、おかしかったら「医師に診てもらってください」と受診勧奨をすればよいのだと思います。また、今後は在宅医療も増えてきます。在宅でも全部医師が行くのではなくて、薬局薬剤師の在宅訪問によってある程度できる仕組みをつくる。そういったところで薬剤師の立場を強化して活用していくことが大事になってくると思っています。

川渕 有賀先生、処方権の話はいかがですか。

有賀 現場で働いている医師たちの大半は、自分が選んだ薬効の薬が患者に届けばよいと思っているはずです。あとは薬剤師がどの会社の製品から選ぼうがご自由にと。だってそうでしょう。医師に商品名まで責任を持てといわれても困るのです。だから処方箋も一般名で書けばよいのです。

増原 聖マリアンナ医科大学病院は2005年に一般名にしています。

有賀 だからもうそういうふうにすべきなんだと思います。

後発医薬品の使用推進策はこれでよいのか

川渕 国は薬剤費の抑制策として後発医薬品の使用促進を進めてきましたが、これは成果が挙がっているとみるべきですか。

中山 着実に進んでいるという評価にはなるのではないかと思います。先ほどの一般名処方も今は加算が付いていますし、そう

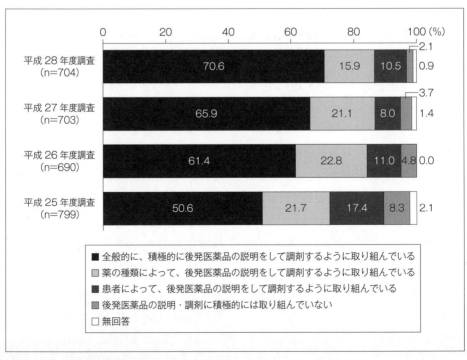

図6　後発医薬品の調剤に関する考え（中医協資料より）

いったところでグッと進んだ部分もあると聞いています。

川渕 後発医薬品使用のインセンティブを最初は医師に付けていましたが、今は保険薬局が対象です。こういう診療報酬で誘導するしか方法はないのでしょうか。幸野さん、保険者はこれを「進んだ」と見ますか。

幸野 調剤部分は66％まで行っていますよね。だから、今年の9月に70％という第一目標は多分クリアできる。私どもが見えないのは、病院で後発医薬品がどれだけ進んでいるかというのが、データとしても出て来ないし、分からないのです。そこをどうやって検証していくかでしょう。

川渕 分からないのはDPCで薬剤も包括されたからですか。

増原 でも機能評価係数に後発医薬品係数ができたので分かりますよ。DPC病院は皆データを出します。

川渕 そうすると次は非DPC病院の見える化が必要なのでしょうか。

有賀 私どもの労災病院では、この病院は8割達成したとか、すべてデータが出てきますよ。

川渕 では当局の思惑通りどんどん進んでいると見るべきですかね。

増原 進んでいるけれど、一方では先ほど言ったように、たとえばネキシウム（商品名）とかタケキャブ（商品名）といった新薬が出ると、同効薬の安価なプロトンポンプ阻害薬（PPI）が使用されない状況も出てきます。それまで使っていた後発医薬品が新薬に切り替わってしまう。こういった状況ですから、今の後発医薬品使用推進策が本当に効果のある策になっているか、もう一度考えてみる必要があると思いますね。ネキシウ

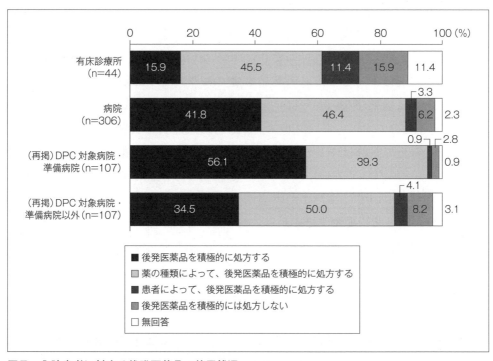

図7　入院患者に対する後発医薬品の使用状況(中医協資料より)

ムがどれだけ売れているのかはあえて言いませんが、本当に薬剤費を減らしたいなら、ここに蓋をしないとどうにもならない。それがフォーミュラリーで可能となるわけです。

川渕 私も増原さんが取り組んでいるフォーミュラリーの話を聞いて、「薬剤費ってこんなに減らせるんだ」と知ったわけです。しかし私がもらうPPIはいつも先発医薬品で、その理由を医師に聞いてみると、「後発医薬品だとキレが悪い」とおっしゃる。ビールのCMではないのだから、そこは分かったようで分からない。

増原 そこは逆にきちんとエビデンスがあるのです。私が薬剤部長を務めていた時ですが、ある患者が「外来で利尿薬の後発医薬品をもらったら効果がなかった」と入院する際に言ってきたことがありました。そこで担当医師が「1週間後発医薬品を飲んでダメだったら先発医薬品にしますよ」と申し上げたのです。その患者は「1週間飲んだら先発よりよく尿が出たよ」と言ってきた。つまり使う状況や体の状況によって、後発医薬品に切り替えたときに効果がないように見えたりすることもあるのです。

川渕 そこをとらえて医師はキレが悪いと言うわけですか。

増原 後発医薬品についてはまだまだ誤解されている部分が相当あります。ですから、今のような反応の患者には医師と薬剤師が説明に出向き、まず使ってみてもらう。多少面倒ですが、そういう努力が必要です。新しいことをやるのに、何もしないで理解してくれというのは医療では難しい。薬剤師は責任を持って説明して、なお理解されなければ医師の力を借りる。そういう努力を患者のためにやっていくのがチーム医療ではないかと思っています。

川渕 増原さんはいち早く後発医薬品の価値に着目されてきたわけですが、これからの後発医薬品メーカーに求めることはありますか。

増原 政府の骨太の方針にも書かれたフォーミュラリーの動向に注視して、今後、長く使用されることが見込まれる医薬品の生産と安定供給に努めていただきたいと思います。それが医療者が患者のためによい薬を選ぶということにつながります。

使う薬に優先順位をつけること、それがフォーミュラリー

幸野 後発医薬品をどう進めるかの本質的な話ではないのですが、医療費分析をしてみたら、意外に小児で使われていない。なぜかというと、公費助成が出ていて自己負担がないからです。そこが薬剤師の使用促進のモチベーションを結構低くしている部分もあるのではないでしょうか。生活保護も含め医療費の公費助成は必要なことかもしれませんが、薬剤費を抑えて国民皆保険を維持する観点からみると、やり方は考える必要があると思います。

増原 これからますます財源が厳しくなるので、私も薬の公費助成は後発医薬品を基準にすべきだと思います。一般の自己負担のある人の6割〜7割がすでに後発医薬品を使っているのですから、それをベースにするというのは普通の考え方だと思います。そこをきちんと制度化しないで、医療者に

「後発医薬品を使いましょう！」と号令をかけてもうまくいかないのではないですか。

川渕 後発医薬品をベースラインにして、プラスαのところは負担するといった議論は前にもありましたが、これはいわゆる混合診療、つまり保険と自費の共存になるということで反対意見も強かったと記憶しています。

増原 ただ、そんなことを言ってもドイツをはじめ世界はすでにやっているわけです。先発医薬品を希望するのであればプラス分を払ってもらう。

川渕 まさに先ほどの"松竹梅方式"の"竹"の部分ですね。ただ、それを参照価格とか混合診療と呼ぶとまた昔と同じ対立構造の議論になってしまうので、違うアプローチが必要だと思います。そこは有賀先生がおっしゃるように、そろそろ個人の持っている自己責任意識とか、民間保険を活用する。そうしないと日本はもたないのではないかと思いますが、中山薬剤管理官はどうお考えですか。

中山 私どもとしては、関係者の方々と議論は継続していくと申し上げておきます。

増原 いやあ、もうそこをやらないと川渕先生が言うように日本の医療財政はもたないと思います。協会けんぽでは70億円余をかけて後発医薬品への切り替えの通知を出していると聞きます。そんなお金を使ってやることではないと思います。制度でやればいいのです。

川渕 やはり薬には優先順位というかメリハリを付けなければいけない。そのためのフォーミュラリーだと増原さんはおっしゃるが、病院関係者はなかなかフォーミュラリーに興味を持たない。この国は診療報酬一つでこんなに動くのだから、ポイントは薬価制度だと思っています。そういう局面にもう入ってきたのではないでしょうか。

増原 いずれにしても薬に関してはいろいろな無駄をきちんと考える必要があります。日本は薬に関して寛容すぎる。そこは不思議です。

生活習慣病薬の整理とフォーミュラリー

川渕 もう一つお聞きしたいのは、わが国では生活習慣病治療薬がやたらと上市されていることです。外来の医療費の4割が薬剤費だといわれますが、その中で生活習慣病治療薬の整理も必要ではないかと。増原さんの話ではこういう薬がフォーミュラリーに馴染むようだし、本書に掲載の聖マリアンナ医科大学病院のデータを見ても薬剤費削減につながっているようです。ここは厚生労働省としてはどう切り込んでいくのですか。

中山 実は今、国内外の調査をしていて、その結果を踏まえて検討する予定だということしか言えないです。

川渕 生活習慣病治療薬は種類も多いし、使うのが結構エンドレスで、これが積もり積もって見過ごせない金額になっています。

増原 高い抗がん剤ばかり注目を浴びますが、相当な額になっているはずです。生活習慣病薬はほとんど後発医薬品で代替できます。ARBだけで5000億円の市場ですから、半額だったら2500億円の薬剤費が浮くことになります。

川渕 適正化ならむしろこっちを標的にしたほうがよいのではないかと思うのですが、幸野さん、ここはいかがですか。

幸野 生活習慣病薬の処方のあり方も政府の改革の工程表に載っていて、2017年度までに結論を出すことになっていますね。

中山 どうやるかはこれからの議論になるかと思います。

リフィル導入で日本医療はどう変わるのか

川渕 先般、塩崎厚生労働大臣が「見える風景が変わる」と称してかかりつけ薬局、薬剤師の普及によってこれからの超高齢社会を乗り切ると決意表明されました。それが真の医薬分業だと思いますが、では具体的に何をやれば薬局、薬剤師のイメージは変わりますか。

中山 まず、幸野さんがおっしゃったように、薬剤師の責任もしっかり示した上で実績も上げて行かないといけないと思っています。それは間違いないことです。あとは風景を変えるためには、もう一歩踏み込んだ政策も必要だと思います。

川渕 ポイントは何になるとお考えですか。

中山 医師の指示に基づく分割調剤が進むことが一つだと思います。

川渕 このところリフィルの話が出ていますが、まずは分割調剤ですか。

増原 2010年に厚生労働省から出された医政局長通知の、「各職能を有効に使う」の中の一項目にリフィルが入っていますが、ぜひ実現していただきたい。

中山 ただリフィル処方はステークホルダー皆が納得するようでないと難しい面もあります。

有賀 そこは私みたいにずっと病院できたものと、開業をされている人とはずいぶん感覚が違うと思います。

川渕 たしかにリフィルは患者の流れなどドラスチックに変えてしまう可能性がある。そういう意味で慎重な医療関係者もいます。有賀先生も指摘されるように開業医の利害・心配・不安を払拭してあげないと、絶対世の中動かない。それが実現できたらウィン-ウィンですよ。

幸野 やってもらいたいのは、NDB(レセプト情報・特定健診等情報データベース)を使って再診料と処方箋料しかないレセプトがどれぐらいあるかの検証です。私個人の調査では7%ぐらいがそれに当たる。ということは、薬だけの患者が7%ぐらいいるということになる。外来の医療費は14兆円あるわけですから、7%といったらすごいですよね。それはリフィル導入の相当なエビデンスになるはずです。

川渕 未だブラックボックスですが、どうですか、中山薬剤管理官。

中山 そこは慎重な検討が必要と思いますね。

幸野 でも医療費適正化からもリフィルというのは相当効果があると思います。

有賀 私は医療者自身が、もう処方箋を切ることでインカムが入ってくるという世の中ではないことを考えていかないとだめだと思っています。

川渕 だめなんだけれど、変えるということは難しい。

有賀 でも変えないといけない。

増原 私自身は薬剤師職能としては「患者のために」という一点しかないと考えています。ただ、今の医療者はそれが欠如しているか、薄くなってきている気がします。医師、薬剤師という資格や免許は何のためにあるのかということをもう一回真剣に考えてみてもらいたい。リフィルをやるにはそういった医療者の意識改革も重要だと思います。

どうすればフォーミュラリーは普及するのか

川渕 フォーミュラリーは医療改革の一つの方法論ではあるわけです。ただ諸外国では当たり前に普及しているものの、日本では増原さんがおられた聖マリアンナ医科大学病院ほかいくつかの大学病院を別にしてこれからだと思っています。本座談会の最後はフォーミュラリーの可能性について一言ずついただいて締めることにします。まずは中山薬剤管理官、厚生労働省も調査を始めるなどフォーミュラリーには一定の興味を示しておられますね。

中山 フォーミュラリーは個々の治療薬の有効性や安全性のほか、経済性を踏まえて医療機関や地域の薬剤の採用基準を検討することで医薬品使用の適正化を図るものと理解していますが、これからの議論に委ねたいと思っています。またこういった取り組みには薬剤師の果たす役割が重要ではないかとも思っているところです。

川渕 有賀先生はいかがですか。

有賀 フォーミュラリーは病院ではやってやれないことはないでしょう。そこから地域でということになるとやはり薬局や薬剤師が腹に力を入れて、「生活習慣病の薬についてはこの地域ではこういうふうにしていきたい」と言える程度にまとまることが大事です。フォーミュラリーをやるには地域医師会の理解も必要だし、そこは地域社会における薬剤師のプレゼンスが重要になるはずです。

川渕 薬剤師会などの反応は別にして、幸野さんはずっと薬剤師の信頼や求心力強化について発言されています。

幸野 フォーミュラリーも医師と薬剤師の関わりのなかで作成されていくものだと思います。ただ薬剤師の方々はもう少し積極的に自分たちの責任と権限というものを主張してもらって、病棟薬剤師も薬局薬剤師も医師と対等にものが言えるような状況をつくっていかないとだめですね。フォーミュラリーもそこからスタートするのではないでしょうか。期待はしています。

川渕 最後に、フォーミュラリーは、結局、どうしたらわが国に馴染むのか。本書の編集に当たったフォーミュラリー編集委員会の増原代表にまとめていただきましょう。

増原 わが国においてフォーミュラリーという言葉や概念はまだ目新しいものですが、医療機関においては「同種同効薬の院内処方ルールをつくること」と理解すれば取り入れやすいと思います。実際に日本病院薬剤師会ではフォーミュラリー作成のデータ集計を始めたと聞きます。大学病院でも試行的に導入されているところが出てきています。

大学病院とフォーミュラリー 日本ジェネリック医薬品・バイオシミラー学会第11回学会学術大会（2017年5月）で昭和大学病院、東京女子医科大学病院の取り組みが報告された。

また本座談会でも指摘されたことですが、もはや新薬ばかり使っていては日本の医療はもたなくなる日がそこまできているのだと思います。そういう意味では後発医薬品や安価な既存薬をファーストチョイスとするフォーミュラリーが、病院はもちろんのこと地域医療においても当たり前に普及していくことが、わが国の安心安全な医療提供につながっていくのだと確信しています。
川渕 本日は長時間ありがとうございました。
（座談会収録 2017年1月31日　撮影 大西秀明）

第1章

フォーミュラリー
概論編

フォーミュラリーとは何か

浜松医科大学医学部附属病院薬剤部長・教授 川上 純一（かわかみ じゅんいち）

医薬品選択の方法論

フォーミュラリーの概念

　医薬品は、品質、有効性、安全性、適切性（使用性）、経済性などの評価に基づき選択されて使用される。フォーミュラリーとは、たとえば病院での処方可能な採用医薬品リストのように思われることも多いが、その概念としては使用する医薬品の選択基準や投与指針も含んでいる。すなわち、一般的には医薬品の使い方に関する情報も含めた標準化された処方医薬品集のようなイメージで考えればよい。

　使用する医薬品を予め検討して絞り込むメリットは単に経済性だけではない。標準的な薬剤使用で対応できる多くの患者においては、事前に治療効果や注意事項を評価してあることで、簡便に薬物治療が進められる。一方、それでは対応できない患者には、フォーミュラリー以外の薬剤が必要な理由を十分に吟味することができ、質と安全性の高い薬物治療を効率的に行うことが可能になる。

　たとえば、多くの病院においては、採用医薬品が選定されており、これがフォーミュラリーの基礎となる。採用医薬品は病院内の薬事委員会による採否の審議や薬剤部門による管理がなされており、事前に選択された処方可能な制限リストである。そのリストを超えた処方（非採用薬を使用する場合、診療科限定薬を他科医師が処方する場合）に対しては一定の制約を設けることで、薬物治療の標準化および質・安全性の向上と共に、効率性も高めている。しかし、わが国全体のレベルでは標準ガイドライン等はあっても、このような処方薬に手順を示すようなフォーミュラリーの考え方はまだ確立されていない。

医薬品選択に関する議論の経緯

日本における医薬品選択の議論

　日本においては、医薬品の性状と品質を規定する薬局方や、医療保険の償還薬リストである薬価基準への収載については、歴史的に種々の検討がなされてきた。一方、治療薬の選択については、各医療現場における医師の判断に委ねられており、その評

価基準や意思決定のためのプロセスなどについて分析・議論される機会が1990年頃までは少なかった。医薬品選択の概念については「医薬品の適正使用」の中に含まれて説明された。1993年に厚生省薬務局長の懇談会として設けられた「21世紀の医薬品のあり方に関する懇談会」が初めて以下のように定義した[1]。

「医薬品の適正使用とは、まず、的確な診断に基づき患者の状態にかなった最適の薬剤、剤形、最適な用法・用量が決定され、これに基づき調剤されること、ついで、患者に薬剤について説明が十分理解され、正確に服用された後、この効果や副作用が評価され、処方にフィードバックされるという一連のサイクルと言えよう。こうした適正使用が確保されるためには、医薬品に関する情報が医療関係者や患者に適切に提供され、十分理解されることが必須の条件である」

この「医薬品の適正使用」の概念は、今日においても多くの医療薬学や医薬品情報の書籍にも引用されており、その確保が薬剤師の重要な役割と説明されている。「医薬品情報に基づいて各患者に最適な医薬品を選んで」正しく使うことが、医薬品適正使用の中での「医薬品選択」であった。

しかし、1990年代後半からは、新しい医療技術の開発や人口高齢化などによる医療費の増大、さらには経済発展の低迷などが日本の医療界にも多大な影響を与えた。2000年頃からはEBMの概念が導入されるとともに、医療の安全・質向上も求められるようになってきた。そして、医薬品使用の効率にも目が向けられ、ヘルスケア・システム全体の中での合理的な医薬品使用と、そのための選択の重要性がさらに高まってきた。

欧米諸国における議論

欧州諸国においても、1980～1990年代に医療制度改革を迫られた大きな潮流があった。その根底には、国家・医療財政状況の悪化と低い経済成長率、人口の高齢化、慢性疾患等の増加による疾病構造の転換、社会状況の変化、国民の医療への期待や権利意識の上昇などがあった。

米国では、1980年代前半に、病院医療費の支払い方式に診断別グループ群定額前払制度を導入した。さらに1990年代前半には、Health Maintenance Organization（HMO）による私的保険を基本とするも、管理された競争のもとでの国民皆保険制度を目指したが、この改革案は成立しなかった。そのため、先進国で唯一、市場原理を基本とするHMOのマネジドケアによる医療供給がなされた。

欧州諸国においては、米国との大きな違いとして、自由・平等・連帯を維持した集団主義的（collective）な考え方で医療の効率と質の向上を図っている。国ごとに社会的背景や医療の財源・供給体制は異なるが、有限な財源を用いて全国民を対象する医療制度を維持している欧州の経緯は今日の日本においても参考になると考えられる。

WHOの「医薬品の合理的使用」

日本における「医薬品の適正使用」は個々の患者に対する限定された場面での使用であるのに対して、個々の患者のみならず集

団に対する使用も視野に入れた概念としては、たとえばWHO（世界保健機関）では「医薬品の合理的使用」を用いている[2]。その定義では、「合理的な使用とは、個々の患者において臨床上のニーズに適した医薬品が必要な投与量で適切な期間投与され、患者とその地域において最小のコストで薬物治療が提供されること」とされている。これに基づいて、医薬品使用の質とは、有効性、安全性、適切性およびコストを集成したものと考えられている。この4つのクライテリアに基づいて医薬品を選択する考え方は、処方医に薬物治療のプロセスを教育する手法でWHOが提唱しているパーソナル・ドラッグ（P-drug）による医薬品評価と同じである[3]。これらの「合理的使用」では、複数のクライテリアの中にコストが明確に位置付けられ、集団に対する最適な薬物治療を提供する視点が医薬品選択に取り入れられている。

3つのレベルでの医薬品選択

合理的な医薬品選択を考える上では、どのような段階やレベルでの医薬品使用であるのかも重要である。この段階やレベルというのは、医療行政や保険者など国全体としてのマクロレベル、医療機関や限られた地域などのメゾ（meso）レベル、個々の処方医や各患者などのミクロレベルの3つの段階のことである。この国・医療機関・個々の処方医の3つのレベルにおける医薬品選択の具体例が、製造販売承認や薬価基準収載・病院医薬品集（フォーミュラリー）・P-drugになる。さらには、国際保健の視点からは、国の上にはWHOによる必須医薬品も存在する[4]。どのレベルであっても、有効性、安全性、適切性およびコストなどの必要なクライテリアに基づき合理的に医薬品を選択する考え方は共通の概念である。

「医薬品選択及び合理的使用」の概念

日本には2000年頃より医薬品選択及び合理的使用の概念が津谷らによって導入された。たとえば、2000年度の放送大学教材「薬の歴史・開発・使用」の中で、海外における一般名処方の推進の状況や、日本における医薬品の適正使用と合理的使用の違いが紹介されている[5]。

2001〜2002年度は、厚生労働科学研究費補助金21世紀型医療開拓推進研究事業として、「EBMに基づいた必須医薬品リスト選定のガイドライン作成に関する調査（主任研究者：渡邉裕司）」において、先に記した欧州諸国やWHOにおける医薬品選択の概念を調査しまとめている。その中で筆者（川上）も大学院臨床薬学教育におけるP-drugセミナーの導入を試みた[6]。

2003年には日本臨床薬理学会年会において「わが国におけるEssential Medicineを考える」のシンポジウムを行い、「欧州諸国における医薬品制度の現状」などを含めた医薬品選択の概念を論じた。これらの内容は、2003〜2005年度厚生労働科学研究費補助金医薬品・医療機器レギュラトリーサイエンス総合研究事業「包括化・後発品使用・診療ガイドライン使用の中での安全性確保を指向した医薬品実態調査と病院医薬品集選択の方法論のモデル構築に関する研究（主任研究者：鈴木洋史）」に引き継がれた。その中から今日でも参考になる内容として「欧州諸

国における医薬品制度の現状」を以下に紹介する[7]。

必須医薬品とリスト作成

WHOは必須医薬品の選定要件として、(1)大多数のヘスルケア・ニーズを満たす医薬品（health of majorityの概念）、(2)疾病構造、医療設備、医療従事者の教育経験、医療財源、遺伝的・人口統計学的・環境的因子など、(3)臨床試験に基づく有効性と安全性についての確実で適切なデータ、様々な状況における一般使用でのエビデンス、(4)生物学的同等性を含む品質の保証と、予期される保管や使用条件での安定性の確立、(5)類似品が複数ある場合は、相対的な有効性、安全性、品質、価格、入手可能性の面でより優れたもの、(6)個々の医薬品価格ではなくて治療費総額で比較し、費用対効果比はリスト収載の医薬品選択に際して大いに考慮するなどを挙げている。これらの要件に基づく必須医薬品の概念は、発展途上国における医薬品へのアクセスや医療レベルの向上のみならず、先進国も含めた世界におけるそれぞれの場所（国、地域、病院など）での医薬品政策の考え方とも共通する。また、医薬品リストは、その作成プロセス（クライテリアに基づく評価と選択）の重要性と、フォーミュラリー（医薬品集）としての有用性（治療方針・薬剤選択の標準化、医薬品情報の整備・最新化、教育用ツール、医療費の抑制手段など）も合わせ持つ。

各国の保健医療システムと医薬品使用

各国における保健医療システムは、その財源と供給に基づき4つに分類できる。旧ソ連や東欧のセマシュコ型（国家財政による国営医療）、英国や北欧のビバレッジ型（国税や地方税によるNHSなどの公的医療）、大陸欧州諸国のビスマルク型（社会保険による公私混合の供給）及び米国のマーケット型である。なお、日本の医療制度は健保に国保が組み合わさっており、ビスマルク型をベースにビバレッジ型が混合した形態と考えられる。欧州における医療政策の変革方針としては、ビバレッジ型では、公的供給体制の効率化のために、管理競争の導入、私的セクターとの契約の活用、地方分権・民営化などが行われている。また、ビスマルク型では、社会保険制度の改革を目的として、総額予算制による規制、介護保険による財源確保、優先度に基づく配給制、保険自由選択制による競争導入などが取られている。

西ヨーロッパ諸国における医薬品供給サイドへの規制として、医薬品使用とその費用に対する適正化政策には、(1)価格・利益率規制、(2)価格数量協定、及び(3)医療経済評価が存在する。

(1)価格・利益率規制には、直接規制と間接的規制がある。直接規制とは、多くの国で行われている市場価格・償還上限額・卸売価格の設定や、価格設定手法の適用（ギリシャ、アイルランド、イタリア、オランダ、ポルトガル等での国際価格比較）及び価格改正（凍結・値下げ）である。一方、間接的規制としては、イギリスにおいてのみ行われている医薬品価格規制制度（PPRS：製薬企業の資本利益率、すなわち投下資本をもとに算出した上限枠に基づく収益規制）が該当する。これらの価格・利益率規制には、政府・

保険者にとっては医療・償還費を抑制し、患者にとっては公衆衛生・社会連帯性・経済効率の見地から支払うべき以上の金額が請求されないことを保証する意義がある。

(2) 価格数量協定は日本にはない制度であるが、販売予測に基づく販売数量の規定（オーストリア、スウェーデン、スペイン）、医薬品予算（一部）の高価な新薬への割り当て（イタリア、オランダ）、有利な価格での早い市場アクセスとその見返りとしての定期的値下げの義務（フランス）などがある。

(3) 医療経済評価は多くの欧州諸国で実施されており、償還額決定のためのツール（オランダ、フランス）、処方者に指針を与えるシステム（イギリスの国立医療技術評価機構：NICE）、薬剤経済評価のためのガイドライン作成（フランス、イタリア、オランダ）、提出される費用対効果基準の活用（フランス、アイルランド、イタリア）、費用対効果に関するエビデンスの価格交渉への使用（デンマーク、スウェーデン）などが挙げられる。

医薬品需要と制度・政策

次に、西ヨーロッパ諸国における医薬品の需要サイドに影響を与える制度や政策についてである。背景的理解として、欧州では、医薬品の選択において最も重要な基準は「治療上のニーズ」であり、その自由は最大限に尊重される（どの医薬品を処方してよいか否かの規制は少ない）。しかし、すべての医薬品や用量・日数が償還の対象になるわけではない。プライマリ・ヘルスケアの医師が処方する薬物治療は、通常、大多数の患者にとって費用対効果のよい医療である。仮に、償還対象の薬物リストの範囲が狭く、患者の負担が大きすぎると、結局は公衆衛生のコストが増加する。

そこで、処方者に影響を与える制度として、ポジティブリストまたはネガティブリストによる償還医薬品の制限（すべての国）、治療ガイドラインの作成と処方モニタリング（多くの国）、医薬品の総枠規制とインセンティブとなる医薬品予算制（ドイツ、イギリスなど）などが行われている。また、ブランド医薬品よりも安価な後発医薬品の使用に関しては、上昇する医薬品コストを抑制するツールとして積極的な国（ドイツ、スイス、デンマーク、イギリス、オランダ）と、もともと価格抑制が働いているため消極的な国（スペイン、ポルトガル、ギリシャ、イタリア）がある。しかし、スペインやポルトガルでは、コピー医薬品の市場シェアが大きい。最近の傾向としては、後発医薬品の使用は増えてきているのが現状であろう。たとえば、オランダにおいては、数量シェアで1995年はブランド薬と後発医薬品がそれぞれ50％以上と約30％であったが、2001年には共に約40％でシェアはほぼ変わらなくなってきている。

ほぼすべての国において行われている一般名処方と、いくつかの国々において認められている薬剤師の代替調剤が後発医薬品の使用状況と関わっているようである。後発医薬品使用の促進政策の新しい例として、フランスの国民健康保険庁と契約した医師は、処方医薬品の金額で15％は比較的安価な医薬品（うち5％は後発医薬品）を使用することが求められている。

日本と西ヨーロッパ諸国における医薬品使用の実態を比較すると、たとえば国民1

人当たりの医薬品消費額では、日本はどの国よりも多く、西ヨーロッパ地域の平均の約2倍である。また、国民医療費に対する医薬品費用の比率も、国民医療費自体が低いポルトガルとスペインを除いて多くの国よりも高く、スイス、ドイツ、オランダ、デンマーク、フランスなどの約2倍の比率となっている。今後は、日本においても、医薬品の償還価格の切り下げによる医薬品費用の抑制だけではなく、国民医療の基本となる医薬品の適正使用とその質的向上を導く方策としての医薬品評価・選択のあり方を模索する必要があると思われる。

フォーミュラリーの作成

必須医薬品として薬を選択することは、製剤品質の保証、EBMの実践、標準治療ガイドランとの対応及び医薬品情報としてのフォーミュラリー作成をもたらし、それは薬物療法の質的向上を達成する。需要者サイドにおいては、医薬品予算制とインセンティブの制度がある一方で、治療上のニーズは最大限尊重され、必要に応じて制限を超える使用は当然保証されるべきであろう。供給者サイドに対しては、価格・利益率規制、価格数量協定、薬剤経済評価などの適正化政策が存在する。患者や国民サイドにおいては、不必要で過度な経済負担がないこと、また受ける薬物治療へのアクセスとその質、さらには情報の開示性は保証されることが大切である。政府・自治体・保険者としては、医療保険制度を維持するためには、医療や償還のコストを適切に抑制する必要があろう。

また、フォーミュラリーは教育的ツールとしての側面も合わせ持つ。これらの種々の要素を集約したものが「国・地域における大多数の患者にとって費用対効果のよい治療を実践するための制限医薬品集」であり、完成されたリスト自体よりも医薬品を評価・選択する基準とそのプロセスが重要である。

今日の日本におけるフォーミュラリーの状況

2015年頃より、財務省の財政制度等審議会・財政制度分科会や厚生労働省の社会保障審議会・医療保険部会等において、「生活習慣病治療薬の処方のあり方」が議論されるようになった。2016年6月に閣議決定された「経済財政運営と改革の基本方針2016」(いわゆる「骨太の方針2016」)においても「生活習慣病治療薬等の処方の在り方等について今年度より検討を開始し、2017年度中に結論を得る」と記された。これにより処方のあり方としてのフォーミュラリーが注目されるようになった。また、2016年12月には「薬価制度の抜本改革に向けた基本方針」が、経済財政政策担当大臣、財務大臣、厚生労働大臣及び官房長官による合意により決定された。その中では、「国民皆保険の持続性」「イノベーションの推進」「国民負担の軽減」「医療の質の向上」の4つの観点が示されている。

高まるフォーミュラリーの重要性

これらの背景として、国民医療費の伸び率には人口増・高齢化と医療の高度化による2つの要因があるが、近年は高額薬剤が影響し、大きく医療の高度化による伸びが大きい。高額薬剤については、承認要件や

安全性等の薬事の側面と保険医療や医薬品費の両側面からの最適使用推進が求められるようになった。生活習慣病治療薬の処方は、患者における疾患の現状と今後の合併症や治療薬による副作用も含めたリスクなどについて、基本的には医師が個々の患者ごとに最適な判断をすべきである。しかし結果的には、他国と比較して日本では高額な新薬（たとえば高血圧症治療薬ではアンジオテンシンⅡ受容体拮抗薬）が多く使用される現状がある。そのため、薬剤の適正使用の推進の観点から、生活習慣病治療薬等について処方ルールを設定すべきとの議論がされている。

一方、薬剤費の削減とは別の方向性の医薬品政策として、基礎的医薬品の継続的な安定供給を支える薬価制度改革がなされた。多くの医療機関で標準的に広く使われている基礎的医薬品については、収載から長年経過して薬価が下がりすぎると製造販売が困難になる恐れがある。そのため2016年度薬価制度改定の試行的試みとして、一定の要件を満たす基礎的医薬品を対象に最も販売額が大きい銘柄に価格を集約してその薬価を維持することが導入された。初回の対象領域は病原生物に対する医薬品、医療用麻薬及び過去の不採算品目に限定されたが、将来的には国民医療に必要な標準的な医薬品について国レベルで安定供給を促す仕組みとして興味深い。

いずれにしても、2018年度以降はフォーミュラリーのあり方や活用法などについてさらに重要性が高まると考えられる。たとえば、診療報酬改定や医療計画などにおいて、特定の疾患領域においては処方の定式化が求められる可能性もある。高血圧症治療薬や脂質異常症治療薬などでは、最初は後発医薬品に変更調剤が可能な先発医薬品を処方するかその一般名処方を行い、さらに必要な場合には後発医薬品のない新薬を含めた処方が可能になるような2段階での薬剤選択が促されることも考えられる[8]。

【引用文献】
1) 21世紀の医薬品のあり方に関する懇談会最終報告書, 1993
2) Managing drug supply: The selection, procurement, distribution and use of pharmaceuticals (2nd ed.), Management sciences for health in collaboration with the World Health organization. Kumarian Press: West Hartford, CT, USA, 1997
3) De Vries TPGM, Henning RH, Hogerzeil HV, et al: Guide to Good Prescribing, WHO Action Programme on Essential Drugs, WHO Action Programme on Essential Drugs, WHO, Geneva, 1994
4) 津谷喜一郎：エッセンシャル・メディスン（WHO）．日本医師会雑誌 2005; 134: 1252-1523.
5) 津谷喜一郎：薬と国際保健．津谷喜一郎，仙波純一 編，薬の歴史・開発・使用，放送大学教材，放送大学教育振興会，2000, p.144-160
6) 川上純一, 三村泰彦, 足立伊佐雄, 竹口紀晃：大学院臨床薬学教育におけるPersonal Dug(P-drug)セミナーの導入．薬学雑誌 122: 819-829, 2002
7) 川上純一：Essential Medicineと欧州諸国における医薬品制度の現状．臨床医薬 20: 401-412, 2004
8) 川上純一：フォーミュラリーの策定で適正使用を推進．薬事ニュース No. 4293（2017年2月10日），p.6

なぜフォーミュラリーが必要なのか?
－薬剤使用適正化のためのフォーミュラリー論

聖マリアンナ医科大学客員教授(元聖マリアンナ医科大学病院薬剤部長)　増原 慶壮(ますはら けいそう)

医療の2025年問題とフォーミュラリーの導入

わが国の国民皆保険制度を維持していく観点から、医療費をどう削減していくか等医療の2025年問題への対応が喫緊の課題になっている。とくに昨今、相次いで上市された高額薬剤に関して、「医療保険財政を破綻させかねない」という議論が巻き起こる等、年間約8兆円を超す薬剤費をどう適正化(抑制)するかはいまや行政施策レベルの悩ましい課題になっている。

一方、医療財源の効率的活用は世界的な流れであり、欧米では臨床的、経済的な観点から薬剤を選択する発想があり、1980年代の後半から「フォーミュラリー」という医薬品選択の手法が活用されている。

わが国においては、これまで治療薬の選択については医療現場に任せ、その選択の基準についてはあまり議論がなされなかった。だが、このところ薬剤適正使用の観点からエビデンスと経済性に基づいた薬物治療の際の医薬品の選択、言い換えればフォーミュラリーについて様々な場で議論が始まってきた。もはや、医療機関における、患者に対して最も有効で経済的な薬剤選択指針としてのフォーミュラリーはわが国の医療において必要不可欠なテーマになってきている。

フォーミュラリーが薬剤費を抑制

さらに言うと、2015年度の医療費(概算)総額が、速報値として初めて40兆円を突破した。年1兆円のペースで増大する医療費の抑制を目で見える形で示す必要がある。国も薬剤費の高騰を抑えることが医療費の抑制の大きなカギを握っていると考えている。

薬剤費の適正化　2015年4月の財務省財政制度分科会に提出された資料に、わが国では高価な高血圧薬が売り上げ上位10以内に3品目(後発医薬品があるARB系2品目と後発医薬品がないARB系1品目、いずれも先発医薬品の銘柄)があるのに、世界では10位以内に高血圧薬はないことが示された。こういった実態を背景に、「費用対効果による評価やそれに基づく処方ルールの明確化や価格付けあり方等が必要」として、社会保障審議会医療保険部会での議論(2015年10月)では、聖マリアンナ医科大学病院や欧米でのフォーミュラリーの事例が紹介されたほか、いわゆる"骨太の方針2016"には、「生活習慣病治療薬等の処方の在り方等について本年度より検討を開始し2017年度中に結論を得る」と記された。

医療財源の効率的活用　WHOは医薬品の合理的使用のために必須医薬品リストとフォーミュラリーを開発し更新するための研修プログラムを支援するとしている(WHO, Rational Use of Medicines: Activities, 2015)。また米国ではChoosing Wiselyという、根拠に乏しい過剰な医療の排除キャンペーンが始まり、全米の臨床系専門学会が400あまりの無駄な医療をその根拠文献と共にリストアップしている。

国の「経済財政運営と改革の基本方針（骨太の方針2016）」において、医療適正化の施策として、費用対効果評価の導入、革新的医薬品等の使用の最適化推進、生活習慣病治療薬の処方のあり方の3項目が盛り込まれた。その中で、国の主導の施策だけでなく、医学的・薬学的見地からその薬剤が有効性を発揮できる"最適化"を医療者自らが進め、薬剤使用の適正化を促すことを求めている。生活習慣病治療薬の処方のあり方としては、ガイドラインや経済性を踏まえて、薬剤の採用基準や推奨度を明確にした薬剤リスト（フォーミュラリー）を導入し、各地域で薬剤使用適正化を進める動きがあることも紹介されている。それの先行事例として聖マリアンナ医科大学病院（川崎市・1208床）のフォーミュラリーによる薬剤使用の適正化の試みも報告された。

医療費の抑制には国主導の施策だけではなく、医学的あるいは薬学的見地からその薬剤が有効かつ安全、そして経済性を発揮できる最適化を、医療に係るすべての従事者が自らのミッションとして進め、合理的な薬剤使用を促すことが必要になる。その手法の1つとして、各医療施設あるいは地域での薬剤の採用基準や推奨度を明確にしたフォーミュラリーの導入がある。

フォーミュラリー作成のメリット

わが国ではフォーミュラリーについての実践での議論はまだ目新しい。フォーミュラリーの定義については種々あるが、たとえば、米国病院薬剤師会では、「継続的にアップデートされる医薬品のリストとその関連情報」と定義している。ごく分かりやすく言えば、医療機関においては、「標準薬物治療の処方ルールあるいは同種同効薬の処方ルールを、有効性・安全性に加えて経済性を含めてつくること」である。重要なことは、患者のためにいかに合理的・経済的な薬物治療を目指すのかに尽きる。

フォーミュラリーに採用される医薬品はエビデンスを基本として選択が行われ、それによって合理的な薬物治療の実施や薬剤費の削減などにつながるということになる。さらに後発医薬品の有効活用や医療安全への寄与等もフォーミュラリー作成のメリットとして挙げられよう（表1）。

フォーミュラリーを医療現場で導入するには薬剤師の役割がとくに重要である。そのために、薬剤師が主体的にかつ十分に薬物治療に参加・介入できる環境の整備が必要になる。薬剤師の病棟業務は、単に服薬指導や医薬品の管理など物の管理を中心にするのではなく、"薬物治療に参画・介入するため"というファーマシューティカルケアの理念に基づく行動でなければならない。フォーミュラリーという標準薬物治療の処方ルールを医療機関につくることは、薬剤師が病棟で薬物治療に主体的に参加することにつながっている。

表1　フォーミュラリーの作成メリット

- 標準薬物治療の推進（後発医薬品を基準薬）
（医療機関における患者に対して最も有効で経済的な医薬品の使用基準）
- 後発医薬品の有効活用（医薬品費の削減効果）
- 院内採用医薬品数の削減効果
- 医薬品による医療事故の防止（医薬品リスク管理の向上）
- 医薬品の効率活用による医薬品購入費の削減（経営に寄与）
- 医薬品情報提供者（MR）の大幅な削減効果

標準薬物治療の処方ルールの必要性

標準薬物治療の処方ルールの必要性について、筆者が薬剤部長を務めていた聖マリアンナ医科大学病院における骨粗鬆症やステロイド性骨粗鬆症の治療薬であるビスホスネート製剤の例で検証してみる。

同院採用のビスホスネート製剤は、アレンドロン酸ナトリウム、リセドロン酸ナトリウム、ミノドロン酸水和物で、前者のアレンドロン酸ナトリウムとリセドロン酸ナトリウムは後発医薬品に切り替えている(表2)。そこに新薬のミノドロン酸水和物が採用となり、2012年度及び2013年度の使用金額は、アレンドロン酸ナトリウムとリセドロン酸ナトリウムの後発医薬品が、それぞれ、139万468円と153万6590円であったのに対して、ミノドロン酸水和物の2012年度と2013年度の購入金額は、それぞれ、197万2681円と270万7641円で、新薬であるミノドロン酸水和物の購入額が増加している(図1)。つまり、同種同効薬の新薬が発売されたならば、後発医薬品から切り

表2 聖マリアンナ医科大学病院採用のビスホスネート製剤一覧

一般名	アレンドロン酸 Na				リセドロン酸 Na		ミノドロン酸水和物		イバンドロン酸 Na 水和物
採用薬(先発名)	アレンドロン酸錠「XXX」(ボナロン)	ボナロン経口ゼリー	ボナロン点滴静注バッグ		リセドロン酸Na錠「YYY」(アクトネル)	アクトネル錠	ボノテオ錠		ボンビバ静注シリンジ (2014年4月8日〜仮採用)
規格(★:院外採用)	5mg	35mg	★35mg	900μg	17.5mg	★75mg	★1mg	50mg	1mg
薬価(円/錠,本)(先発医薬品薬価)	45.90 (100.90)	314.70 (646.50)	1,262.30	4,627.00	315.90 (679.80)	2,987.30	135.80	3,502.40	5,059.00
用法用量 1日1回	○						○		
用法用量 1週間に1回		○	○		○				
用法用量 4週間に1回 月に1回				○		○		○	○
骨ページェット		×		17.5mg/日	×		×	×	×

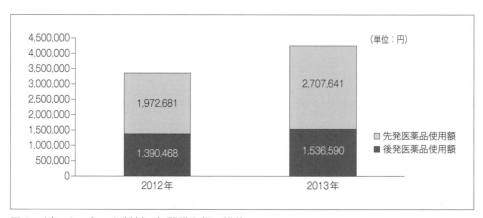

図1 ビスホスネート製剤の年間購入額の推移(2012年度と2013年度比較:聖マリアンナ医科大学病院)

替えられたか、あるいは追加処方に新薬が用いられたことになる。

しかし、「骨粗鬆症の予防と治療ガイドライン(2015年版)」及び「ステロイド性骨粗鬆症の管理と治療ガイドライン(2014年改訂版)」では、骨密度、椎体骨折、非椎体骨折、大腿骨近位部骨折及びステロイド性骨粗鬆症において、アレンドロン酸ナトリウム及びリセドロン酸ナトリウムのみが、すべての評価で「A」であった。表3にこれらのガイドラインの薬の関する「有効性の評価(A, B, C)」の基準を示した。アレンドロン酸ナトリウムとリセドロン酸ナトリウムが骨粗鬆症の予防と治療及びステロイド性骨粗鬆症の

表3 骨粗鬆症治療薬の有効性の評価一覧(骨粗鬆症の予防と治療ガイドライン2015年版とステロイド性骨粗鬆症の管理と治療ガイドライン(2014年改訂版)より改変)

医薬品名	骨密度	椎体骨折	非椎体骨折	大腿骨近位部骨折	ステロイド性骨粗鬆症
エチドロン酸	A	B	C	C	C
アレンドロン酸	A	A	A	A	A
リセドロン酸	A	A	A	A	A
ミノドロン酸	A	A	C	C	C
イバンドロン酸	A	A	B	C	B

薬物に関する「有効性の評価(A, B, C)」と基準
骨密度上昇効果
A. 上昇効果がある
以下のいずれかの条件を満たす場合
①プラセボを対照にしたRCTで有意な上昇効果を示す論文がある。
②プラセボを対照として有意な上昇効果がすでに示されている薬剤を対照としたRCTで非劣性または優越性を示す論文がある。
B. 上昇するとの報告がある
以下のいずれかの条件をみたす場合
①プラセボを対照にしたRCTで上昇効果を示す論文があるが、結果の普遍性が確立されていない*。
②有意な上昇効果がすでに示されている薬剤を対照としたRCTで非劣性または優越性を示す論文があるが、結果の普遍性が確立されていない*。
C. 上昇するとの報告はない

骨折発生抑制効果
(椎体, 非椎体, 大腿骨近位部骨折のそれぞれについて)
A. 抑制する
以下のいずれかの条件をみたす場合
(post-hoc subgroup analysisは除く)
①プラセボを対照にしたRCTで有意な抑制効果を示す論文がある。
②プラセボを対照として有意な抑制効果がすでに示されている薬剤を対照としたRCTで非劣性または優越性を示す論文がある。
B. 抑制するとの報告がある
以下のいずれかの条件をみたす場合
(post-hoc subgroup analysisを含む)
①プラセボを対照にしたRCTで抑制効果を示す論文があるが、結果の普遍性が確立されていない*。
②有意な抑制効果がすでに示されている薬剤を対照としたRCTで非劣性または優越性を示す論文があるが、結果の普遍性が確立されていない*。
C. 抑制するとの報告はない

*「結果の普遍性が確立されていない」とは, RCTの症例数が少ない場合や有効性が示されない報告もある場合などを指す。

推奨度
A：第1選択薬として推奨する薬剤
B：第1選択薬が禁忌などで使用できない、早期不耐容である、あるいは第1選択薬の効果が不十分であるときの代替薬として使用する
C：現在のところ推奨するだけの有効性に関するデータが不足している

治療において、ビスホスネート製剤の中で、最もエビデンスが高いことになる。また、後発医薬品を使用すれば、最も経済的で、医療費の適正化に貢献することになる。

フォーミュラリーは後発医薬品の有効活用につながる

後発医薬品は病院経営に寄与するし（病院経営的観点）、患者負担軽減にもなり（家計的観点）、国の医療保険財政にも貢献する（国家財政的観点）ものである。とくに、DPC病院では、数量ベースで60〜80％を維持することが経営的に求められている現状があり、後発医薬品の有効活用はもはや至上命題である。

「2020年度末までのなるべく早い時期に80％を目指す」とした厚生労働省の施策もあって、後発医薬品のシェアは順調に伸びてきているが、一方、前項で触れたように医療機関では、同種同効の新薬が発売されると、採用中の後発医薬品が新薬に置き換わってしまう"逆流現象"も起きている。同種同効薬のある新薬を採用すると、後発医薬品を含む経済的な既存薬が有効活用されず、病院や国全体の薬剤費は減らない。

この流れを止めるには、「その新薬は本当に既存薬に優るのか？」とエビデンス面から検証することが必要である。既存の同種同効薬の採用がある場合は、無原則に新薬を採用するのではなく、経済性等様々な評価検証を行って使う院内処方ルールをつくる必要がある。

既存薬を選択する処方ルール

国も患者が治療を受ける際、最初に処方される薬について、発売されたばかりの新薬でなく、類似の効果のある既存薬や安価な後発医薬品となる方策を検討している。前述したようにたとえば、生活習慣病の治療で、まず既存薬を使用し、効果がみられなければ新薬を使うといった仕組みを専門の学会や医療機関と協力して作る案も検討されている。厚生労働省は後発医薬品と合わせて既存薬を有効活用し、医療費の削減を目指す方向性を示している。

また、生活習慣病である本態性高血圧の治療において、利尿薬、カルシウム拮抗薬（CCB）、アンジオテンシン変換酵素阻害薬（ACE阻害薬）及びアンジオテンシンⅡ受容体拮抗薬（ARB）は、大規模臨床試験において、いずれの降圧薬でも有効性に差がないことも明らかになっている（図2）。

これを受けて2003年には、米国における本態性高血圧の薬物治療の管理は、生活習慣の改善を行っても目標血圧（収縮期血圧130mmHg／拡張期血圧80mmHg、糖尿病または慢性腎疾患では収縮期血圧140mmHg／拡張期血圧90mmHg）値に達しない場合には、薬物治療を開始することになる。薬物治療の開始に当たっては、最初に利尿薬を中心にACE阻害薬、ARB、β遮断薬及びCCBの単独または併用が推奨されている。また、ステージ2では、2剤併用とし、利尿薬にACE阻害薬、ARB、β遮断薬及びCCBのいずれかを追加することが推奨されている（図3）。

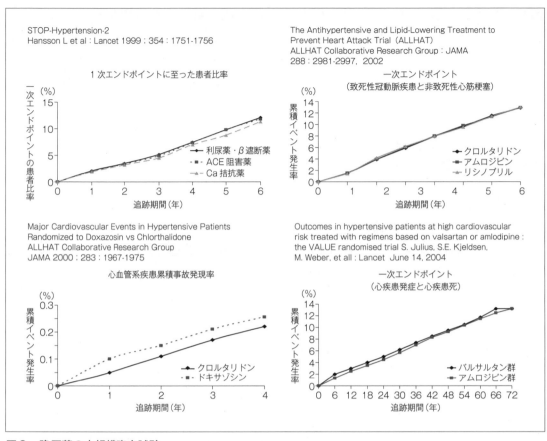

図2　降圧薬の大規模臨床試験

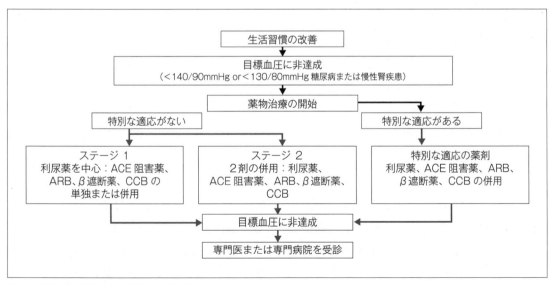

図3　薬物治療の管理 JNC-7（2003）

問われる生活習慣病薬の処方

一方、わが国の高血圧の薬物治療ガイドラインにおける積極適応のない場合の高血圧治療の進め方では、ステップ1にARB、ACE阻害薬、CCB及び利尿薬のいずれかとし、医師の裁量に委ねられている(図4)。わが国の高血圧の薬物治療ガイドラインでは、レニン-アンジオテンシン系薬としてARBとACE阻害薬は同等に扱われているが、ARBとACE阻害薬の有効性の違いについて2007年に発表されたメタ解析では、脳卒中イベントの抑制効果は、ARBとACE阻害薬ともに同等の効果であった(図5)。しかし、冠動脈イベントの抑制効果はARBに比

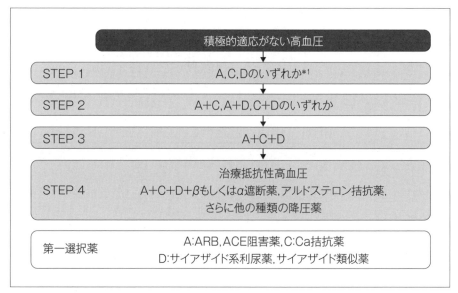

図4　積極的適応がない場合の高血圧治療の進め方
＊1　高齢者では常用量の1/2から開始、1〜3カ月の間隔で増量

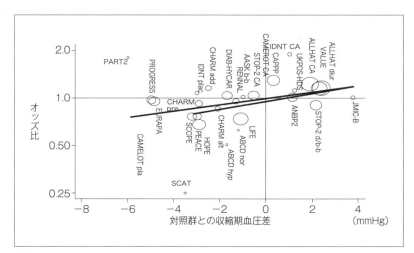

図5　Blood pressure-dependent and independent effects of agents that inhibit the renin-angiotensin system
Turnbull F, Neal B et.al :Blood Pressure Lowering Treatment Trialists Collaboration　J Hypertens 2007 ; 25 : 951-958

べて明らかに ACE 阻害薬の方が有効性に優れていた(図6)。

欧米諸国では ACE 阻害薬と ARB は区別され、ACE 阻害薬が優先的に使用され、ACE 阻害薬と ARB の処方割合は、ACE 阻害薬が 70〜80％を占めている。一方、わが国では ARB の処方割合が 70％以上である。まさしく、生活習慣病薬の処方のあり方が問われている。

聖マリアンナ医科大学病院のフォーミュラリー作成の経緯

DPC の導入を機に後発医薬品へシフト

同院は、DPC の導入、医療費削減への貢献、患者の経済負担の軽減及び薬剤師の職能向上といった理由から積極的に後発医薬品への切り替えを行ってきた。切り替え率についてもここ数年で急速に伸ばし、2016 年 4 月時点で 90.1％（数量ベース）に達している（表4）。

同院の後発医薬品の採用に伴う医薬品購

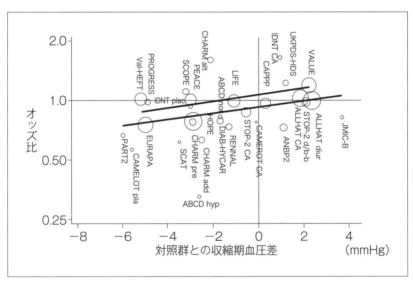

図6　Blood pressure-dependent and independent effects of agents that inhibit the renin-angiotensin system
Turnbull F, Neal B et.al :Blood Pressure Lowering Treatment Trialists Collaboration J Hypertens 2007 ; 25 : 951-958

表4　聖マリアンナ医科大学病院の後発医薬品採用の推移

年月	先発医薬品数	後発医薬品数	採用医薬品総数	後発医薬品 品目別割合	後発医薬品 数量割合
2014 年 11 月	1147	561	1708	32.8%	76.1%
2015 年 03 月	1155	564	1719	32.8%	79.6%
2015 年 12 月	1136	582	1718	33.9%	82.7%
2016 年 01 月	1138	582	1720	33.8%	82.3%
2016 年 04 月	1178	589	1767	33.3%	90.1%

入費の削減額は、単純に後発医薬品を先発医薬品の薬価で購入した金額から後発医薬品の薬価での購入費を引き算して求めると2011年度において3億3500万円、そして、徐々に増加して2015年度において4億9000万円で、この5年間の合計は21億3500万円であった(図7)。同院は院外処方箋発行率が約92％で、後発医薬品における削減効果は注射薬に負うところが大きい(図8)。

しかし、後発医薬品に切り替えたにもかかわらず、同種同効薬の新薬が発売されて新薬に切り替わったり、追加されたりする

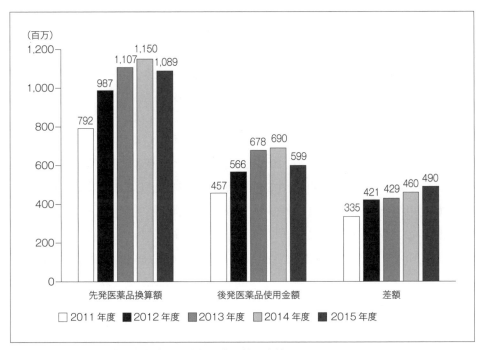

図7　聖マリアンナ医科大学病院の後発医薬品使用実績(先発医薬品との比較)

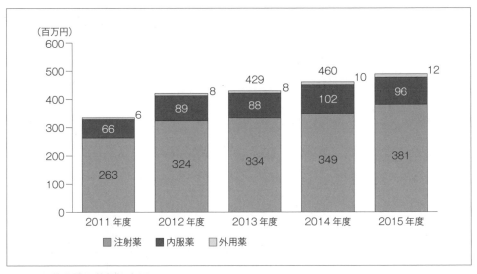

図8　医薬品購入差額の内訳(聖マリアンナ医科大学病院)

"逆流現象"が起きること、数量ベースの分母に先発医薬品は含まれないので、先発医薬品に替えてもDPC病院の後発医薬品指数は変わらないことは前述したとおりである。つまり表面的には後発医薬品が使われているように見えても、実際は薬剤費の削減には寄与せず、院内の医薬品総購入費が増えることになる。せっかく国の施策で後発医薬品の積極使用を謳っていても、それが帳消しになるような実態になることが考えられる。

後発医薬品使用後退の防ぎ方

PPI経口薬では、オメプラゾール、ランソプラゾール、ラベプラゾールのすべてを後発医薬品に切り替えた。しかし、2011年オメプラゾールの光学異性体のエソメプラゾール（商品名：ネキシウム）が市販され、同院も採用したところ、新薬への"逆流現象"が起きた。この例のように、同種同効の新薬が出るたびに後発医薬品が後退していくことを防ぐためにもフォーミュラリーの作成が必要になる。

同院が切り替えたPPI経口薬の3剤は、胃潰瘍・十二指腸潰瘍の治療効果がほぼ90％近く認められて承認されている。この同種同効薬である新薬エソメプラゾールの臨床的な必要性について医師を交えて徹底的に検証した（表5）。その結果、エソメプラゾールの院内採用は取り消された。

この経験から、同院では後発医薬品が数量ベースで60％以上に達したら標準薬物治療の基準薬とすることと決めて、さらに後発医薬品使用の数量ベースの質を上げることに取り組んでいる。

後発医薬品を標準薬物治療の基準薬とし

表5　PPI経口剤の比較

		オメプラゾール錠 20mg	ランソプラゾール錠 15mg/30mg	ラベプラゾール Na錠 10mg	ネキシウムカプセル* 20mg
	薬価（円）	49.30	31.50/55.60	67.20	145.00
適応症	胃潰瘍、十二指腸潰瘍	1回20mg、1日1回	1回30mg、1日1回	1回10～20mg、1日1回	1回20mg、1日1回
	吻合部潰瘍、Zollinger-Ellison症候群	1回20mg、1日1回	1回30mg、1日1回	1回10～20mg、1日1回	1回20mg、1日1回
	逆流性食道炎	1回20mg、1日1回	1回30mg、1日1回	1回10～20mg、1日1回	1回20mg、1日1回
	「PPIによる治療効果不十分な場合」	—	—	1回10～20mg、1日1回	—
	「再発・再燃を繰り返す逆流性食道炎の維持療法」	1回10～20mg、1日1回	1回15～30mg、1日1回	1回10mg、1日1回	1回10～20mg、1日1回
	非びらん性胃食道逆流症	1回10mg、1日1回	1回15mg、1日1回	1回10mg、1日1回	1回10mg、1日1回
	低用量アスピリン投与時における胃潰瘍又は十二指腸潰瘍の再発抑制	—	1回15mg、1日1回	1回5～10mg、1日1回	1回20mg、1日1回
	非ステロイド性抗炎症薬投与時における胃潰瘍又は十二指腸潰瘍の再発抑制	—	1回15mg、1日1回	—	1回20mg、1日1回
	ヘリコバクター・ピロリの除菌の補助	1回20mg、1日2回	1回30mg、1日2回	1回10mg、1日2回	1回20mg、1日2回
注射剤		○	○	—	—

*商品名

ていくには、その使用率を金額ベースでも評価する診療報酬等の施策転換も必要だと考える。そういう意味では、DPC病院の後発医薬品係数の評価に、フォーミュラリーの作成を要件に加えるといったことも施策上、必要になってくる。

規程にフォーミュラリー作成を追加

採用していた後発医薬品が新薬に替わる"逆流現象"に直面したこともあって、同院では薬事委員会の規程を改訂して、審議事項に「標準薬物治療を推進するためのフォーミュラリーに関する事項」を加筆した。同効薬等の新規採用基準として「既存の同種同効薬の採用がある場合、原則、後発医薬品等の廉価な薬剤を優先し、有効性や安全性に明らかな差がない場合は採用を認めない」とし、「同種同効薬は原則として2剤までとして、経済性を考慮したフォーミュラリーを作成し、院内の推奨基準を設ける」とした。つまり薬剤師が新薬の評価に深く関わり、医薬品採用の手法としてフォーミュラリーを導入するという院内ルールに変更した。

このように後発医薬品と新薬に関する院内ルールをつくったことで、同院での後発医薬品のさらなる有効活用と標準治療の推進が実現された。

PPI注射薬のフォーミュラリー

同院で最初に取り組んだフォーミュラリーはPPI(プロトンポンプ阻害薬)注射薬である。PPI注射薬のオメプラゾール注用(後発医薬品)とランソプラゾール静注用(先発医薬品)を検証してみると、これらにはエビデンス的に有効性・安全性に差がないことが分かる。そこで第1選択薬を後発医薬品、第2選択薬を先発医薬品とした。処方オーダーで、医師が先発医薬品を処方しようとすると、オーダー画面上に注意喚起として「院内フォーミュラリーでは第2選択の薬剤です。使用制限を確認してください」という表示が出る。「相互作用などでオメプラゾール注用が使えない患者のみ先発医薬品が使える」という院内ルールにした。

現在までにPPI注射薬の他にはH$_2$遮断薬、αグルコシダーゼ阻害薬、グリニド系薬、HMG-CoA還元酵素阻害薬(スタチン剤)、RAS系薬、ビスフォスホネート剤、PPI経口薬等、9項の薬効群についてフォーミュラリーを作成・運用している(表6)。ここまででおおむね一般的に使われる慢性疾患薬のフォーミュラリーの作成を完了した。抗がん剤については、レジメン審査委員会で許可されたレジメンのみが使用されるので、フォーミュラリーの作成は必要ない。

付け加えると、同種同効薬に関してのフォーミュラリーの作成は新薬評価と必ずリンクさせることが重要である。新薬が出て、同種同効薬の既存薬の整理が必要なタイミングで評価を実施してフォーミュラリーを作成する。

フォーミュラリー作成の手順について

同院のフォーミュラリー作成の手順は以下になる。まず新薬が薬価収載されると診療科より新薬採用申請が出る。申請された新薬は1年間仮採用となり、医師は新薬の有効性と安全性等使用状況を確認することになる。1年後の採用時には薬剤師の新薬評価が行われる。新薬評価で同種同効薬があ

る場合は、フォーミュラリー作成の必要性があるかどうかを判断する。そのフォーミュラリー作成の議論は「フォーミュラリー小委員会」で行う。

同院のフォーミュラリー小委員会は、対象薬の使用量の多い診療科の医師とこれらの病棟薬剤師によって構成される(図9)。同院薬剤部が提出した関連論文、PMDAの承認資料等のエビデンス資料を基に、臨床評価や経済性の観点から検討を行っている。

表6 フォーミュラリーの運用 (聖マリアンナ医科大学病院資料)

薬効群	第1選択薬	第2選択薬	備考	削減効果
PPI注射薬	オメプラゾール注用(後発医薬品)	タケプロン静注用(先発医薬品)		▼1,131,200円
H₂遮断薬(内服薬)	ファモチジン(後発医薬品) ラニチジン(後発医薬品)			▼832,760円
αグリコシダーゼ阻害薬	ボグリボース(後発医薬品) セイブル(先発医薬品)		新規導入においてはボグリボースを優先する	▼911,530円
グリニド系薬	シュアポスト(先発医薬品) グルファスト(先発医薬品)			508,390円
HMG-CoA還元酵素阻害薬	アトルバスタチン錠(後発医薬品) ピタバスタチン錠(後発医薬品)	プラバスタチン(後発医薬品) クレストール(先発医薬品)	新規導入には後発品を優先する	▼2,280,130円
RAS系薬	ACE阻害薬(後発医薬品) ロサルタン(後発医薬品) カンデサルタン(後発医薬品)	ミカルディス、オルメテック、アジルバ、(いずれも先発医薬品)	新規導入にはACE阻害薬又は後発品を優先する	▼3,612,660円
ビスフォスホネート剤	アレンドロン酸塩錠35mg(後発医薬品) リセドロン酸Na錠17.5mg(後発医薬品)	ボナロン点滴静注バッグ900μg(先発医薬品)	立位・座位を保てない患者	▼1,074,407円
PPI経口薬	オメプラゾール(後発医薬品) ランソプラゾール(後発医薬品) ラベプラゾール(後発医薬品)	タケキャブ(先発医薬品)(消化器内科限定)	ネキシウム、タケキャブを院外へ	▼2,034,290円
GCS製剤	フィルグラスチムBS(バイオシミラー)	ノイトロジン(先発医薬品)		▼2,014,590円

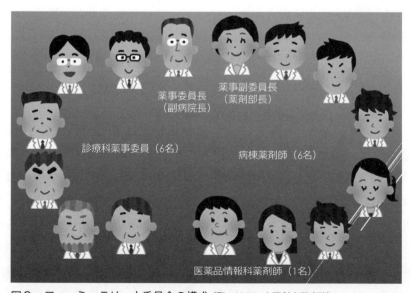

図9 フォーミュラリー小委員会の構成 (聖マリアンナ医科大学病院)

フォーミュラリー小委員会での結論は薬事委員会に諮られ、そこで新薬の採用・限定採用・不採用が決められる。またフォーミュラリー小委員会でフォーミュラリーの作成が必要と判断された薬剤は、薬剤部がリーダーシップを取りながらフォーミュラリーを作成、薬事委員会に提出・承認後、院内に周知する役割を担っている。

以上のように、同院のフォーミュラリーは医師と薬剤師の連携によって作成されている。

フォーミュラリー作成には新薬評価が重要

5段階で行う新薬の評価

フォーミュラリーの作成には薬剤師による新薬評価が重要になる。新薬評価を行う薬剤師には中立的な立場で論文を評価するスキルが必要である。新薬評価に携わる資格のある薬剤師は薬物治療を経験し、さらに論文を批判的に吟味でき、薬物治療に応用できるいわゆる「臨床薬剤師」ということになる。それは、「薬剤師が薬物治療に介入するためには医師と同等に論文を評価し、治療に参加できないといけない」という考え方をベースにしている。医療機関でフォーミュラリーを導入しようとする場合、上記のような臨床薬剤師を育てることも必要である。

聖マリアンナ医科大学病院の新薬評価の内容は、有効性・安全性を評価、安全性モニタリングの調査、ガイドラインでの推奨有無、費用・経済性の検討・考察、そして採用の可否の評価である。具体的にはこれらを、「代替薬があり、臨床上の必要性が低い」～「代替薬がなく、臨床上の必要性が高い」の5段階で評価している（表7）。

また同院の場合は、2010年から薬剤師全員が批判的な論文の読み方ができるようにと、ジャーナルクラブ等の臨床薬剤師育成プログラムを実施している。論文がしっかり評価できる臨床薬剤師が育ってきたところで、2014年から薬事委員会の規程を変えて、フォーミュラリーの作成を開始したのは既述したとおりである。

臨床薬剤師育成プログラムは、ランダム化比較試験をしてメタ解析、コクランレビュー、症例、新薬評価をどうするかといった研修を2年間かけて行う。論文チェックは欧米の大学や研修で使用されたものを改編した「チェックリスト」が使われる。そのチェックフォーマットはエンドポイント、除外項目、採択項目は妥当か等36項目にわたる（表8）。

表7　新薬の5段階評価（聖マリアンナ医科大学病院）

1．代替薬がなく、臨床上の必要性が高い
2．同効薬が少なく、治療の選択肢が少なく、臨床上の必要性が高い
3．代替治療はあるが、新しい機序の薬剤ではある。しかし、既存治療を上回るエビデンスは不十分
4．代替薬はないが同効薬が多数存在し、必要性は低い
5．代替薬があり、臨床上の必要性は低い

表8　論文評価におけるチェックリスト（聖マリアンナ医科大学病院）

1. Is the journal reputable?　信頼できる雑誌か？
2. Is the journal peer-reviewed?　論文審査のある雑誌か？
3. Does the background information discuss previous pertinent studies?
   背景で、これまでに試験された適切な関連ある研究が検討されているか？
4. Is the primary objective easy to find and clearly stated?
   主要目的は簡単に見つかり、かつ明確に述べられているか？
5. Is there only one primary objective?　一次エンドポイントはただ一つか？
6. If the study is randomized, is it truly random?
   試験は無作為割り付けされているか？真の無作為化か？
7. If the study is blinded, is there a potential for compromising blinding of patients and/or observers?
   試験が盲検である場合、患者そして／あるいは観察者も盲検化されているか？
8. Are the inclusion and exclusion criteria clear and reasonable?　採択基準と除外基準は明確かつ妥当か？
9. How does the inclusion and exclusion criteria compare with your served patient population?
   採択基準と除外基準をどのように患者集団に適合するか？
   →研究対象は、患者と同じ様な患者群か（研究対象患者に、自分の想定している患者は含まれるか）？
10. Is the study design clear? Is there a more appropriate study design to answer the primary objective?
    試験デザインは明確か？主要目的を得るためのより適切な試験デザインはあるか？
11. Are there appropriate controls?（if applicable）対照群は適切に設定されているか？（適応可能な場合）
12. If "standard of care" is used rather than placebo, is it truly standard of care?
    プラセボではなく標準治療が使用される場合、それは真の標準治療であるか？
13. Are the measured outcomes surrogate markers or true endpoints of interest? If surrogate markers, have they been shown to correlate with the desired endpoint?
    結果は代替マーカー（サロゲートマーカー）か、または真のエンドポイントか？
    代替マーカーである場合、要求するエンドポイントと相関するか？
    surrogate markers：true endpoint との科学的な関係が証明されているようなバイオマーカー
14. Are reasonable efforts to avoid patients being lost to follow-up?　追跡漏れの対策はとられたか？
15. How long were the subjects followed? Was this appropriate given the condition (s) and interventions?
    観察期間はどのくらいか？条件・介入においてそれは適切な期間であったか（追跡は十分長く十分完全に行われたか）？
16. Were the statistical methods used appropriate for the given outcomes? Can this be determined?
    統計処理は適切であったか？決定に至ったか？
17. Was a sample size calculation done? Was it done prospectively or after the study was completed?
    サンプルサイズは研究計画段階で計算されたものか？プロスペクティブに行われたか？試験が終わった後に計算されていないか？
18. Was the change between groups, power, and alpha specified? Are they reasonable clinically?
    グループ間の結果の差についてパワーや有意水準値 α が明記されているか？それらは、臨床的に妥当であるか？
19. Was "intention-to-treat" specified?
    ITT 解析か（研究にエントリーした研究対象者全員が、研究結果において適切に評価されたか）？
20. Were their differences in baseline data between groups that may account for a difference in response to the intervention?
    介入に対しての反応に影響を与えるような背景の違いが両群間にないか？
21. Were all subjects accounted for?　すべての対象が考慮されているか？
22. Was adherence rates addressed?（if applicable）アドヒアランス率は出されているか（適応可能な場合）？
23. Were data reported for the outcomes described in the methods section?
    示された結果は、方法の項で記述されているか？
24. Were standard deviations, confidence intervals, and/or p-values reported?
    標準偏差、信頼区間そして／または P 値は示されたか？
25. Did the authors "fish" for results not listed as outcomes in the methods section?
    著者は方法において、エンドポイントとして記載されなかったものを記載していないか？
26. Did the authors offer explanations or theorize on the implications of the results (in the result section)？　著者は結果の持つ意味を説明又は理論付けしているか？
27. Does the author make conclusions that are not supported by the results?
    著者は結果で示されていない結論を出していないか？
28. Does the author make conclusions that are not directly related the primary or secondary objective?
    著者は定義されたエンドポイントに直接関連のない結論を導き出していないか？
29. Does the author point out substantive limitations of the study?
    著者は研究の実質的な限界を指摘しているか？
30. Does the author suggest future direction?　著者は将来の方向性を示唆しているか？
31. Does the author present new or additional information in the summary?
    著者は結語に新しい又は付加的な情報を提示しているか？
32. Are the references current?　参考文献は最近のものか？
33. Are the references from reputable journals?　参考文献の雑誌は信頼のあるものか？
34. Are the references routinely authored by the author of this article?
    参考文献は本文献の著者のよって書かれたものか？
35. Is it clear where the funding came for the research?
    研究のための資金がどこから出たものか明確にされているか？
36. Does the sponsor have a vested interest in the outcome of the study?
    スポンサーは試験の結果に対して利害関係があるか？

ガイドラインでつくるフォーミュラリー

ジャーナルクラブ、臨床薬剤師の育成等を前提としたフォーミュラリーの作成は、多くの病院にとってハードルが高いと感じるかもしれない。そういった医療機関でも、生活習慣病薬などはガイドライン等の既存資料をベースにフォーミュラリー作成に取り組むことができる。たとえば、骨粗鬆症治療薬は「骨粗鬆症の予防と治療ガイドライン（骨粗鬆症の予防と治療ガイドライン作成委員会）」で有効性の評価を行い、第1選択薬として推奨する薬剤を選定できる。

地域包括ケアシステムとフォーミュラリー

わが国は2025年に向けて地域包括ケアシステムの構築を企図している。地域包括ケアシステムとは、医師、看護師、薬剤師、介護関係者等の多職種の連携によって地域完結型の医療を目指すものである。これからは地域包括ケアシステムの中でフォーミュラリーをどう発展させていくべきかの視点も重要になってくる（図10）。

医療機関のフォーミュラリーは院内で作成・使用されているが、地域完結型の医療を目指すのであれば地域のフォーミュラリーという発想が必要になる。今後さらに医療機関の機能分化が図られ、患者は治療のそれぞれの段階で医療機関を選ぶことになる。いまはそれぞれの施設で独自の採用薬を用いているケースが多い。そこに地域のフォーミュラリーがあれば、患者は急性期病院から回復期病院へ移り、さらに自宅

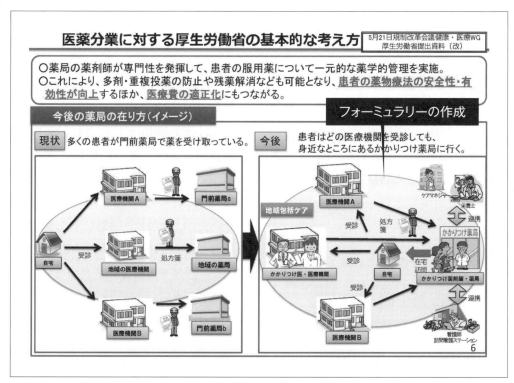

図10　医薬分業に対する厚生労働省の基本的な考え方（厚生労働省資料）

に戻ったとしても、その都度、薬が変わるストレスもなくなる。薬剤師も、病院や在宅などの移動に伴う薬の鑑別や代替薬の提案などが簡潔になり、安全性の高い薬物治療ができる。フォーミュラリーの今後の課題を表9にまとめた。

地域包括ケアシステムの中で使用されるフォーミュラリーは基幹病院が中心となって、専門医やかかりつけ医そしてかかりつけ薬剤師等が議論を行い、地域医療における薬剤の採用基準や推奨度を明確にした「地域版のフォーミュラリー」を作成することが考えられる。

さらに、健康保険組合などの保険者が医師や診療所そして薬局などと協議して事前にフォーミュラリーを作成し、生活習慣病などの処方ルールを決めて運用することも考えられる。そのようになれば診療所、薬局、介護関連施設の連携もスムーズになる。

また、地域版のフォーミュラリーは在庫や医薬品のロスを減少させる等薬局経営の効率化にもつながる。地域の医療費削減に貢献するのはいうまでもない。さらに製薬企業においても、生活習慣病治療薬処方のあり方が問われる背景も踏まえ、EBMに基づいた標準治療のための医薬品リストを作成して安定供給するという企業戦略にもつながってくる。

いずれにしても将来的には、フォーミュラリーの基本的ガイドラインを国が主導的に作成し、健康保険組合など保険者も参加して地域で活用するようになっていくのが理想である。そうなれば地域の医療費削減効果はもちろん、ポリファーマシー、不適切な薬剤処方(残薬問題)の改善になり、将来にわたっても持続可能な国民皆保険の構築に寄与できる。

フォーミュラリーは薬剤師が医療を変えていく手段

フォーミュラリーを作成するためには薬剤師の役割が重要である。わが国も薬学教育6年制になり、臨床に重点を置いた教育に移行するものと考えられたが、いまだに基礎教育が中心である。しかし、臨床中心の教育体系で育てられた欧米の臨床薬剤師は、薬物治療の専門家として積極的にチーム医療に参画している。

また2016年4月の診療報酬改定では、「かかりつけ薬剤師」が制度化され、薬局薬剤師も積極的な薬物治療への参画が求められている。従来、薬局薬剤師は調剤して薬を患者に渡すことや服薬指導等を主たる業務にしていたが、今後は、調剤し薬を交付した後も患者を継続的にモニターすることや、在宅医療に参加することが重要になってきた。

チーム医療や在宅医療など薬物治療に参画する薬剤師は、エビデンスと経済性・合理性に基づいた薬物治療を提案し、それらを標準化していくことが求められてくる。そのためには薬剤師は、ファーマシューティ

表9　フォーミュラリーの今後の課題
- 入院患者のみの使用で外来患者への規制ができない。(外来受診の包括化)
- 地域包括ケアでのフォーミュラリーの作成が必要である。(薬局を含めて地域での処方ルール)
- 支払い側(健保組合)でのフォーミュラリーの作成が必要である。都道府県別にフォーミュラリーを作成。

カルケアの理念に基づいて薬物治療を実行する必要がある。それは言い換えれば、薬物治療の責任者として行動する覚悟を持つことにほかならない。

アドヒアランスからコンコーダンスへ

現在、コンコーダンスという言葉が注目されている。「アドヒアランスからコンコーダンスへ」といった使われ方をされる薬物治療の新しい概念である。医薬分業が議論された際、「これまで薬剤師は患者に対して、医師が処方した意図は説明するけれども、薬剤師自身の言葉で薬物治療について伝えて来なかったのではないか」という言われ方もされている。医薬分業を成果のあるものにしていくためにも、「薬剤師が根拠に基づいて薬の評価をして、薬剤師自身の言葉で正しい情報を伝えなければいけない」というのがコンコーダンスの考え方だと思われる。薬剤師がコンコーダンスを実現するためには、EBMなどの科学根拠に基づく客観的な情報を整理して、患者に提供できる体制をつくる必要がある。言葉を変えて言うと、「薬剤師の情報発信力」が問われてくる。

医療者に求められるのは中立性

ここまでフォーミュラリーの必要性とこれからの薬剤師のあり方について記してきた。結局、私たち薬剤師が厳しく求めていかなければいけないのは「医療の中立性」ということだと考えている。実はこれが十分、現在の医療や医療人にないので様々な弊害が起こっている。世間を騒がせた製薬企業による論文操作事件などを見ているとやはり、薬物治療には薬剤師が積極的に関与しなければいけないと痛感させられる。

薬剤師は薬物治療において、国民と患者のために常に中立の立場で働く責務がある。それが薬剤師の国家資格の真の意味だと考えたい。そうでなければ薬剤師は、医師やこれから共に地域医療を担う医療者や介護関係者と対等に議論して薬物療法を行うことはできない。フォーミュラリーに薬剤師が関わることはその国家資格の真の意味を理解することにほかならない。

コンコーダンス　薬剤師は常に他の医療専門職と薬物治療について話し合う必要があると同時に、患者から「薬を服用するか否か」の判断が求められた場合には、医師の処方意図を説明した上で、最終的に患者が自己決定できるようにサポートする必要があるという考え方。

これからのあるべき薬局論から考えるフォーミュラリー

(一社)愛知県薬剤師会会長　岩月　進（いわつき　すすむ）

根拠に基づく有効で経済的な医薬品選択を行う病院

フォーミュラリーの定義について

　米国病院薬剤師会(ASHP)のガイドラインでは、「フォーミュラリーとは医療機関における患者に対して最も有効で経済的な医薬品の使用に関する方針」と定義されている。また第68回FIP(国際薬学会議バーゼル大会)で発表された病院薬剤師声明では、「病院は、最良の利用可能なエビデンスに基づいた標準治療ガイドライン、プロトコール、治療方法と関連付けされている施設や地域、及び国の処方薬剤管理システムを利用すべきである」と明確に記載されている。

　近年、上記の考え方を取り入れた病院がわが国でも現れてきており、医師と薬剤師の協議によって、科学的根拠に基づく有効で経済的な医薬品を選択し、当該病院の採用医薬品とすることを進めている。

　その結果、使用医薬品の選択と使用順位が明確になることで、薬物治療が適正化され、さらに医薬品の在庫管理も効率化されることで病院経営にもプラスになっているようだ。

処方のルール化、地域版フォーミュラリーへ

　このような考え方を、病院から地域に広げていき、地域版フォーミュラリーの作成まで進めていこうとする機運がみえてきた。

　その理由の1つは政府の「経済財政運営と改革の基本方針(骨太の方針)」がきっかけだ。2016年6月の「骨太の方針2016」には、「生活習慣病治療薬等の処方のあり方等について今年度より検討を開始し、2017年度中に結論を得る」との文言が盛り込まれた。

生活習慣病薬の処方ルールの必要性

　さらに財務省の財政制度等審議会財政制度分科会でも、高額な降圧薬ARBが国内医薬品売上の上位を占めることを例に、「生活習慣病治療薬等について処方ルールを設定すべきではないか」との案が示されている。「高額な新薬を優先的に評価して使用するのではなく、年月が経っていても有効性や安全性、経済性に優れた医薬品や後発医薬品を適正に評価し、積極的に使用する仕組みを構築してはどうか」という提言である。

かかりつけ薬局には在庫管理の効率化も求められてくる

一方で、いわゆる「門前薬局」から脱却し、地域の医療機関や、介護を含めた関連職と連携した薬局を目指すような「かかりつけ薬局」制度や「健康サポート薬局」などを推進する施策が始められた。2015年10月に厚生労働省が策定した、医薬分業の原点に立ち返り、現在の薬局を患者本位の「かかりつけ」薬局に再編するための「患者のための薬局ビジョン」で示した薬局のあるべき姿の具体化である。

患者のための薬局ビジョンの内容

患者のための薬局ビジョンでは、患者本位の医薬分業の実現に向けて、服薬情報の一元的・継続的把握とそれに基づく薬学的管理・指導、24時間対応・在宅対応、医療機関等との連携など、かかりつけ薬剤師・薬局の今後の姿を明らかにするとともに、中長期的視野に立って、かかりつけ薬局への再編の道筋を示している。

対象となる患者が「特定」の医療機関だけの門前薬局から、より多くの「地域」医療機関の処方箋に応える「かかりつけ」薬局が進めば、当然、複数の医療機関に応じた医薬品の備蓄整備も迫られてくるはずである。かかりつけ薬局化で使用医薬品の種類が増えてくると、1剤当たりの患者数は減少する傾向にあり、在庫管理はよりいっそうの効率化が求められることになる。

医薬品備蓄など薬局の経営問題について

直近の薬価収載医薬品は、内用薬で約1万、注射薬は約4000、外用薬は約2400品目ある。すべてが院外処方に該当しない注射剤を除いても1万2000以上の医薬品が処方箋により調剤される可能性がある。現行の基本調剤加算の算定要件は、備蓄医薬品は1200品目だが、「面分業」で有名な長野県上田市の上田薬剤師会会員薬局の平均的な備蓄医薬品数は約1800品目と聞いている。

備蓄医薬品数が増加する要因

薬局の備蓄医薬品数が増加する要因は下記①～④のように多々ある。
①備蓄すべき医薬品の種類が多いことに加えて、多くの医療機関で行われている規格の絞込み（5mg、10mg、15mgの規格があっても採用薬は10mgのみのケース）が困難である
②病院で後発医薬品を採用した場合は先発医薬品の採用を取り消すことがあるが、薬局はこれができない。つまり先発医薬品と後発医薬品の両方の備蓄が必要である
③配合剤の増加（表3参照）等による、単剤の組み合わせ処方と配合剤で処方されるケースの双方に対応した備蓄が必要である
④後発医薬品の銘柄指定処方箋の存在など

薬価改定の薬局経営への影響

また、薬価改定が実施された場合の影響も見逃せない。多くの備蓄医薬品の価値が

一夜にして下落する薬価の引き下げは、薬価変更時の在庫確保のみならず、薬局経営にも大きな影響を及ぼしている。

地域版フォーミュラリーをどうつくるか

地域版フォーミュラリーの必要性

ここまで述べてきた状況から、地域版フォーミュラリー作成の必要性も高まっていると思われる。この場合の地域は、概ね行政単位を考えたいが、その範囲は人口密度や医療機関の集積度にもよって異なるため、地域事情によることになるだろう。大きな行政単位では参加する関係者の数も多く、調整の困難さは容易に想像できる。したがって、当初は中核病院などで院内のフォーミュラリーを作成し、それを地域に公開するという形をとってもよいだろう。この方法であれば、病診連携等で当該病院

表1 高血圧治療ガイドライン2014より

合併症を有さない高血圧に対しては、Ca拮抗薬、ACE阻害薬、ARB、利尿薬の4種類の薬剤のいずれかを第一選択薬とする
β遮断薬は心合併症や交感神経優位型の若年者高血圧に、α遮断薬は早朝の高血圧に、アルドステロン拮抗薬は心合併症や低レニン性高血圧に対して有効性が期待される
高血圧の降圧目標は140/90 mm Hg未満とする。ただしフレイルの高齢者はより慎重に、逆にハイリスク例には、より厳格な降圧を試みる
降圧目標を達成するためには、第一選択薬のうちから2〜3剤を併用することが多い。ACE阻害薬とARBは原則併用しない

表2 主な降圧薬

主な降圧薬		一般名
カルシウム拮抗薬		アムロジピン、ニカルジピン、ニルバジピン、シルニジピン、ニフェジピンなど
アンジオテンシン変換酵素(ACE)阻害薬		カプトプリル、エナラプリルマレイン酸塩、リシノプリル水和物、デモカプリル塩酸塩、など
アンジオテンシンⅡ変換酵素阻害薬(ARB)		ロサルタン、カンデサルタンシレキセチル、テルミサルタン、バルサルタン、オルメサルタンメドキソミル、イルベサルタン、アジルサルタン
利尿薬	サイアザイド系薬	ヒドロクロロチアジド、トリクロルメチアジドなど
	ループ利尿薬	フロセミド、ブメタニド、アゾセミド、トラセミドなど
	K保持性利尿薬	スピロノラクトン、エプレノン、トリアムテレン
β遮断薬(α・β遮断薬含む)		アテノロール、ビソプロロールフマル酸、メトプロロール酒石酸塩、カルベジロール、など
α遮断薬		ウラピジル、ドキサゾシンメシル酸塩など
レニン阻害薬		アリスキレンフマル酸塩

表3　降圧薬の配合剤一覧

配合剤名		ARB	利尿剤	Ca拮抗薬	アトルバスタチン
エカード	LD	カンデサルタン4	ヒドロクロロチアジド6.25		
	HD	カンデサルタン8	ヒドロクロロチアジド6.25		
コディオ	MD	バルサルタン80	ヒドロクロロチアジド6.25		
	EX	バルサルタン80	ヒドロクロロチアジド12.5		
プレミネント	LD	ロサルタン50	ヒドロクロロチアジド12.5		
	HD	ロサルタン100	ヒドロクロロチアジド12.5		
ミコンビ	AP	テルミサルタン40	ヒドロクロロチアジド12.5		
	BP	テルミサルタン80	ヒドロクロロチアジド12.5		
イルトラ	LD	イルベサルタン100	トリクロロメチアジド1		
	HD	イルベサルタン200	トリクロロメチアジド1		
ミカトリオ		テルミサルタン80	ヒドロクロロチアジド12.5	アムロジピン5	
ミカムロ	AP	テルミサルタン40		アムロジピン5	
	BP	テルミサルタン80		アムロジピン5	
ユニシア	LD	カンデサルタン8		アムロジピン2.5	
	HD	カンデサルタン8		アムロジピン5	
レザルタス	LD	オルメサルタン10		アゼルニジピン8	
	HD	オルメサルタン20		アゼルニジピン16	
アイミクス	LD	イルベサルタン100		アムロジピン5	
	HD	イルベサルタン100		アムロジピン10	
アテディオ		バルサルタン80		ジルニジピン10	
エクスフォージ		バルサルタン80		アムロジピン5	
ザクラス	LD	アジルサルタン20		アムロジピン2.5	
	HD	アジルサルタン20		アムロジピン5	
カデュエット	1番			アムロジピン2.5	アトルバスタチン5
	2番			アムロジピン2.5	アトルバスタチン10
	3番			アムロジピン5	アトルバスタチン5
	4番			アムロジピン5	アトルバスタチン10

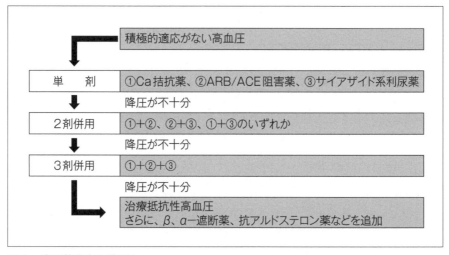

図1　降圧薬治療の進め方

表4 ARB製剤一覧

	製品名	ニューロタン	ディオバン	ブロプレス	ミカルディス	オルメテック	イルベタン／アバプロ	アジルバ
	一般名	ロサルタン	バルサルタン	カンデサルタン	テルミサルタン	オルメサルタン	イルベサルタン	アジルサルタン
禁忌	過敏症	○	○	○	○	○	○	○
	妊婦	○	○	○	○	○	○	○
	重篤な肝障害	○			○			
	胆汁分泌のきわめて悪い患者				○			
	アリスキレン投与中の糖尿病患者	○		○	○	○		○
食事の影響	あり	吸収速度・吸収量の低下			Tmax遅延、Cmax, AUCの低下			Cmax, AUCの低下
	なし						AUCの低下 16%	
高齢者	あり	Cmax、AUC 非高齢者の2倍	AUCと消失半減期で有意差あり			反復投与でAUCは非高齢者の2倍	AUC65%の上昇	
	なし				AUCに有意差なし			安全性、効果に差はない
	販売会社	万有	ノバルティス	武田	アステラス	三共・興和	塩野義／大日本	武田
適応症	高血圧	○	○	○	○	○	○	○
	腎実質性高血圧症			○				
	慢性心不全			○				
	糖尿病性腎症	○						
	販売用量	25mg 50mg	20mg 40mg 80mg 160mg	2mg 4mg 8mg 12mg	20mg 40mg 80mg	5mg 10mg 20mg 40mg	50mg 100mg	10mg 20mg 40mg
腎機能障害	あり	Scr高値はCmax, AUC上昇						Cmax、AUC上昇
	なし		○	○		○		
肝機能障害	あり	血漿濃度の上昇	血中濃度の上昇		AUCの上昇	Cmax、AUC上昇		Cmax、AUC上昇
	なし			○	○		○	
	承認用量	25-100	40-160	4-12	20-80	5-40	50-200	20-40
	肝排泄(%)	58	86	60	100	77	55	53
	腎排泄(%)	35	13	33	−	13	20	30
	薬剤タイプ	プロドラッグ	アクティブドラッグ	プロドラッグ	アクティブドラッグ	プロドラッグ	アクティブドラッグ	プロドラッグ
	生物学的利用率(%)	33	39	34.3〜55.6	43	25.6	61〜81	75
	蛋白結合率(%)	98.7	93〜95.9	99.5	99.5	99.6	96.6	98.9
	$T_{1/2}$	2〜4	3.7〜5.7	8.9〜9.5	20.3〜24.0	8.7〜10.6	10.1〜15.2	13.2
	Tmax (h)	1.35〜2.22	3	5.0〜8.0	4.6	2.2	1.6	1.8
	Cmax (ng/ml)	268〜716	2830	55.1	78.5	481	1084〜2008	2020

(岩月作成)

の採用薬が周辺の診療所にも広がっていくことが期待できるだろう。

中学校区単位でつくる医薬品リスト

または、より現実的な対応として、中学校区などの単位で地域医薬品リストを作成することを考えてみるのも1つの方法であろう。処方箋発行医療機関の採用薬は、近隣の薬局の備蓄医薬品で判明する。各薬局が備蓄医薬品のリストを公開すれば、地域での使用医薬品リストが作成できる。院内投薬の医療機関にも参加を募れば、そのリストは地域における医薬品リストの第一歩となろう。その上で、使用頻度を勘案しながら、有効性や安全性、経済性を考慮した「地域医薬品集」の策定が視野に入ることになろう。

地域版フォーミュラリーは後発医薬品使用促進にも

その際に、一度にすべての医薬品に手をつけるのではなく、汎用される医薬品を薬効や類似薬理効果によって医薬品群を設定し、その医薬品ごとに、学会等の治療ガイドラインをもとに、病院の医師・薬剤師、診療所医師、薬局薬剤師が話し合いの場を持ち、1つずつ地域採用医薬品を絞り込んでいくことが現実的だと思われる(表1、表2、図1参照)。

薬の適正使用に関与する必要性

そのためには、薬剤師は薬剤の特性を踏まえた適切な薬剤選択(たとえばARB製剤の選択、表4参照)、適正使用のための情報収集や提供に積極的に関与する必要があろう。また製薬会社からの情報だけに頼るのではなく、都道府県単位で大学薬学部や薬科大学の協力を仰ぎながら、海外の文献等も含めて、自分たちで必要な情報を収集し、どういった薬を選択するのかを医師に提言できるように能力開発をしていかなければならない。

地域版フォーミュラリーの医薬品選択では、経済性の観点からの医薬品選択も行われるため、今後薬価収載される後発医薬品の使用促進にも多いに役立つはずである。

英国における
フォーミュラリーの現状

Epsom and St Helier University Hospitals NHS Trust, Senior Clinical Pharmacist
國分 麻衣子

薬剤に焦点を当てた英国国営医療のしくみ

　英国の医療は、保健省の直属機関である通称NHS（National Health Service：国営医療サービス）が統率している（写真1）。国民負担は原則無料である。しかし、まれに有料のものがあり、自宅で服用する処方薬がその一つである。それでも大部分の者が支払いを免除されている。入院中の薬や退院の時の薬は無料である。この国営医療サービスのほとんどは税金で賄われている。よって、限られた医療予算の中での薬剤費の抑制は、国民からの関心も高く、国家全体で総力を挙げて行いやすい環境になっている。

　薬剤の適正使用と経済効率を盛り込んだ各医療機関のフォーミュラリーは、医療従事者が合理的な処方を行う指標として欠かせない存在である。薬剤に焦点を当てた英国の医療のしくみの概要を図1に示す。

英国民はまず家庭医を受診

　1次医療（プライマリー・ケア）の要は、国民が各自で登録するかかりつけの家庭医（General Practitioner：通称GP）である。英国民は健康上で何かあれば、まずは家庭医のところへ行く。症状が家庭医の範囲外であれば、家庭医がその地域内の2次医療（セカンダリー・ケア）の病院へ紹介するシステムになっている。患者が最初から直接、病院へ行くことはできない。

　国の薬剤予算は2つに大別される。英国保健省からNHSを経て1次医療、すなわち家庭医を総括する「地域医療診療委託グループ（Clinical Commissioning Group：通称CCG）」という団体に分配されるものと、NHSそのものへ直接分配されるものである。CCGは主に家庭医が処方する薬剤予算を、NHSは2次医療の病院内の薬剤予算を受け持っている。NHSは特定の高額薬剤に対する使用の許可とその支払いも統括している。

　患者が入院した場合、家庭医により処方され自宅で服用していた薬は必要とあれば

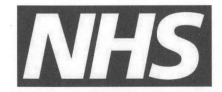

写真1　NHS（英国国営医療サービス）のロゴ

病院で継続される。その中の薬が病院のフォーミュラリーに収載されていない場合は、原則としてその病院の予算から新規購入しなければならない。また逆に、病院で開始された薬は、患者の退院後は家庭医の財源により引き続き継続される。よって、家庭医と病院が互いの薬剤支出を抑制すべく、効率的なフォーミュラリーの策定とその収載薬剤の使用について密に協力し合う関係になっているのである。

一般名処方が国全体に浸透

薬の処方は一般名処方が国全体で浸透している。国営病院内では、特許がまだ切れていない新薬や、薬効上などから銘柄名指定で処方しなければならない薬以外は、すべからく後発医薬品を使用する規定になっている。ちなみに英国には、日本のような「後発医薬品名」は存在しない。

英国ではどれだけ薬を処方しても医師の報酬に反映されるわけではない。むしろ逆で、薬剤によっては、処方医師の予算からの支出になったり、使用に当たり、様々な書類提出を要するなど煩雑さが加わる。自ずと、昔からエビデンスが確立されている廉価な後発医薬品で行う治療のほうが、医師の負担も、国全体の薬剤費も軽減できる医療システムになっているのである。

英国の医療ガイドラインと薬剤選択指針

英国のフォーミュラリーを説明する上で、NICE（National Institute for Health and Care Excellence）を欠かすことはできない。NICEは1999年に設立された、英国内での

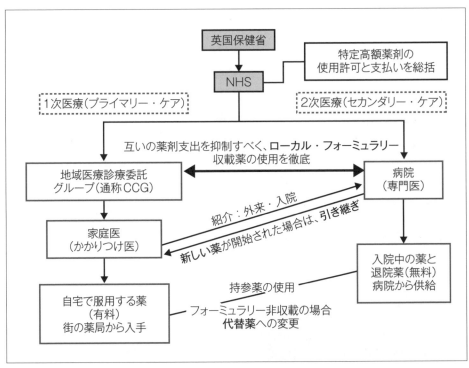

図1　薬剤に焦点を当てた英国の医療のしくみ

医療サービスの標準を策定するシンクタンクである(写真2)。政府独立機構で、国の医療に関わる実に様々な指針を刊行している[1]。薬剤師の業務に直接関わるものは主に「臨床ガイドライン(Clinical Guideline：通称CG)」と、薬剤に関する「技術評価ガイダンス(Technology Appraisal Guidance：通称TA)」である[1]。

薬剤に関するTAは各薬剤の臨床効果の他、質調整生存年(QALY)などの経済評価を考慮して作成される。この技術評価で推奨された薬は、ガイダンス正式発表後90日以内に英国内の各医療機関のフォーミュラリー(ローカル・フォーミュラリー)に収載し、患者へ使用できるようにしなければならない法的義務がある。いわゆる政府のお墨付き薬という位置付けとなる。言い換えれば、英国ではとくに高価な新薬の場合、NICE非推奨の薬はほぼ使用できない状況になっている。

英国では国家フォーミュラリーが存在している

英国では国家全体のフォーミュラリーが古くから存在していた。「British National Formulary：通称BNF」と呼ばれるもので、英国軍事医薬品集を起源とし、1940年代から今日まで脈々と刊行されている(写真3)。英国医師会と王立薬学協会の共同出版であるが、実際は、王立薬学協会内の出版社に属する薬剤師により編纂されている。定期的に開催される英国医師会との合同フォーミュラリー委員会により承認され、改定が行われている。

頻用されるBNF

BNFには、製薬企業がEU圏内の販売認可を得る際に提出する添付文書、NICEの臨床ガイドライン(CG)や技術評価ガイダンス(TA)、英国保健省からの薬事法規や英国医薬品規制庁からの薬剤安全情報、王立薬学協会からの通達事項、世界中の教科書や参考文献、論文などを参照した上での薬学総論といった様々な内容が要約されている。またエビデンスがなく、国として処方を推奨せず、薬局が調剤しても払い戻しの対象にならない薬や、特定の高額薬剤に対する英国内での使用規制や支払い情報なども明記されている。

BNFは、英国の薬剤師であれば、1日に最低1度は必ず参照するといっても過言ではないほど頻用されている国家フォーミュラリーである。しかし、英国内の医療従事者がBNFに収載されている全ての薬を自由に処方できるわけではない。各医療機関・

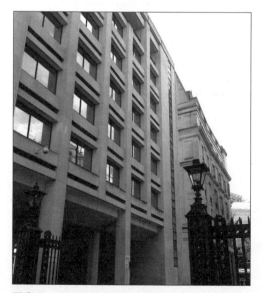

写真2　NICEのロンドン・オフィス

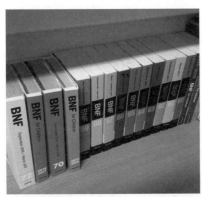
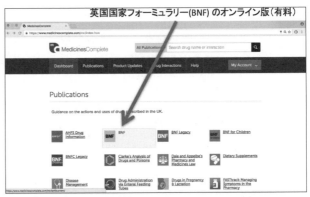
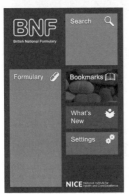
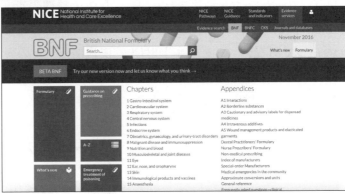

写真3　歴代の BNF 書籍コレクション（左上）、BNF のオンライン版（右上）、携帯の BNF アプリ（左下）、NHS 仕様の BNF（右下）

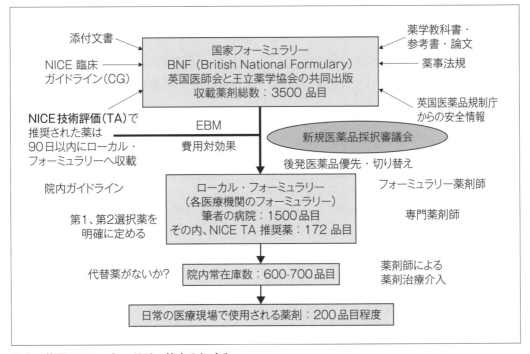

図2　英国のフォーミュラリー策定のしくみ

地域ごとに策定される「ローカル・フォーミュラリー」が薬剤を限定採択し、使用を規制しているからである(図2)。

ローカル・フォーミュラリーの歴史について

英国の各医療機関・地域ごとのフォーミュラリー（以下、ローカル・フォーミュラリー）の歴史は1980年代に遡る。英国の医療シンクタンクの一つであるナッフィールド財団が、薬剤師による医薬品情報の提供の重要性を訴える中、その手段として一番効果的であるとされたローカル・フォーミュラリーの作成に注目したのである。

当初は各医療機関で使用されている薬剤のリストにとどまっていた。しかし、1990年代よりエビデンス・ベースド・メディシン（EBM）が提唱され、NICEの設立も追い風となり、費用対効果のある薬剤の採択に拍車がかかった。さらにはNICEが、2012年に「ローカル・フォーミュラリーの策定と改定に関するガイドライン（Developing and updating local formularies)」を発行した[1]。これにより、2013年4月以降、英国内の全医療機関が、それぞれの地域や医療サービスに適したローカル・フォーミュラリーを作成することが義務づけられた(表1)。

ローカル・フォーミュラリーは、公平で明瞭な医療を提供する目的で、公に開示することとされている[1]。よって、英国内の国営医療機関のウェブサイトを検索すれば、医療関係者のみならず、一般国民もどの医療機関で、どの薬剤がフォーミュラリーに採択されているのかを一目瞭然で知ることができる(写真4)。

フォーミュラリーで使用薬剤を限定

ちなみに、現在、英国で認可されている薬剤、すなわちBNFに収載されているものは約3500品目である[2]。一方、筆者の勤務先の病院（ロンドン南西部に所在する地域に根ざした大学病院：約900床・年間患者総数88万人）で、院内フォーミュラリーに採択されている薬剤は1500品目ほどである[3]。この内、NICE推奨薬が172品目含まれる。

表1 ローカル・フォーミュラリーの目的

1.	エビデンス・ベースド・メディシン (EBM)
2.	費用対効果のある薬剤の採択
3.	患者への安全性と薬害発現の低下
4.	各地域の住民・患者の特徴、各病院の専門に即した薬剤の採択
5.	地域の住民への公平な医療の提供
6.	1次・2次医療間での、薬剤供給の取り決め
7.	薬剤費給付機構との協働
8.	各医療機関内での薬剤費の管理
9.	処方に関する標準指針の提示

NICE (2015) Developing and updating local formularies より抜粋[1]

2.5.5 Drugs affecting the renin-angiotensin system
MHRA Drug safety update ACE inhibitors and angiotensin-II receptor antagonists: recommendations on use during breastfeeding (May 2009)
SLCSN Initiation and Titration of Angiotensin II Receptor Antagonists (ARB's) in adults with left ventricular systolic dysfunction- (Dec 2010)
SLCSN Initiation and Titration of Angiotensin-converting enzyme inhibitors in adults with left ventricular systolic dysfunction- (Dec 2010)

2.5.5.1 Angiotensin-converting enzyme inhibitors (ACE-Inhibitors)

Captopril		
Captopril oral solution		
Lisinopril		
Ramipril	1st line post myocardial infarction	

2.5.5.2 Angiotensin-II receptor antagonists *(for patients intolerant of ACE inhibitors)*

Candesartan		
Irbesartan	Diabetic and Renal patients only	
Losartan	1st line	
Sacubitril Valsartan *Entresto®*	Use in accordance with Trust guidelines and NICE guidance for treating symptomatic chronic heart failure with reduced ejection fraction (April 2016)	NICE technology appraisal 388 For newly initiated patients please complete the Sacubitril Valsartan initiation forms

2.6 NITRATES, CALCIUM-CHANNEL BLOCKERS, AND OTHER ANTIANGINAL DRUGS

2.6.1 Nitrates

Glyceryl trinitrate		
Glyceryl trinitrate spray	Electrocardiogram, theatres and discharge only	
Isosorbide mononitrate		
Isosorbide mononitrate MR 'Elantan LA'®		

2.6.2 Calcium-channel blockers

Amlodipine		
Diltiazem MR 60mg, 'Adizem'® SR and XL, and 'Tildiem'® Retard and LA		Prescribe by brand name
Nifedipine capsules, 'Adalat'®, 'Nifedipress MR'® tablets	Twice daily administration	
Nifedipine tablets, 'Adalat LA'®	Once daily administration	
Nimodipine	Treatment of subarachnoid haemorrhage	
Verapamil, verapamil MR		

2.6.3 Other antianginal drugs

Ivabradine	Consultant Cardiologists only, for patients intolerant/contraindicated to β-blockers, diltiazem, nitrates and nicorandil and for use in accordance with NICE guidance for the treatment of chronic heart failure (Nov 2012)	NICE technology appraisal 267 Prescribing ivabradine in chronic heart failure NHS Surrey shared care - heart failure NHS Surrey shared care - angina MHRA Drug safety update Ivabradine: emerging clinical trial evidence of increased

写真4　筆者の病院のウェブサイト上のフォーミュラリー（上）と、院内フォーミュラリーの実物例（下）

実際に薬局内に常時在庫しているのは600品目程度であり、院内ガイドラインで定められた、各疾患に対する第1・第2選択薬などの使用を徹底すると、日々使用されている薬剤は200品目にも満たない。英国の医療現場で使用されている薬剤が、フォーミュラリーにより、いかに品目数として少なく限定されているかがお分かりいただけると思う（図2）。

「フォーミュラリー薬剤師」が急増している

昨今のローカル・フォーミュラリー整備の流れを受け、現在、英国では、「フォーミュラリー薬剤師」の求人が急増している。元来、フォーミュラリーへの薬剤採択に関する業務は、病院内であれば医薬品情報室が、家庭医であればその統括機構の地域医療診療委託グループ（CCG）勤務の薬剤師が行っていた（図1）。しかし、近年、その業務の増大から、フォーミュラリー薬剤師は独立した業種となりつつある。

フォーミュラリー薬剤師の業務

フォーミュラリー薬剤師の主な業務は、医師などから新規に購入が申請された薬剤のエビデンスを分析し、自身の医療機関内での経済効果を計ることである。そして、職場内で定期的に開催される新規医薬品採択審議会に臨む。よって、フォーミュラリー薬剤師は臨床現場での十分な経験を持ち、医学・薬学論文の徹底検索や批判的吟味ができ、かつ、理想的には医療経済学などの学位もある薬剤師が任命されやすい傾向にある。日常業務では、臨床現場でよく起こる、フォーミュラリー非収載の薬にどう対処するかの具体的なアドバイス、そしてグレーゾーンの使用についての最終決定権も持っている。

フォーミュラリーに採択された薬剤が新薬である場合は、NICEの技術評価ガイダンスと併せてその使用調査も行う。特定の高額薬剤のNHS宛への使用・給付申し込み手続きの窓口役でもある。

ローカル・フォーミュラリーへの採択をめぐる要素

NICE推奨薬について

NICEの技術評価ガイダンスで推奨された薬は、義務的に90日以内にローカル・フォーミュラリーに収載されると先に述べた。ただし、その薬剤が実際の医療現場で即処方開始になるかといえば、一概にそうではない。たとえば、直接経口抗凝固薬（DOAC）は2009年よりNICE技術評価ガイダンスが発表されているが、英国ではそれから7年以上経った現在、やっと「日常的に」処方され出したという観を受ける。実際の医療現場では、ワーファリンのほうがまだ第1選択薬なのである。

DOACに関しては、現在、病院のみで開始可能な薬剤に指定されている。その後、治療を引き継ぐ家庭医との連携や安全性、予算確保の目的で、各医療機関が独自の使用調査（オーディット）を行っているところもある。使用開始時に用意する書類提出の煩雑からも、いまだに処方を留まる医師が少なくない。

フォーミュラリー収載申請について

　NICE の技術評価が行われていない薬を新規に購入することを希望する場合は、その薬を専門として扱うことになる医局部長のみ、フォーミュラリー収載申請願いを提出できる。申請書提出後は前述の通り、フォーミュラリー薬剤師が、エビデンスに基づいた薬効吟味と各医療機関内での費用対効果の評価を行う。そして新規医薬品採択審議会により、そのメンバー（表2）が、フォーミュラリー収載における利害を多角的な面から協議し、採択か否かが決定される。

　晴れて採択された薬剤は、1人当たりの患者に1年間の治療にかかる総額を計算し、その額に合わせて、どこから財源を得るかの検討に当たる。そして、それが確定した後、ようやく購入の運びになる。新規フォーミュラリー収載申請から実際の薬剤の購入開始までは、通常平均6ヵ月は要する。原則的に、「高額」、「同薬理作用・同効果の薬剤がすでにフォーミュラリーに収載されている」、「薬剤不要の治療法が他にある」といった薬剤は収載することは難しい。

　ちなみに、各医療機関による新規医薬品採択審議会の議事内容は、一般人にも公開することが奨励されている。筆者の病院では、公式ウェブサイトで議事録が閲覧できるようになっている（表3）。

同効薬・同薬理作用の中での選択

　新しい作用機序の薬剤が発売され、フォーミュラリーに収載される際には、大抵の場合、一番最初に英国内で上市されたもの、もしくは最廉価か、患者の病態などにより用量を調節しなくてよいものなどが優先的に採用される傾向にある。筆者の病院のフォーミュラリー収載薬剤と採択基準となった理由、実際の使用状況などの数例を表4に挙げる。

表2　筆者の病院の新規医薬品採択審議会の人員構成

常任	必要に応じて参加
議長医師（1年交代で選出されている）	フォーミュラリー収載を申請している医師
議長薬剤師（通常、薬局長）	医師（議長医師の考えが偏ったものとならないように、毎回、病院内の医師が2-3名、無作為に選出・召集される）
フォーミュラリー薬剤師	申請されている薬剤が、特に専門的なものであれば、その分野の専門薬剤師
病院周辺の1次医療（プライマリー・ケア）を代表するフォーミュラリー薬剤師	ローテーションで医薬品情報室勤務をしている若手薬剤師や、仮登録薬剤師など。研修の一環として傍聴。

表3　筆者の病院で一般国民へ公開している薬局出版物

院内フォーミュラリー（ローカル・フォーミュラリー）
NICE 技術評価 で新たに推奨された薬が、ガイダンス正式発表後、実際に何日目で、院内で使用可能になっているかの統計調査（90日以内にローカル・フォーミュラリーに収載しなければならないという法令遵守のため）
新規医薬品採択審議会の議事録

※実際の出版物は、ウェブサイト www.epsom-sthelier.nhs.uk の Corporate Publications より、閲覧可

表4 筆者の病院のフォーミュラリー採択薬剤と実際の使用状況の例

作用機序・クラス	フォーミュラリー採用薬	実際の使用状況
プロトンポンプ阻害薬	オメプラゾール ランソプラゾール エソメプラゾール	最廉価のオメプラゾールが第1選択薬。クロピドグレルを使用している患者のみに、第2選択薬としてランソプラゾールを使用。注射薬はオメプラゾールのみ。エソメプラゾールは、殆ど使用されていない。
H_2受容体拮抗薬	シメチジン ラニチジン	両剤とも、英国の製薬会社が開発し、特許を有していた歴史的な薬であるため。 ただし、シメチジンの薬物相互作用の多さから、現在、実際に在庫・使用しているのは、ラニチジンのみ。
ビスフォスフォネート系薬	アレンドロン酸 (週1回経口製剤)	99%の処方を占める。他剤もフォーミュラリーに収載されているが、ほぼ全く処方されていない。
NSAIDs鎮痛消炎外用薬	イブプロフェン・ジェル	2015年に、院内で大々的な見直しを行い、英国内で銘柄薬のみの製造になっているジクロフェナク・ジェルをフォーミュラリーから外し、廉価後発医薬品が入手できるイブプロフェン・ジェル1剤のみに限定した。ちなみに英国ではNSAID湿布剤は皆無である。
アセチルコリンエステラーゼ阻害薬	ドネペジル ガランタミン リバスチグミン	ドネペジルが第1選択薬。英国内初の発売で最廉価、かつ、1日1回の投与製剤であるため、NICEで奨励された。他のアセチルコリンエステラーゼ阻害薬の製薬会社は、事実上、経口投与不可の場合の製剤（パッチ・液剤など）で販売促進する路線変更となった。
アンジオテンシンⅡ受容体拮抗薬	ロサルタン カンデサルタン イルベサルタン	英国では、アンジオテンシンⅡ受容体拮抗薬（ARB）はあまり使用されていない。NICE高血圧ガイドライン（2011年）で、ARBは、ACE阻害薬をまず使用した後、咳などの副作用で著しく生活の質が妨げられる者のみに使用すると制限しているからである。2011年当時、英国内で唯一ARBの後発医薬品として発売されていたのがロサルタンであったため、第1選択薬になった。ただし、その後、英国内では次々とARBの特許が切れ、すべて廉価の後発医薬品が入手できるようになった。よって現在、この制限はそれほど厳しくなくなってきている。
スルフォニル尿素薬	グリクラジド グリベンクラミド トルブタミド	グリクラジドが最廉価の後発医薬品のため第1選択薬。他の2剤は明らかに「時代遅れ」の薬という感もあり、常在庫していない。
DPP4阻害薬	シタグリプチン リナグリプチン サキサグリプチン	シタグリプチンが先行品であったが、後に、腎機能に左右されないリナグリプチンが販売されたため、この2剤が頻用されている。サキサグリプチンは全く使用されていないため、現在、フォーミュラリーから外すことを検討中。ちなみに、英国では、SGLT2阻害薬は2013年からNICE奨励薬となっているが、現時点では、皆無といっていいほど使用されていない。

フォーミュラリー収載の理由について

これまでの説明で、フォーミュラリーへの薬剤採択に当たってはその薬剤の価格が大いに影響することがお判りいただけたと思う。しかし、それだけが収載の理由になるわけではない。

たとえば、英国の家庭医の多くは睡眠薬といえばベンゾジアゼピン系(BZ系)のテマゼパム(日本未発売)を第1選択薬として処方している。睡眠薬の中では最廉価で、古くから使用されている後発医薬品だからだ。しかし、この薬は乱用が問題視され、数年前より「麻薬」区分のグレードが上がり、処方箋の書き方なども煩雑になった。そのため英国内の精神系専門病院の多くが、自宅でテマゼパムを常用している患者に対しても、入院中は自動的に非BZ系の最廉価薬であるゾルピデムに変換するというガイドラインを打ち出し、それに連動しフォーミュラリー収載薬も変更した。テマゼパムより高価であるが、麻薬管理や処方の煩雑さなどを考慮すると、ゾルピデムのほうがより安全で経済効率がよいと判断されたからである。

また英国では、NICEで推奨されていることもあり[1]、インスリンは市場でも比較的新しい製剤の一つであるグラルギンを使用している患者がほとんどである。他のインスリン製剤よりはるかに高価であるが、1日1回の使用でよいため、その分、患者への訪問看護などにかかる時間と費用を短縮でき、国全体の医療費を削減できることから多用されているのである。

ローカル・フォーミュラリーの特例

先に新規薬剤のローカル・フォーミュラリー収載までには平均6ヵ月かかると述べた。しかし、フォーミュラリー非収載薬を、ごくわずかな人数の患者に使用する場合や、フォーミュラリー記載の適応外で使用する場合は、特例として使用が許可され、薬剤も即購入できることがある。処方医師が、各医療機関で用意されている「一時購入・使用申請書(one-off drug request form)」をフォーミュラリー薬剤師宛に提出することにより、1〜2日程度の薬局内の審査のみで購入・使用が許可されるのである。

この一時購入・使用申請書の使用状況を、全国のフォーミュラリー薬剤師が調査・分析し、非認可ではあるものの、英国全土での標準治療薬となった例もいくつかある。この代表例は、オフロキサシンの点眼薬を点耳薬として使用するというものである。英国では点耳薬は高価なものが多く、種類に乏しく、しかも問屋からの欠品が多い。そのため点眼薬として流通されている製剤を耳に使用するのが、費用対効果がよいとされているのである。元々は各医療機関のローカル・フォーミュラリーに収載されていたが、逆に国家フォーミュラリーに記載されるまでに至ったのである。

ちなみに英国の国営病院薬局では、医薬品情報室のイントラネットの一部として、全国の薬剤師がそれぞれのフォーミュラリー薬採択の最新状況や、そのエビデンス収集などについての質問を共有できるチャット・サイトが設けられている。おのずと、ローカル・フォーミュラリー薬採択に関する、国全体の傾向とコンセンサスが

取れるような環境が整っているといえる。

収載却下になった薬剤・適用について

　新規医薬品採択審議会で、過去にフォーミュラリー収載が却下になったものや、前述の「一時購入・使用申請書」などで購入した薬剤は、各医療機関で定期的に見直されている。そして新たなエビデンスが得られた際や、薬価が下がってきた時点で、フォーミュラリーに収載したり、適応を拡大するというケースもある。それの昨今の代表的な例は肝性脳症治療薬のリファキシミンである。英国では2013年に認可され、国家フォーミュラリーにも収載されていたが、確固としたエビデンスに裏打ちできていなかった頃は、英国内の病院でフォーミュラリーに収載しているところとしていないところが半々であった。筆者の病院でも、過去にフォーミュラリー収載を却下した薬であった。却下後は、上記の「一時購入・使用申請書」で処方されているのを経過観察していたのである。しかし、2015年にNICEが技術評価ガイダンスを発表して推奨薬となり、全国の病院で一斉にフォーミュラリー収載となった最たる例である。

フォーミュラリーの使用を徹底する手段

NICEオーディットについて

　NICE推奨の新薬や臨床ガイドラインに則った薬剤に関しては、その適正使用を促す目的で個々の医療機関内で監査（オーディット）を行うことが奨励されている。オーディットの書式はNICEで定められており、全国標準の評価が行えるシステムとなっている。この監査業務は、英国の仮登録薬剤師や新人薬剤師の研修カリキュラムの内の一つのプロジェクト課題としてもよく利用されている。

フォーミュラリー非収載薬使用の調査

　筆者の病院薬局では、どのようなフォーミュラリー非収載薬がどのような理由で、どれだけ購入・使用されているかという調査を常時行っている。年間を通して、外来・入院薬として供給した薬剤のうち、フォーミュラリー非収載薬の品目数を占める割合が、本来のフォーミュラリー収載薬の10％以下であれば許容範囲としている。

　薬剤師がフォーミュラリー非収載薬を患者へオーダーする際には、必ず表5に示す理由を明記しなければならない。調剤ラベルを作成するコンピュータに薬品名を入力すると、フォーミュラリー非収載の薬の場合、警告が出て、その理由を入力する画面に変わる。その操作により統計を取っているのである。

　また英国の薬剤師は、どれだけ患者に対し「薬剤治療介入（intervention）できたか」ということがその職務意義として常に厳しく問われている。日常業務の中で出くわしたフォーミュラリー非収載薬を、どのように、

表5　フォーミュラリー非収載薬使用理由

1.	患者が、すでに服用・使用しており、代替できる薬剤がない
2.	市場の新薬で、代替できる薬剤がない
3.	医師（処方者）が、どうしてもと主張した
4.	現在、フォーミュラリー収載審査中の薬剤である

どれだけフォーミュラリー収載薬に代替したかということは、その薬剤治療介入の格好の例であり、各薬剤師の業績として逐一査定している薬局もある。

家庭医の処方モニタリングシステム

英国内の家庭医が処方に使用するコンピュータシステムには、モニタリング機能が搭載されている。そのePACT（electronic Prescribing Analysis and Cost）と呼ばれるソフトウェアを通じ、各家庭医の処方はその統括機構である地域医療診療委託グループにより解析されている。これは、英国保健省主導の医療安全管理対策（クリニカル・ガバナンス）の一環としても行われている。ローカル・フォーミュラリーの使用の徹底は、単独で働くことが多い家庭医の、医療行為の安全性の監視としても役立っているのである。フォーミュラリーやNICEのガイドラインに明らかに従っていないと見なされた家庭医には、地域医療診療委託グループ勤務の薬剤師が戸別訪問し、警告を促すこともある。

フォーミュラリーの改定と削除について

英国の国家フォーミュラリー（BNF）の書籍版は6ヵ月ごとに更新・発売されている。ウェブ上（www.medicinescomplete.com 一般の者も有料でアクセス可）や、国営医療機関内のリソース、携帯アプリ（NHSに勤務する医療従事者限定の無料アクセス）は、1ヵ月ごとに更新されている（写真3）。それに合わせて大抵の医療機関は、ローカル・フォーミュラリーを最低6ヵ月に一度は改定している。

ローカル・フォーミュラリーでは、英国内で特許が切れた薬は即座に後発医薬品に切り替え、また、薬価の低下に合わせて、適応も拡大するのが常である。たとえば、英国では高脂血症に用いられるアトルバスタチンは、2012年の特許切れまでその使用に関してかなり厳しい規制が敷かれていた。心筋梗塞や脳卒中の再発を防止する必要のある患者以外は、第1選択薬として、後発医薬品のシンバスタチンを使用していたのである。しかし、アトルバスタチンの特許が切れた途端に各医療機関は製薬会社のいう本来の適応に拡大し、スタチンが必要な患者のほとんどにアトルバスタチンが使用されるようになった。

フォーミュラリーからの削除

またローカル・フォーミュラリーに関しては、各医療機関が定期的にどの薬剤が処方されなくなってきているかを調査している。特に同効薬の場合は、最終的に1つか2つに絞る傾向にある（表4）。特に特許が切れていない薬剤を見直し、同効・同作用機序の後発医薬品に切り替えられないかと考察しているのである。このフォーミュラリーからの削除にも、最新のエビデンスと各医療機関の経済効率を照らし合わせたドラッグ・レビューが必要になるが、最近、筆者の病院ではNSAID系鎮痛・消炎外用薬を、英国内では銘柄製品のみの販売になっているジクロフェナク・ジェルをフォーミュラリーから外し、廉価の後発医薬品が入手できるイブプロフェン・ジェル1剤のみに

限定した。

ただしフォーミュラリーからの削除は、現実では、かなり効率の悪い作業になる。フォーミュラリー薬剤師が多忙の医療機関などは、いったん収載された薬剤の削除よりは、高価な新薬のフォーミュラリー収載をいかに控えるかを優先する傾向にある。ちなみに筆者の病院では、現在、新たにフォーミュラリーに収載される薬剤は、NICE奨励のものを除くと年間10品目程度である。

フォーミュラリーに関する1次医療と2次医療の連携

前述の通り、英国の医療では、「家庭医もしくは病院のどちらで、その患者の治療、ひいては薬剤費を請け負うか」ということが常に問題になる。一貫した薬剤治療を提供するためには、つまるところ、1次医療と2次医療のフォーミュラリーのすり合わせが必要とされるのである。そのため、各医療機関で行われる新規医薬品採択審議会では、常任メンバーとしてその医療機関の地域の1次医療（地域医療診療委託グループ）と2次医療（病院）の両方からのフォーミュラリー薬剤師の代表が必ず出席を求められる（表2）。

病院で開始した薬剤を、患者が退院後、いかに家庭医に処方を受け継ぎ、経過観察をしてもらうかということを定める目的で、薬剤によってはその使用に関する「1次医療・2次医療共同ガイドライン」を作成している場合も少なくない。たとえば現時点で、英国の大抵の医療機関では、直接経口抗凝固薬（DOAC）は処方開始後3ヵ月間は病院で経過観察を行う。この共同ガイドラインの中で、ここまでが病院からの財源、ここからは家庭医の財源で薬剤費を受け持つという取り決めをしているのである。

特定の高額薬剤使用に対する業務

特定の高額薬剤に対する英国内での使用申し込みとその支払いは、NHSにより総括

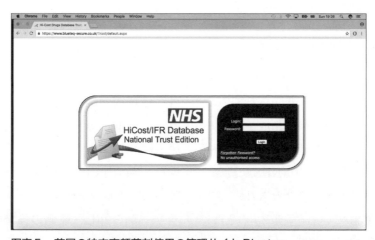

写真5　英国の特定高額薬剤使用の管理サイトBlueteq

されている。ブルーテック(Blueteq)と呼ばれるウェブサイトで管理されている（写真5）。現在、モノクローナル抗体製剤をはじめとする生物学的製剤や、抗がん剤などが適用となっている。NICE技術評価ガイダンスで推奨されていない薬は、ほぼ各医療機関のローカル・フォーミュラリーには収載されていない。NICE技術評価ガイダンスの疾病に適合する患者への高額薬剤の使用に関しては、NHSが地域医療診療委託グループへ薬剤費を給付し、病院へ治療を委託するという形を取っている。

特殊な症例と高額薬剤の使用

NICE技術評価ガイダンスに当てはまらない特殊な症例についての高額薬剤の使用に関しては、主に病院薬局が、「個人患者高額薬剤費申請(Individual Funding Request：通称IFR)」というルートでNHSへ直接給付を願い出る。フォーミュラリー薬剤師はその申請の際に、その薬剤治療に関する最新のエビデンスを収集・評価し、給付の可能性があるかを判断し、医師が用意した申請書に不備がないかを確認するなど、NHSとの交渉をする役割を果たしている。この業務に関しては、大きな大学病院などで、専門薬剤師が常勤する場合はフォーミュラリー薬剤師ではなく、各専門薬剤師（リウマチ・消化器系など）が行っている場合もある。

また、英国の高額の抗がん剤使用の特殊ケースの支払いについては、「抗がん剤基金(Cancer Drug Fund：通称CDF)」という特別な予算枠が設けられている。使用に関し非常に条件の厳しい規制が課せられており、基金の資金不足が原因でそれまで使用

可能であった薬剤も、突然打ち切りになる場合がある。英国で特定の高額薬剤を使用したくても使用できない患者が出るケースは、常に国民・製薬会社・メディアからの批判を受けている。

薬剤師が日常業務で行うフォーミュラリー達成の実践例

英国内で、病院薬剤師が日常の業務で行っているフォーミュラリー達成の実践例を紹介する。

持参薬の活用について

患者が入院し、すでに自宅で服用していた薬が、その病院内でのフォーミュラリー非収載薬だったとする。その場合は対処法が2つある。

1つ目は、患者の常用薬の使用である。英国の慢性疾患患者のほとんどは、家庭医からの「リピート(リフィル)処方サービス」というものを利用している。医師の診察を頻繁に受けることなく、常用薬を街の薬局から定期的に入手する方法である。そのような患者の場合は、たとえ持参薬を持たずに入院したとしても、家族などが家庭医に連絡し、リピート処方箋を発行してもらうことによって街の薬局から常用薬を入手、すなわち入院中に服用する薬を家庭医の財源から調達することも、時に可能なのである。

また、他院からの転院患者が特殊で高価な薬剤を使用しており、それが転院先のフォーミュラリー非収載薬である場合もある。2つ目は、転院前の処方を開始した医

師の財源により、引き続きその薬剤を供給してもらうことである。この例としては、慢性低ナトリウム血症に使用されるトルバプタン（約27000英ポンド＝約365万円/年）、抗がん剤とその副作用緩和薬などが挙げられる。

薬剤師の代替薬推奨

2つ目は、可能な限り同効薬に変更することである。英国では日本では考えられないほど、薬剤に関し問屋からの欠品や入荷の遅れが目立つ。そのため、「もしこの薬が入手不可となった場合、代替の第2選択薬として何が使えるか」ということを常に先回りして考えられることが、薬剤師の必須能力として問われる。英国のローカル・フォーミュラリー収載の薬剤品目数、並びに常時在庫品目数はかなり限定されている（図2・表4）。そのため、第2選択薬の見極め方もおのずと容易になるという利点もある。

そして英国では薬剤師にも処方権が与えられている。とくに病院では薬剤師はチーム医療の一員として働いており、3～4年程度の実務経験を積んだ者は、「処方薬剤師」免許を取得するのが普通である。大きな大学病院であればあるほど、若手の医師と同格で働く機会が多くなる。医師は診察に専念し、薬剤師はフォーミュラリーに則った薬剤の処方や変更を任せている。薬剤師から医師へのフォーミュラリーに基づいた薬剤選択の推奨や意見は、ほぼ100％取り入れられる環境が整っている。

ガイドライン整備と専門薬剤師

各医療機関では医師と薬剤師の共同で薬剤治療ガイドラインが定められている。その内容はローカル・フォーミュラリー収載薬と一致するように作成されている。たとえば抗生物質使用ガイドラインでは、それぞれの感染症に対し、第1選択薬、第2選択薬などと使用できる薬剤が明確に定められている。それ以外の抗生物質を使用しなければならない重症・特殊なケースでは、抗生物質専門薬剤師の承認が必要になる。ちなみに英国では、ほとんどの細菌感染症は経口薬の場合、いまだにアモキシシリン、クラリスロマイシン、メトロニダゾール、ドキシサイクリンなどで網羅されている。シプロフロキサシンですら抗生物質専門薬剤師の承認がないと使用できない。英国がいかに抗生物質の使用をフォーミュラリーにより制限しているかがお分かりいただけると思う。

筆者の病院のフォーミュラリー採択薬剤変更の具体例を表6に示しておく。

英国のフォーミュラリーの新しいトレンド

以上のことから、英国がいかにフォーミュラリーを策定し、その使用を徹底しているかがご理解いただけたと思う。原則は、①廉価の後発医薬品をできるだけ採択する　②高価な新薬であるほど費用対効果の評価を厳しく行い、ローカル・フォーミュラリーへの収載に慎重になり、使用調査も徹底する　③特許が切れ、後発医薬品が入手できるようになった薬はエビデンスも確立されたとみなし、規制を緩め、適応も広げる、という方法である。

近年、英国では、各医療機関間での患者医療情報の共有が進められている。薬剤師も、家庭医の個々の患者のカルテの要約や薬歴に、オンライン上でアクセスできるようになった。これらの活用により、ローカル・フォーミュラリーの一体化・簡素化は、今後さらに加速されるものと予測される。

「薬剤の最適化」というコンセプト

また、現在、英国では「Medicines Optimisation（薬剤の最適化）」という新しいコンセプトが出てきている。フォーミュラリーを遵守しながらも、いかに個々の患者の薬剤治療のニーズに対応していくかという考えである。特定の高額薬剤へのアクセス改善もその一つといえる。いずれにしても、薬剤の適正使用と経済効率を実現する

表6　筆者の病院におけるフォーミュラリー採択薬剤への変更の具体例

プロトンポンプ阻害薬	最廉価のオメプラゾールが第1選択薬。ランソプラゾールが、クロピドグレルを使用している患者のみの使用として第2選択薬に位置付けられている。咀嚼困難な患者には、逆に、ランソプラゾールの口腔崩壊錠を第1選択薬として用いる（オメプラゾールの口腔崩壊錠は、英国内では、未だに特許が切れていないため）。
経口鉄剤	硫酸鉄のみの採用。他の鉄製剤を服用していた患者には、実際の鉄含有量を計算し、硫酸鉄に換算し、薬剤師の一存で切り替えを行っている。ちなみに、徐放型鉄剤は、NHS内で奨励されておらず、支払い対象になっていない。
カルシウム＋ビタミンD_3製剤	英国内で様々な製剤が発売されているが、各医療機関のフォーミュラリーで採択されているのは、大抵1製品のみ。自動的に、ローカル・フォーミュラリー採択のものに切り替えている。
外用クリーム・軟膏	皮膚科の専門医師による処方以外は、薬剤師の一存で、フォーミュラリーに採択されている薬剤の内の　1）最も近い製剤へ、そして、2）基材の変更も可。事実上、薬局内で常時在庫しているものを調剤している。
徐放型薬剤	エビデンスの薄い徐放型薬剤をむやみに使用しない。例えば、ドキサゾシンやクエチアピンの徐放製剤は、処方されても、普通錠に変更するのが常。
バルプロ酸製剤	てんかん患者以外の適応（躁鬱病や偏頭痛）には、薬局に在庫している最廉価の製剤に切り替えを行っている。
徐放型一硝酸イソソルビド	英国内で様々な用量の薬剤が製造されているが、ローカル・フォーミュラリーで採択されているのは大抵一社の製品のみ。薬剤師の一存で、一番近い用量のフォーミュラリー採択薬剤に、自動的に切り替えている。
剤型変更のルール	原則的に、剤型の変更は、薬剤師の一存に任されている。例えば、液剤が製造されていても、高価な場合、錠剤を粉砕するよう勧める（例：レボチロキシン、プレドニゾロン）。筆者の病院のフォーミュラリーでは、プレドニゾロン溶解錠は、後発医薬品普通錠の40倍以上の価格のため、小児科以外使用不可。また、普通錠と口腔崩壊錠で、口腔崩壊錠の方が安価な場合は、自動的にそちらを供給している（例：ミルタザピン）。
過活動膀胱症候群治療薬	現在、英国の家庭医と病院間のフォーミュラリーで一番問題になっている分野。市場に出ている殆どの薬剤（ソリフェナシン・ミラベグロン・トロスピウム）が、特許が切れていないものだからである。特に病院の医師はソリフェナシンを好んで処方したがるが、この薬が、退院後に引き継ぐ家庭医の薬剤予算を圧迫しているとクレームが続いている。筆者の病院では、この家庭医からの多数の苦情を受け、ソリフェナシンは新規の患者には処方不可とし、現在すでにソリフェナシンを服用している患者にも、できるだけ、後発医薬品のオキシブチニンかトルテロジン、もしくはNICE奨励のミラベグロンに処方変更を試みるという措置が取られている。

フォーミュラリーとそれを推進する薬剤師の役割は、これからさらに期待されるものと見受けられる。

本稿を終えるに当たって

本稿を終えるに当たって以下の2点を追記しておきたい。まず本稿内容は筆者の個人的見解であり、必ずしも所属する組織の立場や意見を代表するものではない。またここに掲載された資料の一部は Epsom and St Helier University Hospitals NHS Trust, United Kingdom に著作権があり、無断での転載や複製をお断りしておく。

【参考文献】
1）NICE の全ての臨床ガイドライン(CG)・技術評価ガイダンス(TA)・全国統一の使用調査(オーディット)用紙などは www.nice.org.uk より、無料アクセス入手可
2）Joint Formulary Committee (2016) British National Formulary [BNF] 72nd Edition (September 2016 - March 2017), BMJ Group and Pharmaceutical Press
3）Medicines Management Committee (2016) Trust Formulary: Epsom and St Helier University Hospitals NHS Trust. Medicines Management Team, Pharmacy Department, Epsom and St Helier University Hospitals, NHS Trust, UK. October 2016

米国における
フォーミュラリーの現状

Department of Pharmacy Practice, South Dakota State University, Brookings, South Dakota, U.S.A
Department of Pharmacy, Avera McKennan Hospital, Sioux Falls, South Dakota, U.S.A

城戸 和彦

米国におけるフォーミュラリーの定義について

米国においてフォーミュラリーとは、「疾患の診断、予防、治療や健康増進に対して、医師をはじめとする薬剤師・他の医療従事者による臨床的な判断に必要な、継続的にアップデートされる医薬品のリストと関連情報」と定義される[1]。

フォーミュラリーには、①採用薬並びに関連する機器のリスト、②薬の使用手順書、③重要な医薬品情報、④臨床上意思決定をサポートするツール、⑤院内ガイドラインを含んでいる。最も一般的なフォーミュラリーは病院内で運用されるが、在宅、長期療養型施設、保険会社でも運用される。

本稿では病院内のフォーミュラリーについて記載する。

病院内フォーミュラリーでは薬事委員会が根幹

病院内フォーミュラリーでは薬事委員会が根幹となる。薬事委員会は薬剤師をはじめ、医師、看護師、管理者など多職種で構成される。

薬事委員会は、フォーミュラリーシステムの管理、薬に関する院内の指針・手順の管理、MUE（Medication Use Evaluation：医薬品適正使用調査）の実施、副作用モニタリングの報告、薬に関する過誤の対策、臨床ガイドラインの策定が主な業務となり、医薬品に関する院内の最高決定機関となる。そのため、利益相反マネジメントには細心の注意を払っており、薬事委員会のメンバーには必ず製薬会社との関係、医療機器会社との関係、商業的利益を公表させる。利益相反がある場合は、薬事委員会への参加禁止や特定の医薬品に関する投票を禁止させるなどの措置を取る。

薬事委員会の採用薬の審議

薬事委員会におけるフォーミュラリーシステムの管理の1つとして、採用薬の管理がある。採用薬の審議においては、必ずドラッグ・モノグラフ（Drug monograph）という新薬評価表を薬剤部が作成する。ドラッグ・モノグラフには添付文書などの公的情報だけではなく、エビデンスレベルの高い原著論文や既存の医薬品とのコスト比較を

含み、エビデンスに基づいて効果・安全性・コスト分析を徹底的に行う。その上で、薬剤部として新薬の採用を推奨するか拒否するかの意見を記載する。このように、エビデンスで議論することにより、「経験的に効果がある」という主観的な議論から、「論文の結果では」という客観的議論をすることが可能となる。新薬の採用において、その施設にとって本当に必要な医薬品のみを採用することがフォーミュラリーの第一歩となる。

本当に必要な薬のみを採用すること

本当に必要な医薬品のみを採用することで、同種同効薬の数は少なくなる。そのため、たとえば、HMG-CoA還元酵素阻害薬の中でアトルバスタチンをフォーミュラリーとして運用しており、患者がフルバスタチン20mgを持参した際には、フルバスタチン20mgはアトルバスタチン10mgと同等であるなど院内ルールを決めることで、代替薬への変更がスムーズとなる。

医薬品採用の際に、コストを考慮して後発医薬品がある場合は、後発医薬品を採用することもフォーミュラリー管理で重要である。採用の際には、質の高い後発医薬品の採用や外観や商品名の類似などに留意して安全性の担保をしなければいけない。

フォーミュラリーシステムは単なる採用薬リストではない

フォーミュラリーシステムは、医薬品のリストだけではなく関連情報を含むと定義づけられているように、医薬品を適正使用するための様々な戦略を含んでいる。たとえば、t-PAなどハイリスク医薬品は使用要件を満たさないと使用できないルールを策定すること、抗菌薬を感染症専門医による使用許可制にすること、筋弛緩薬を集中治療室や手術室など特定の場所でのみ使用可能とすることなど、各医薬品に合わせた施設内のルールもフォーミュラリーに含まれる。採用薬リストだけではない医薬品の適正使用を推進するルールが施設内で適切に運用されるように、薬剤部を主導とした薬事委員会で管理していくのである。

繰り返すが、フォーミュラリーは単なる採用薬リストではない。フォーミュラリーは薬の適正使用やコスト削減の非常に有用なツールとなりうるものである。

米国の薬剤支出とフォーミュラリー運営の実際

米国の病院入院患者における薬剤支出は、増加の一途をたどっている。米国病院協会の統計データによると、2013年から2015年にかけて、入院患者における薬剤支出は、23％増加したと示されており、今後の薬剤支出も、さらに増加すると予測されている[2]。米国の医療機関は適切なフォーミュラリー運営を通して、患者への最適な医療を提供しつつ、支出を下げる取り組みを実施している。以下にケンタッキー大学病院の取り組みの例を紹介する。

ケンタッキー大学病院のフォーミュラリー

ケンタッキー大学病院フォーミュラリーの特徴として、一般の採用薬に加えて、使

用基準に基づく承認薬(Criteria-based Drugs)、そして、使用制限薬(Restricted Drugs)を決めている。使用基準に基づく使用承認薬とは、薬事委員会で決められた使用基準を満たした場合のみ使用が許可される採用薬である。

　使用基準に基づく承認薬と使用制限薬の違いは、条件を満たす必須性の有無である。使用基準は推奨であるが、使用制限薬は必ず基準を満たさなければならない。たとえば、抗真菌薬であるミカファンギンは、カンジダ感染症による敗血症のリスクをカンジダスコアが3以上の患者のみ使用可能という処方基準を委員会が推奨し、無駄なエンピリックな抗真菌薬投与を減らした。

使用制限薬について

　一方、使用制限薬は、診療科、処方基準、または患者治療区域による制限をした採用薬である。たとえば、ドフェチリドはQT延長による重篤な不整脈を起こす可能性がある。ドフェチリドの適正使用を実施するため、循環器医師のみが処方できるように制限してある。処方基準による制限の例として、ダプトマイシンは感染症コンサルタントチームの推奨、またはバンコマイシン耐性菌またはバンコマイシンに対してMICが2以上の黄色ブドウ球菌感染症という基準を満たした場合のみ処方継続できる。制限を厳密化することで、適正使用に貢献できることに加え、価格が高騰している採用薬の不必要な使用を減らし、支出削減に貢献できる。

米国の薬剤師の取り組みとフォーミュラリー

　米国の薬剤師は、フォーミュラリーの採用医薬品数を最少に抑えることや医薬品使用量の最小化を実現するための様々な取り組みに関与している。以下にフォーミュラリーへの採用申請薬の評価例としてエドキサバン、そして使用基準に基づく承認薬の成功例として、クロルチアジドを紹介する。

エドキサバンの不採用の例

　フォーミュラリーの採用申請薬は治療分野に基づき、分別された小委員会で議論される。小委員会の推奨に基づき、薬事委員会が採用の可否を決定する。病院としては、採用薬数を最小限にすることが支出削減につながる。その中で大事なのが、類似薬の削減である。今回は例として新規抗凝固薬であるエドキサバンの不採用を例に挙げる。

　米国では、エドキサバンの承認前にダビガトラン、リバロキサバンそしてアピキサバンがすでに承認されていた。そこで、循環器の小委員会で、エドキサバンが、類似薬であるダビガトラン、リバロキサバンそしてアピキサバンと比較された。新規抗凝固薬同士を直接比較した試験はないが、主に心房細動と静脈血栓塞栓症の適応疾患の臨床試験結果を評価した結果、エドキサバンはワルファリンと比較した場合、効果の面で優位性はなく、非劣性だと示された[3]。心房細動の場合、アピキサバンとダビガトランがワルファリンとの比較試験で優位性を示しており、さらに出血アウトカムの評価でも、アピキサバンはワルファリンより

優位な結果だった[4),5)]。さらに、静脈血栓塞栓症の臨床試験を評価し、他の新規抗凝固薬と同様に、エドキサバンはワルファリンと比較して非劣性だったが、優位性は示さなかった[6)]。よって、他の新規抗凝固薬ですべての治療を賄えると判断でき、エドキサバンの必要性を見いだせないという結論になった。薬剤師と医師の議論を経て循環器の小委員会で決められたのである。

このように必要最小限の類似薬を採用することで、病院は薬剤支出を減少させることができる。

クロルチアジドの使用制限

採用薬品数を減らすことと同様に、採用薬の使用量を最小限に抑えることも、フォーミュラリーの重要な役割である。前述した「使用基準に基づく承認薬」の例として注射クロルチアジドが挙げられる。

米国では、注射のクロルチアジド500mgの価格が250ドル（日本円で約2万5000円；1ドル100円換算）で、価格が数年で高騰した。そこで、循環器の小委員会で、クロルチアジドの適正使用基準を定めることにより、使用削減を目指した。代替薬であるメトラゾン10mgは経口薬として、約100円である。現在の臨床エビデンスは、注射クロルチアジドとメトラゾンは非劣性の結果を示している[7)]。メトラゾンと比較して、注射クロルチアジドの優位性を示したデータがないことから、フォーミュラリーでは、メトラゾン錠剤10mgを投与して十分な利尿作用を示さなかった患者、錠剤投与不可能な患者、またはメトラゾンとループ利尿薬最大投与量の使用で十分な利尿作用を示さなかった患者のみにクロルチアジド使用を制限した。このように使用基準を厳格化することで、価格高騰している採用薬の使用を減少させることができ、支出削減に貢献できる。

薬剤師は、採用候補薬のエビデンスに基づく評価や適正使用への関与により、病院の支出削減に貢献することができるのである。以上、米国の薬剤師における薬剤経済学的観点を考慮したフォーミュラリー最適化への関与の数例を紹介した。

【参考文献】
1) Am J Health-Syst Pharm. 2008; 65:1272-83
2) Trends in hospital inpatient drug costs: issues and challenges. American Hospital Association. http://www.aha.org/content/16/aha-fah-rx-report.pdf Accessed on 12/3/16
3) Edoxaban versus warfarin in patients with atrial fibrillation. N Engl J Med. 2013; 369:2093-104.
4) Apixaban versus warfarin in patients with atrial fibrillation. N Engl J Med. 2011; 365:981-92.
5) Dabigatran versus warfarin in patients with atrial fibrillation. N Engl J Med. 2009; 361:1139-51.
6) Edoxaban versus warfarin for the treatement of symptomatic venous thromboembolism. N Engl J Med. 2013; 369:1406-15.
7) Efficacy and safety of intravenous chlorothiazide versus oral metolazone in patients with acute decompensated heart failure and loop diuretic resistance. Pharmacotherapy. 2016; 36:852-860.

第2章

フォーミュラリー

実践編

フォーミュラリーと薬剤師の役割
－ファーマシューティカルケアの理論と実践

聖マリアンナ医科大学客員教授(元聖マリアンナ医科大学病院薬剤部長)　増原 慶壮(ますはら けいそう)

医療費の削減はこれからの医療人の義務

　わが国が急速な少子高齢化を迎えるに当たって、膨大化する医療費をどう削減するかは国民的課題になっている。医療の質を担保しつつ行われなければならない医療費の削減は、医療に係る専門分野の医療人が、それぞれの立場でその専門職能を生かして努力していかなければならない。

　薬の専門家である薬剤師は今後求められる世界標準の役割を果たすために、あらゆる分野で薬物治療に責任を持たなければならない。そのためには薬剤師は、従来の「調剤業務中心」から「臨床業務中心」に大きく変革しなければならない。責任ある薬物治療を果たすためには、病棟に薬剤師を配置する体制が必須であり、薬剤師はそこで臨床経験を豊富に積み、薬物治療について研鑽することが重要である。

後発医薬品使用と薬剤師の役割

　2003年4月のDPC(Diagnosis Procedure Combination: 診断群別分類包括評価)の導入で事実上加速した後発医薬品の使用促進は、薬の専門家である薬剤師が積極的に薬物治療に参画できる絶好の機会だと捉えるべきである。DPCは医薬品を安全・有効かつ経済的に使用するための合理的な根拠にもなり得る。

　わが国はDPC制度を施行後、後発医薬品を積極的に推進してきた。政府の「経済財政運営と改革の基本方針(骨太の方針2015)」における薬価・調剤等の診療報酬及び医薬品等に係る改革で、後発医薬品に係る数量シェアの目標値については、2017年央に70%以上とするとともに、2018年度から2020年度末までの間のなるべく早い時期に80%以上とし、80%以上の目標を早期に達成するように求めている。ただ数量ベースで80%以上を目標にしているが、後発医薬品が医療費の削減にどのくらい貢献できているかの具体的な数値が示されていない。

　臨床現場ではしばしば、新薬が採用されたならば同種同効薬の後発医薬品が削除される、あるいは使用されなくなって、医薬品の購入額の削減が進まないという現状がある。こういう医療の現状を考えると、後発医薬品のさらなる有効活用の必要性が出てくる。

フォーミュラリーでは既存薬を優先

　後発医薬品の有効活用方策として、安全性、有効性が同等ならば後発医薬品を優先的に使用するという考え方がある。たとえば、慢性疾患である生活習慣病の治療で、最初に処方する医薬品を、市販されたばかりの新薬ではなく、類似の効果のある既存薬や廉価な後発医薬品とするのである。この考え方、手法がフォーミュラリーである。

　欧米先進諸国では医療費の効率的使用等を目的にフォーミュラリーが作成され、医薬品の効率的使用につながっている。わが国では、フォーミュラリーを単なる院内医薬品集（リスト）と捉える向きもあるが、「医療機関における患者に対して最も有効で経済的な医薬品の使用における方針」と考えるべきある。

　フォーミュラリーは個々の病院でも作成することが可能であり、DPCの実施に伴い病院経営的な面からも取り組むべき手法であると考える。

フォーミュラリーを担う臨床薬剤師の育て方

　フォーミュラリーの作成や活用について欧米先進諸国では「臨床薬剤師」が担っている。わが国にはまだその制度的な意味での呼称はないが、まさに臨床薬剤師が中心となるべきだと考える。ただ、わが国は薬学教育制度改革で薬学4年制から6年制になったにもかかわらず、これまでと同様に基礎薬学中心の教育体系であり、「よい研究者を育てれば、よい薬剤師が育つ」という観点からの教育が行われている。先進諸国に比べて薬物治療の専門家としての臨床薬剤師の育成が遅れているし、医療現場での体制も整ってないのが現状である。

聖マリ医大病院のフォーミュラリー

　聖マリアンナ医科大学病院薬剤部では2002年4月からフォーミュラリーを目指して臨床薬剤師の育成を開始し、世界標準の臨床薬剤師の役割が発揮できるような体制整備に取り組んでいる。ちなみにフォーミュラリーを志してから実際の運用に至るまで10数年を要している。同院における薬剤師の理念・行動指針、薬剤師の病棟配置及び病棟薬剤業務、臨床薬剤師の教育など臨床における薬剤師の薬物治療への介入のための実践とその評価の集大成が同院のフォーミュラリーだといっても過言ではない。以下、同院の事例をもとにフォーミュラリー作成における薬剤師の役割や、それに取り組んできた薬剤部の成長過程を詳述していく。

薬剤部組織改革を実行

　2001年10月より病棟に薬剤師を配置するため、従来の調剤業務、注射補給業務及び製剤業務は、GMP基準で製品化された医薬品をできる限り手を加えないでそのままで患者の手元に渡るようにするなど徹底的に合理化している。

　また、薬剤課の入院・外来調剤室と注射補給室を分けていたが、相互に応援体制が取れるよう統合して一つの部署とした。そして、2007年9月より、手術室における医薬品の適正使用と管理及び医師・看護師等の業務負担軽減を目指すため専任薬剤師が

手術室に常勤している。外来部門では、アドヒアランスが問題となる後天性免疫不全症候群（Acquired Immune Deficiency Syndrome：AIDS）患者やC型ウイルス性肝炎患者などに服薬指導を行っている。

部署の業務内容も改革

医薬品情報室の業務は医薬品に関する情報蓄積に重点を置くのではなく、情報を使うほうに重点を置く体制に改革した。医師からの問い合わせに対しては原則、病棟薬剤師が対応する。また、医薬品情報担当者は、臨床からの質問に適確に対応するため病棟経験者を充てた。

TDM室は、病棟担当者が薬物治療の一環として初期投与設計の立案から採血の指示、そしてモニタリングまで関われるように教育し体制化した。TDMの専任薬剤師は、外来患者の血中濃度モニタリングのコンサルテーションと新任の病棟担当薬剤師への教育、入院患者への専門的な立場でのコンサルテーションなどを行っている。

2005年9月には、抗がん剤の調製を製剤室が担当することにした。また2008年4月の腫瘍センターの新設に伴い、抗がん剤レジメン審査委員会が発足して事務局も兼ねることになった。レジメン審査委員会で承認された抗がん剤のレジメンは、薬剤師がコンピュータ登録することで医師がオーダ入力でき、薬剤師が主体的に薬物治療に参画できるような体制を構築した。そして2011年10月、新たに腫瘍センターが開設され、抗がん剤の調製はすべて腫瘍センター内の製剤室で行うようになった。製剤室は抗がん剤のレジメン管理をするとともに、外来化学療法から入院までを一貫してフォローアップできるように、がん患者が多い病棟（4病棟）に薬剤師を配置している。

臨床薬剤課を新設する

臨床薬剤課は主に病棟薬剤業務を担う部署で、2001年10月に新設した。当初は2病棟に薬剤師1名を専任として配置し、徐々に病棟を拡大した。2006年4月に2病棟に薬剤師1名の体制が全病棟で確立した。その後、医師や看護師から、「2病棟に1名の薬剤師体制では半日、病棟に薬剤師がいない状態となるので、1日体制が取れないか」という要望があり、1病棟1名の薬剤師体制の有用性を検証することになった。2007年9月より1病棟薬剤師1名のモデル病棟を6病棟で実施した。6ヵ月の施行後、医師や看護師から高い評価を得て、2008年4月から1病棟薬剤師1名の病棟を順次、拡大することになった。2010年2月に、一部、医薬品情報室及びTDM室との兼務があるが、1病棟1名の薬剤師の配置が確立した。

学生教育課は、薬学教育6年制における病院実務実習を受け入れ、ファーマシューティカルケアの理念が教育できるようにと新たに設置した。同課は1期30名の薬学生を年間3期にわたって受け入れ、臨床薬剤師がマンツーマンで薬物治療を教育することを目指した。

以上のように薬剤部の組織改革は、ファーマシューティカルケアの理念が実践できることを基本の考え方において実施してきたのである（表1）。

表1　聖マリアンナ医科大学病院薬剤部の業務推移

2003年10月	オペカートによる薬剤払い出し開始
2007年 9月	**手術室担当薬剤師常勤開始** ・麻薬・毒薬・静脈麻酔薬・吸入麻酔薬管理 ・オペカート施用確認及びコスト票確認 ・手術室での麻薬運用 □ 手術室で使用する麻薬の払い出し 　　手術室から直接、薬剤師が麻酔科医に払い出す □ 手術終了後の麻薬 　　麻薬施用票記載内容、麻酔チャート記載内容、麻薬残量 　　および未使用麻薬を確認し麻薬を回収する □ 電子カルテの登録 　　減量または中止があった場合、医師に代行して薬剤師が 　　変更入力を行い、医師が承認する 　　実施登録を行う
2007年10月	手術室の医薬品を麻酔準備室へ集約化、薬剤師による定数管理開始 薬剤の各種セット化、オペカート内配置医薬品の改定
2007年11月	予防抗菌薬運用開始（消化器一般外科）
2007年12月	向精神薬管理（看護師から薬剤師管理へ）
2008年 1月	予防抗菌薬運用開始（心臓血管外科）
2008年 2月	予防抗菌薬運用開始（小児科・小児外科以外の全入院患者対象） □ 手術室で使用する予防抗菌薬の払い出し 　　手術室から直接、薬剤師が麻酔科医に払い出す □ 手術終了後の抗菌薬 　　麻酔チャート記載内容確認し処方箋を回収する。 □ 電子カルテの登録 　　減量または中止があった場合、医師に代行して薬剤師が 　　変更入力を行い、医師が承認する 　　実施登録を行う
2008年 7月	人工心肺施行時の処置薬セット化
2008年 8月	特定生物由来製剤管理開始
2013年10月	PCAポンプ調製開始
2014年 2月	硬膜外麻酔調製開始
2015年10月	術前外来開始（月・水　10：00～13：00）整形、耳鼻、産婦人、乳腺外科
2016年 9月	術前外来拡大（月・水・金　10：00～13：00）全科

ファーマシューティカルケアの理念

薬剤部では、2001年から世界の薬剤師の理念である「患者のQOLを改善・維持するために、明確な成果・結果が得られるように責任をもって薬物治療を行うこと」、つまりファーマシューティカルケアの理念の実現を目標に揚げた。この理念に基づいて、薬剤部の目標と行動指針を立てて、すべての薬剤部の業務を行うことにした。

またチーム医療においては、医師と薬剤師及び看護師が協力し、患者の医療費負担を最低限に抑えながら良質の薬物治療を提供することを目標とした。この中で薬剤師に2つのビジョンを示した。1つは「患者のQOLを改善するために薬物治療に責任を持つ臨床薬剤師」、もう1つは「チーム医療における薬剤師職能(薬物治療の専門家)の発揮」である。

この2つのビジョンに基づく具体的な薬剤師の行動指針が以下に示す3項目である。
①適正で合理的な薬物治療への参加
　薬物治療ガイドラインの遵守　根拠に基づく薬物治療(大規模臨床試験など)
②副作用の収集・解析・究明
③廉価で適正な薬剤の選択
　後発医薬品の使用促進　一般名処方の推進　経済的な薬剤の選択(フォーミュラリーの作成)

フォーミュラリー作成をゴールに置く

上記の行動指針の項目に「フォーミュラリーの作成」を最終目標として加えた。しかし、この時点では、医師をはじめとした医療者にフォーミュラリーが理解される状況にあるとは思えなかった。そこで薬剤部では、「適正で合理的な薬物治療に参加するためには、薬剤師は臨床の場においても医師、看護師と一緒に業務をしなければ受け入れてもらえない」と考えた。そして当時の、薬剤師の増員ができない状況において薬剤部がとった方法は、従来からの主たる業務である調剤室と製剤室の業務を極限まで合理化することであった。こうしてすでに述べたように2001年10月から、2病棟1名の薬剤師の病棟配置を順次行っていった。

臨床と薬物治療の経験がない薬剤師については、当初は、従来から薬剤師が関わっている副作用のモニタリングと薬物治療経過のモニタリングの2点を中心に業務を行っていくことにした。

目標に掲げたフォーミュラリーの作成については、時期尚早との判断から、DPCの導入以降の対応として考えることとした。

いち早く病棟薬剤業務に取り組む

2006年度に2病棟1名の薬剤師の全病棟への配置が完了した。病棟薬剤業務の基本は薬物治療への参画であるが、具体的な業務内容については個人の薬剤師に一任する傾向があった。しかし、病棟に配置した薬剤師の業務の差をできるだけなくす必要があると考え、一定の基本的業務基準を作成することにした。これは英国の臨床薬剤師が行っている病棟での業務を参考にして作成した。

作成した主たる病棟薬剤業務と従たる病棟薬剤業務は以下のとおりである。

主たる病棟薬剤師業務
①処方チェック(5Rights、効能効果、禁忌、相互作用など)

②処方提案(EBMに基づく、経済観点など)
③薬物治療モニター(効果・副作用、検査の確認など)
④TDM(全患者のコンサルテーション、適正な採血指示など)
⑤回診・カンファレンスへの参加
⑥医薬品情報の提供(医師、看護師などの医療従事者)
⑦薬剤部員と薬学生の教育

従たる病棟薬剤業務
①服薬指導(退院指導を含む)
②持参薬の鑑別・管理
③定時薬のセット
④定数配置薬・中止薬などの入力
⑤定数配置薬の管理

　主たる業務の中身をさらに詳述すると以下の7項目に整理される。
①入院患者に医師が発行した処方内容については薬剤師が5rights(正しい患者、正しい薬剤、正しい投与量、正しい投与経路、正しい投与時間)を確認すること
②薬の専門家として薬剤師は受け身ではなく、積極的に医学的根拠に基づくかつ経済観点(後発医薬品等)からの処方提案をすること
③薬が投与された後、治療効果が認められているか、あるいは副作用が出現していないか、また効果、あるいは副作用の確認及び副作用を予防・確認するための検査がオーダされているかどうかを確認すること
④当院の入院患者のTDMは、病棟担当薬剤師が担うことになっており、初期投与設計、コンサルテーション、適切な採血の指示など全患者に実施すること
⑤病棟での回診・カンファレンスに参加し、薬物治療について意見すること
⑥医師や看護師をはじめとする医療従事者に医薬品情報を中立の立場で提供すること
⑦病棟薬剤師の責務であり、次を担う薬剤部員に対する教育、また薬剤師を目指す薬学生に対して教育すること

　従たる業務は薬学的管理として、どちらかというと医薬品の管理の部分である。①の服薬指導は、単に飲み方や重要な副作用を教科書的に話すのではなく、チーム医療の中での薬物治療の位置付けを理解した上で行うことを原則にしている。つまり、薬物治療の目的を正しく理解していないと正しい服薬指導はできないとの考え方に基づいている。

　②〜⑤の持参薬の鑑別と管理、定時薬セット、定数配置薬や中止薬の入力、定数配置薬の管理などは、先進諸国ではテクニシャンあるいは薬剤助手が業務として行っているものである。わが国では薬剤師が病棟業務として主に行っているところが多い。薬剤師が薬物治療に参画できないと、結果的に、従たる病棟薬剤業務のみに専念するようになる。

病棟薬剤師の標準的スケジュール
　病棟薬剤師の標準的な1週間のスケジュールを表2に示す。病棟により、カンファレンスあるいは回診が開始される病棟もあり、たとえば7時30分からこれらの病棟業務が開始ならば、その時間から勤務することになる。

表2　病棟薬剤師の1週間のタイムスケジュール（聖マリアンナ医科大学病院薬剤部）

	月	火	水	木	金
8:40-9:00	病棟カンファレンス	病棟カンファレンス	病棟カンファレンス	病棟カンファレンス	病棟カンファレンス
9:00-12:00	配置薬入力 病棟業務（カルテチェック*、退院時処方お渡し、服薬指導、持参薬確認、薬歴チェック）				内服カートセット
12:00-13:00	昼休憩				
13:00-13:30	薬剤部カンファレンス			薬剤部カンファレンス	
13:30-17:00	病棟業務	病棟業務	病棟業務	病棟業務	病棟業務

＊カルテチェック：処方チェック、処方提案、TDM など

　それぞれの病棟薬剤師は薬物治療に責任を持つため、事前に全患者の薬物治療をチェックしてからこれらの業務に参加する。そして午前中、病棟薬剤師はその日の入院患者との面談と持参薬の鑑別から始まり、入院患者のカルテチェックと服薬状況の確認と退院患者への指導、そして必要ならば処方提案、TDM の確認など薬物治療について医師や看護師など医療スタッフと積極的に情報交換を行う。また薬歴チェックを行い、処方の継続の必要性の可否を医師に伝達する。

　水曜日を除く毎日13時からの薬剤部カンファレンスでは全病棟薬剤師が一堂に会して、情報交換と薬物治療に難渋する症例の検討と副作用や相互作用の報告と典型的な症例を用いた薬物治療のアップグライド研修などを行う。カンファレンスではいろいろな症例や意見や見解などが示されるので、このカンファレンスを永続的に運営するためには、薬物治療に精通した意思決定ができる指導的な薬剤師の存在が不可欠である。カンファレンスの終了後は、午前中と同様に業務を行うが、できる限り患者との面談と服薬指導を行っている。

　1週間に一度、看護師と共同で定時薬のセットの時間を設けている。看護師は24時間患者ケアに携わっているので、薬の服薬の問題や副作用等の貴重な情報を得られることも少なくない。

　表3に腫瘍内科病棟の薬剤師の一日の業務の流れを示す。9時からの配置薬の入力作業はすべての病棟で行っている。その日の入院患者が病棟に上がってくる11時ごろから持参薬の確認になる。医師が処方箋を発行すれば薬剤師がチェックを行い、5rights を確認する。

　現在、1病棟に1名の薬剤師を配置しており、1名の薬剤師が、40〜50名の患者を担当している。筆者の経験では、1名の薬剤師が担当できる患者数は20〜30名が適当だと考える。効率的に病棟業務を行うためには、病気の重症度を考慮することが重要になる。重症度が高い患者は毎日チェックを行い面談もする。中等度の患者に対してはカルテチェックを行い、処方の変更や病状

表3 腫瘍内科病棟の病棟薬剤師の1日(聖マリアンナ医科大学病院薬剤部)

時刻	業務内容
8:40～	腫瘍内科カンファレンス
9:00～	配置薬の入力
10:00～	カルテチェック、服薬指導
11:00～	持参薬確認
12:30～	昼食
13:00～	薬剤部カンファレンス
13:30～	カルテチェック、服薬指導
16:00～	薬剤管理指導記録作成、病棟薬剤業務実施の記録

に変化がなければ、時間を見て面談を考えるなどの工夫が必要である。

実施可能な薬剤師の業務は？

2010年3月に、厚生労働省の「チーム医療の推進に関する検討委員会」は報告書をまとめ、この中で現行制度においても実施可能な薬剤師の業務として以下の項目を挙げている。

● 医師・薬剤師等で事前に作成・合意されたプロトコールに基づき、医師・看護師と協同して薬剤の種類、投与量、投与方法、投与期間の変更や検査オーダの実施 −（CDTM）
● 薬剤選択、投与量、投与方法、投与期間等について積極的な処方の提案 −（薬物治療の提案）
● 薬物治療を受けている患者（在宅患者を含む）に対する薬学的管理（患者の副作用の状況の把握、服薬指導等）−（在宅薬剤管理）
● 薬物の血中濃度や副作用のモニタリング等に基づき副作用の発現状況や有効性の確認を行うとともに薬剤の変更等を医師に提案 −（TDMコンサルテーション）
● 外来化学療法を受けている患者に対して、医師等と協働してインフォームドコンセントを実施するとともに、薬学的管理を行うこと −（インフォームドコンセント）
● 入院患者の持参薬の内容を確認した上で、医師に対して服薬計画を提案するなど、当該患者に対する薬学的管理を行うこと −（持参薬管理）
● 定期的に副作用の発現状況の確認等を行うため、処方内容を分割して調剤すること ―（リフィル調剤）
● 抗がん剤等の適切な無菌調製を行うこと −（抗がん剤の無菌調製）

また、チーム医療の推進に関する検討委員会は、6年制の薬学教育を受けた薬剤師が巣立つ現況に、薬剤師の「さらなる業務範囲・役割の拡大について検討することが望まれる」と指摘している。

ファーマシューティカルケアの実践と診療報酬評価

フォーミュラリーと病棟薬剤師

わが国においても、先進諸国と同様にファーマシューティカルケアの実践が求められている。フォーミュラリーの作成に当たっては、これを決定する委員会では主診療科の医師と病棟薬剤師が共に参加するため、その病棟の薬剤師が日頃から薬物治療に精通し、医師をはじめとする医療従事者に信頼されていることが大切である。とくに薬剤師に求められることは、根拠に基づく薬物治療を中立的立場で提案できるかどうかである。フォーミュラリーの作成において病棟薬剤師は重要な役割を担っている。

繰り返しになるが、聖マリアンナ医科大学病院薬剤部は2001年10月から病棟に薬剤師の配置を開始し、2010年2月に配置を完了した。約9年間の年月を要したことになるが、それを評価する「病棟薬剤業務実施加算」が2012年4月の診療報酬改定で導入される。本加算の算定要件は、「薬剤師が病棟において医療従事者の負担軽減及び薬物治療の質の向上に資する薬剤関連業務(病棟薬剤業務)を実施している場合に算定することができる」というもの。そして、「病棟専任の薬剤師が病棟薬剤業務を1病棟1週間につき20時間相当以上実施している場合に、週1回に限り100点を加算できる」という、現場の薬剤師にとっては非常に厳しいものだった。しかし、同院では1病棟1名の薬剤師を病棟に配置し、病棟薬剤業務を明確に示していたので、新点数導入の4月から混乱もなく算定できた。

さらに、2016年4月の診療報酬改定において、特定集中治療室等における薬剤師の配置に対する評価が新設された。この「病棟薬剤業務実施加算2」は、高度急性期医療を担う治療室においてチーム医療を推進する観点から、薬剤関連業務を実施するために治療室内に薬剤師を配置した場合に1日につき80点が算定できる。この算定条件は図1に示したとおりであるが、これも2012年改定の加算同様に開始の4月から算定できた。

DPC導入と後発医薬品シフト

2003年4月に特定機能病院がDPCを先行して導入することになったため、2002年4月より薬剤部で対応策の検討に入った。大学病院理事会と教授会の承認を得て、2003年5月より注射薬64品目の後発医薬品への切り替えを行った。続いて2004年5月、電子カルテのベンダーの切り換えに伴って、内服薬の後発医薬品への切り替えと同時に一般名処方を開始した。

今だから言えることではあるが、後発医薬品への切り替えと一般名処方箋の発行について、現場の医師の90%以上は反対であったし、地域の薬局も大学病院が後発医薬品をなぜ使用するのかとの疑問を寄せてきた。一般名処方に対しても、「大学病院(医療機関)なんだから銘柄ぐらい処方箋に書くべきだ」という院内の声や、薬局からは「どの後発医薬品の銘柄に切り替えたらよいのか」などの問い合わせが相次いだ。

このように関係する医療関係者からの反応は相当な逆風であったと筆者は記憶している。この状態を救ってくれたのが、最も

図1 病棟薬剤業務実施加算の算定要件 (厚生労働省)

反対すると思われた患者であった。患者が話してくれた言葉が今でも筆者の耳に残っている。ある患者は、「一般名処方は薬を選ぶことができるのよね。薬局で先発医薬品か後発医薬品かの希望を言えばいいのよね。私たち患者に薬を選ばせてくれるこの仕組みはとてもよいと思う」と言ってくれたのである。「モノ（薬）を買う場合は最終的にお金を払う国民（患者）がそのモノを選択する」というのは資本主義経済の基本ではないだろうか。患者はそれを直感的に理解したのである。筆者はこういった患者の声を聞いて、後発医薬品への切り替えと一般名処方は成功するであろうと確信した。これは改めて、国家資格得た薬剤師が、患者のために働くという基本を再認識させてくれた出来事でもあった。

1病棟1薬剤師体制を確立

薬剤師を初めて病棟に配置して以来、5年を経過した2006年4月に2病棟1名の薬剤師の配置が完成したが、薬剤部員は36名から43名と7名増員されたのみであった。薬剤師の病棟配置は、それぞれの病棟での評価は高かったが、病院全体での必要性の評価は上層部になかなか届かなかった。

しかし2007年9月、麻酔科医不足に伴う業務負担軽減が全国的に取り上げられて、麻酔科教授（部長）から手術室への薬剤師の配置の要望が出された。その時に、薬剤部から要望していた薬剤師1名の病棟配置も話題となり、病院長から薬剤師の手術室配置と薬剤師1名の病棟配置による有用性を検証するよう提案された。薬剤部では、「部員増加もなしに業務の拡張はできない」とい

う意見もあったが、「薬剤師1名の病棟配置が実現する絶好の機会だ」と当時薬剤部長を務めていた筆者の判断で検証を開始した。検証の結果、医師と看護師の評価が高いことが分かり、薬剤師1名の病棟配置と手術室への配置が決定した。

　2008年と2009年の2年間をかけて薬剤師を約20名増員し、2010年2月に1病棟1名の薬剤師の配置が完成した。なお、薬剤師1名の病棟配置に2年間を要したのは、前述したように、わが国の薬学教育が基礎中心であるため、新卒の薬剤師を再度、教育しなければならなかったからである。

「ジャーナルクラブ」をスタート

　2010年2月より、病棟配置した薬剤師の業務の標準化とさらなるブラッシュアップ目指し、論文を批判的に吟味する能力を身に付けるための「ジャーナルクラブ」を開始した。これは将来、MUE（Medication Use Evalution：医薬品適正使用調査）やCDTM（Collaborative Drug Therapy Management：共同薬物治療管理）、そして新薬評価やフォーミュラリー作成へと結びつけるための布石であった（表4）。

　この間、2008年4月には腫瘍センターの稼働に伴い、抗がん剤のレジメン審査委員会が設立され、薬剤部製剤課が事務局となった。抗がん剤がレジメン審査を通過しなければ使用できなくなり、抗がん剤の適正使用が推進された。レジメン審査委員会の運用を図2に示す。

　ジャーナルクラブへの参加などで論文を批判的に吟味する能力を有する薬剤師が、1年に10名程度育成できたため、2011年4月にMUEとCDTMを、2014年4月に新薬評価とフォーミュラリーの作成を本格的に開始した。

　その間、2012年4月の診療報酬改定では、「病棟薬剤業務実施加算1」と「一般名処方加算」が新設された。同院がそれぞれの業務を開始し、いずれも11年後及び8年後に診療報酬で評価されたことになる。また、2016年4月の診療報酬改定では、集中治療室の「病棟薬剤業務実施加算2」が新設され、一般名処方加算の見直しが行われた。いずれも「診療報酬ありき」の対応ではなく、必要なことに取り組んでいった結果として診療報酬評価が付いてきたと考えている。

MRの院内訪問規制が薬剤部を強くする

　薬剤師の病棟配置、後発医薬品の使用促進や一般名処方がスムースに実施できた要因の1つには、製薬企業の医薬品情報担当者（MR）の院内訪問規制が挙げられる。

　2003年4月にDPCを導入し、5月より後発医薬品への切り替えを開始したが、医師から反対の意思が示されたのも事実である。その際、後発医薬品への切り替えに反対の資料を提供したのが先発医薬品メーカーのMRであった。それは先発医薬品より後発医薬品が品質的に劣っている、あるいは製剤上問題があるという資料であった。その根拠となる資料は主として掲載審査のない商業雑誌からコピーしたものであった。こういったことはわが国のMRの倫理と資質の一端を表している。ただ、そういった行動を取らなかった先発医薬品メーカーが

表4 ファーマシューティカルケアへの取り組みとフォーミュラリーへの道（聖マリアンナ医科大学病院）

年月日	業務内容	薬剤師数
2001年10月	2病棟1名の薬剤師病棟配置を開始（調剤業務の合理化）	36名
2002年 4月	後発医薬品の検討開始、新人研修の開始	36名
2003年 4月	DPC導入	38名
2003年 5月	後発医薬品への切替（注射薬64品目）	38名
2004年 5月	一般名処方の開始（後発医薬品医薬品への切替：内服薬115品目）	38名
2005年 9月	抗がん剤の調製を開始	41名
2006年 4月	2病棟1名の薬剤師病棟配置完了	43名
	薬事委員会規程に後発医薬品医薬品の審議規程を追加	
2006年 5月	医薬情報担当者（MR）の院内訪問規制の開始	
2007年 9月	1病棟1名の薬剤師配置のモデル病棟の開始	45名
	手術室への薬剤師の配置	
2008年 4月	腫瘍センターとレジメン審査委員会の発足	55名
2010年 2月	1病棟1名の薬剤師配置完了、ジャーナルクラブの開始	64名
2011年 4月	MUEの開始	67名
2012年 4月	病棟薬剤業務実施加算1と一般名処方加算の新設（診療報酬改定）	69名
2013年 4月	CDTMの開始	69名
2013年 7月	フォーミュラリー作成の開始	
2014年 4月	薬事委員会規程にフォーミュラリー作成事項を追加	71名
2016年 4月	病棟薬剤業務実施加算2の新設と一般名処方加算の見直し（診療報酬改定）	69名
2017年 4月		76名

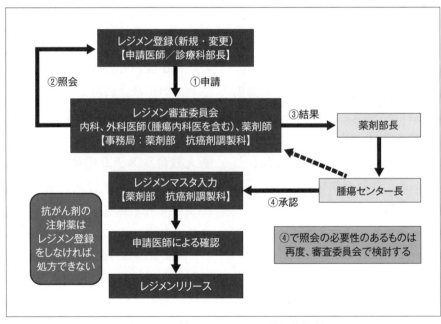

図2 レジメン審査委員会の運用例（聖マリアンナ医科大学病院）

あったことも、業界の名誉のために記しておきたい。

院内訪問規制を強化する

こういった事態を経験して、後発医薬品をさらに促進しなければならない状況において、MRの院内訪問規制は必須であるとの結論に達した。そこで学長、病院長と協議した結果、2006年5月よりやや緩やかな「MRの院内訪問規制」を開始した。しかし、一部でルールが守られない事態が発生したことから、規制内容を厳しくしていった。

掲載した「再度警告文」は、2009年10月に発した院内掲示文である。MRの訪問は「原則、アポイントがあることを前提とし、用件が終了したならば、速やかに敷地内から退出するものとする」という非常に厳しいものとした。また、ルールを守らない製薬企業には当大学敷地内への出入りを禁止することにした。

しかし、ここまでしてもMRの院内訪問規制は厳守されなかった。そこで、次々ページの「再々度警告文」を2013年3月に発した。再々度警告文の太字の部分が規制を強化したところである。今回の強化策は、医学部長と薬剤部長の判断で、ルールを逸脱したメーカーを出入り禁止にすることができるようにしたことである。

このように、MRの院内訪問規制ができた背景には、病棟に薬剤師が配置され、いつでも医薬品情報の問い合わせや提供ができる体制になっていたことがあった。ITが進んだ現状やPMDAからの安全情報の配信システムの充実などの環境が整ったいまこそ、ほんとうにMRと医療関係者とのface to faceの情報提供が必要かどうかを考え直すよい機会だと思う。これからの製薬企業の情報提供のあり方として、MRに頼らない手法の構築を真剣に検討すべき時期だと考えている。

臨床薬剤師を育てる教育システムを考える

筆者はフォーマシューティカルケアの理念を実践するためには、「薬物治療に責任を持てる薬剤師の育成が必須である」と考えている。極論を言うと、病棟に薬剤師を配置しても、薬物治療ができなければチーム医療における薬剤師の役割は果たすことができない。先進諸国が薬学教育6年制に延長した理由はここにあると思われる。しかし残念ながら、わが国は6年制にしたにもかかわらず、これまでどおりの基礎薬学中心の教育が続いているため、薬物治療ができる薬剤師が社会に出てくることはあまり期待できないと思っている。

新人教育システムの構築

聖マリアンナ医科大学病院薬剤部では、2002年4月から臨床薬剤師を育成するための新人教育システムを試行錯誤して作成した。臨床薬剤師の育成の目標を、①病態生理、病状など疾患の基礎知識を身につける、②薬物治療を理解して個々の状態に即した投与計画を立て、モニターできるようにすること、の2点に置いて新人薬剤師研修をスタートさせた。

研修内容は薬剤師として知っておくべき基本的事項を扱う「基礎編」と、疾患別及び

聖マリアンナ医科大学における訪問規程、活動時間及び訪問規制について(再度警告)

聖マリアンナ医科大学病院では、製薬会社及び機械メーカーの情報活動について、過度な情報提供を避けるために、下記に示す通り、訪問規程、活動時間及び訪問規制を設けました。しかし、訪問規程が守られていないとの苦情が各方面より届いています。このため、再度、警告文を発すると共に各製薬会社、機器メーカーが自主的に訪問規程を厳守していただきますようお願い致します。なお、今後は、訪問規程を守れない各製薬会社、機器メーカーに対しては、厳正に対処いたします。

記

1、訪問規程と活動時間
   ① 訪問は原則としてアポイントとする。用件が終了したならば、速やかに敷地内から退去すること。
   ② アポイントあるいは明確な用件がない場合は敷地内への立入を禁止する。
   ③ 訪問曜日は月〜金曜日とする。
   ④ 訪問時間は午後0時〜午後2時及び午後4時30分〜午後7時30分までの間とする。
   ⑤ 上記の時間外に訪問する場合には、大学正面玄関の受付に用件を記帳し、許可を得る。
2、訪問に関する規制
   ① 入出の場所
      大学正面玄関を必ず使用すること。(病院玄関などからの出入りは厳禁とする。)
   ② 入出の手続き
      大学受付で必要事項を記載し、許可を受けて入室すること。また、退出に際しては退出時間を記載すること。
   ③ 名札の着用と入室許可のプレートの着用
      入室に際し、指定の名札と入室許可プレートを着用すること。
   ④ 駐車場の利用
      第2駐車場を使用すること。(第1駐車場の使用は厳禁とする。)
   ⑤ 機場所
      明石会館地下1階のMR控え室を利用すること。
3、施設内の待機の禁止とその他の禁止事項
   ① 大学内では全ての場所での待機を禁止する。(特に、医局付近、トイレ付近、廊下、階段、踊り場など)
   ② 病院内では患者さんの目に留まる外来待合室や廊下及び階段等での待機は禁止する。
   ③ 外来や病棟などに設置されている椅子(特に、携帯エリアなど)に座ることは禁止する。
   ④ 廊下を歩いている医師に対してむやみに声を掛けない。
4、禁止行為に関する対処
   ルールを逸脱するメーカーは大学敷地内への出入りを禁止する。

聖マリアンナ医科大学における訪問規程、活動時間及び訪問規制について(再々度警告)

聖マリアンナ医科大学は、大学内あるいは病院内のセキュリティーを確保するため、製薬会社及び機械メーカーの情報活動について、下記に示す訪問規程、活動時間及び訪問規制を設ける。この訪問規程を守れない各製薬会社、機器メーカーに対しては、厳正に対処する。

記

1、訪問規程と活動時間
   ① 訪問は原則としてアポイントとする。用件が終了したならば、速やかに敷地内(大学・病院・難病治療センター・東館)から退去すること。
   ② アポイントあるいは明確な用件がない場合は敷地内への立入を禁止する。
   ③ 大学の医局、病院のカンファレンスルームなど、無断で立ち入ることを禁止する。
   ④ 訪問曜日は月～金曜日、訪問時間は午後0時15分～午後1時45分及び午後4時～午後7時までの間とする。(原則、午後7時以降、大学施設内から退去すること)
   ⑤ アポイントの時間までMR控え場で待機し、大学・病院内を歩き回ることを禁止する。

2、訪問に関する規制
   ① 入出の場所と手続き
      ・大学正面玄関を必ず使用すること。(病院玄関などからの出入りは厳禁とする。)
      ・大学受付で必要事項を記載し、許可を受けて入室すること。また、退出に際しては退出時間を記載すること。
      ・医学部本館以外(難治研センター・東館等)への出入りも各々の正面玄関からとする。
   ② 医局への入室の手続き
      医局入口で許可を得て、入室する。決して無断では立ち入らない。
   ③ 名札の着用と入室許可のプレートの着用
      入室に際し、指定の名札と入室許可プレートを着用すること。
   ④ 駐車場の利用:第2駐車場を使用すること。(第1駐車場の使用は厳禁とする。)
   ⑤ 待機場所:明石会館2階のMR控え場を利用すること。

3、施設内の待機の禁止とその他の禁止事項
   ① 大学・病院・難病治療センター・東館では全ての場所での待機を禁止する。(特に、外来待合室、医局付近、トイレ付近、廊下、階段、踊り場など)
   ② 病院内に設置されている椅子(特に、携帯エリアなど)に座ることは禁止する。
   ③ 廊下を歩いている医師に対してむやみに声を掛けない。
   ④ 大学・病院・難病治療センター・東館をむやみに歩き回ることを禁止する。

4、禁止行為に関する対処
   ルールを逸脱するメーカーは、**医学部長あるいは薬剤部長の判断で、大学敷地内への出入りを禁止する。**

テーマ別の薬物治療とTDMを演習形式で学ぶ「応用編」の2部構成で、12回シリーズで行う。基礎編は、調剤室や注射補給室の薬剤師が業務を合理的に進めるために蓄積したノウハウを、新人薬剤師に講義することに重点を置いている。応用編では、専門診療科を担当している薬剤師が最新の薬物治療について解説する。

応用編のTDMは病棟薬剤師が病棟業務での薬物治療の一環としてコンサルテーションを行っているため、基本的には薬剤師全員が行うことができるようにすることを目指している。

研修は知識やスキルを身につけさせることに重点が置かれがちであるが、薬学教育で社会的な薬剤師の役割を教育されていないため、臨床薬剤師としてのマインドを養成することが、継続的な臨床活動を行う上で大変重要になる。この点はリーダーがファーマシューティカルケアの理念、国家資格を得た薬剤師の役割など基本的な考え方やチーム医療について教育している。とくに、「医療者が国家資格を得ることは、公費を使った性善説(誰もが使命感を持って行動する)の世界であり、国民と患者のために中立的な立場で働く責務がある」という考え方を徹底して教えている。

論文を批判的に吟味するスキル

薬剤師が薬の専門家として医師と対等に議論し、患者に最良の薬物治療を提供するには、EBMに基づいた薬物治療の提案が必須である。そのためには大規模臨床試験など論文を批判的に吟味するスキルが要求される。そこで2010年4月より、①論文を批判的に吟味するスキルを身につけ、最新のエビデンスに基づいて薬物治療を行うことができる、②EBMを実践して適切な薬物治療を推進することができる、という2点を目標に、3年目以上の薬剤師を対象にしたジャーナルクラブ研修を月1回のペースで実施している。上記の能力が新薬評価やファーミュラリーの作成に不可欠のものだからでもある。ジャーナルクラブで育成した論文を批判的に吟味できる薬剤師が、フォーミュラリーの作成での新薬評価で重要な役割を果たすことになる。

薬剤部の教育・研修体制を確立

さらに同院薬剤部では、部員一人ひとりの努力で、On the JobとOff the Jobと合わせて5年間の系統的な教育体制を整備し、系統立てた教育体制を整備することで薬剤部全体のレベルアップを図っている(図3)。一部の優秀な薬剤師に頼った組織では、ファーマシューティカルケアを実践することは不可能であり、チーム医療の中で、薬剤師の信頼を得ることは難しいという基本的な立場に立っている。

後発医薬品の使用促進にどう取り組んできたか

DPC対応策と一般名処方導入の経緯

2003年4月に特定機能病院にDPCが導入された。それに伴う後発医薬品への切り替え、そして一般名処方の推進が、薬剤師による薬物治療への介入の契機になったことは間違いない。

薬剤部では包括払い方式であるDPCの導

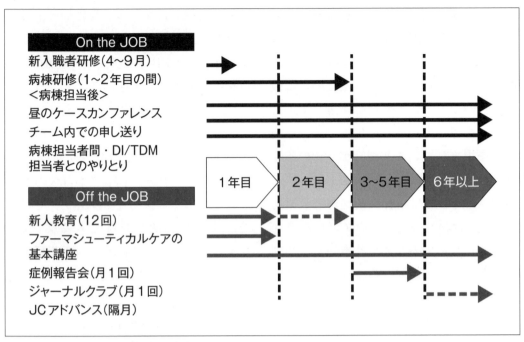

図3　薬剤部の教育・研修体制の確立（2002年　聖マリアンナ医科大学病院）

入に備えて、後発医薬品への切り替えに向けて検討を開始した。2003年2月には理事会や教授会の承認を経て、同年5月、注射薬64品目を後発医薬品に切り替えた。そして2004年5月、さらに内服薬115品目を後発医薬品に切り替え、一般名処方を開始した。

後発医薬品を積極的に導入した背景には、①DPCの導入（経営的観点）、②医療費削減への貢献（国家財政的観点）、③患者の経済的負担の軽減（家計的観点）、④薬剤師の職能向上（ファーマシューティカルケアの実践）という4つの要因があった。

後発医薬品への切り替えをスムーズに行うために、入院においては2001年10月から病棟に薬剤師を配置し、切り替えに伴う患者への説明、医師と看護師などへの情報提供などすべてを薬剤師が担った。また外来においては、患者が医薬品（商品）を選択するというコンセプトの下に一般名による処方箋を発行した。当時はまだ処方医にも一般名になじみが少ないということで、処方オーダリングシステムを改修し、先発医薬品の商品名を入力すると自動的に一般名に変換できるように工夫した。

一般名処方のメリットについて

2004年当時の一般名処方のメリットは、下記の3項目である。

①薬局で必ず、先発医薬品か後発医薬品かの説明が必要になる（後発医薬品への変更が勧めやすい）

②薬局の後発医薬品の在庫が1成分1規格を1種類だけでよくなる（薬局の在庫の負担軽減）

③一般名の後に「錠、口腔内崩壊錠、フィルム」など剤形を印字することにより、患者が選択することができるし、薬局の在庫

が1種類で対応できる(患者が選択)

一般名処方箋発行の認知度が医療界で高まっていく中で、後発医薬品の名称も「一般名+剤形+規格+屋号」に統一される。また、一般名処方が後発医薬品の普及に有用であることを感じた当局は、2010年4月の診療報酬改定で一般名で処方した場合に2点の加算を認めた。さらに2016年4月の診療報酬改定では、処方箋に後発医薬品があるものに関してすべて一般名で処方した場合、3点、その他は2点の加算を追認している。

後発医薬品審議の薬事委員会規程

2006年4月に薬事委員会規程を改訂し、審議事項に後発医薬品に関する審議を入れ、後発医薬品が市販された場合には速やかに先発医薬品から切り替えることとした。薬事委員会規程細則の「後発医薬品への切り替え」の項目を以下に記しておく。

①後発医薬品が市販された場合、先発医薬品を速やかに切り替えるものとする。
②先発医薬品から後発医薬品への切り替えは、本採用の手順に準ずる。
③毎年7月と11月に後発医薬品が薬価に収載されるので、薬剤部は9月と12月の定例会にリストを提出し、審議し、決する。
④後発医薬品の選定には価格、安全性、品質、安定供給及び情報提供について、考慮すること。
⑤採用を許可された後発医薬品の購入は原則として、それが決定した翌々月10日からとする。(現在は翌月の10日になっている)
⑥後発医薬品へ切り替えた先発医薬品の削除は原則として、それが決定した翌々月10日とする。
⑦後発医薬品の院内処方箋への記載について注射薬は「商品名」とし、内用薬と外用薬は「一般名」と「商品名」の併記とする。
⑧後発医薬品の外来処方箋への記載は原則として、「一般名」とする。

また、医薬品の削除規程に「後発医薬品に切り替えた先発医薬品は原則として削除する」を入れて後発医薬品への切り替えを徹底した。

以後、後発医薬品が薬価収載されるごとに検討し、迅速に切り替えを行える状況がつくられた。

後発医薬品80％以上確保を目標に

協会けんぽの調査では、2015年1月の時点における新指数は61.2％で、初めて60％を超え、さらに、2016年2月の時点では64.5％まで延びてきた(図4)。後発医薬品の普及は急速に進んでいると考えられる。また、都道府県支部別後発医薬品使用割合(数量ベース)は、2016年2月において60％を割っている県は高知、山形、徳島の3県のみになっている(図5)。

薬局における新指数での後発医薬品使用割合は、2013年4月の時点で46.5％であったが、2015年9月では59.2％と大幅に伸びている(図6)。

2015年6月30日の「経済財政運営と改革の基本方針2015」における薬価・調剤等の診療報酬及び医薬品等に係る改革で、「後発医薬品に係る数量シェアの目標値については、2017年央に70％以上とするとともに、2018年度から2020年度末までの間のなるべく早

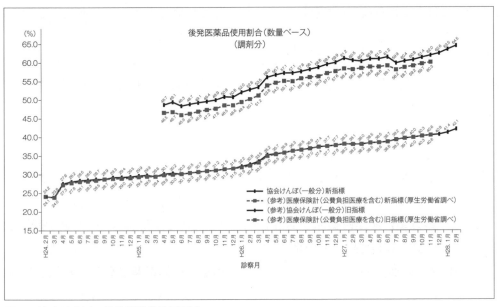

図4　協会けんぽの後発医薬品使用割合

注1．協会けんぽ(一般分)の調剤レセプト(電子レセプトに限る)について集計したもの(算定ベース)。
注2．「数量」とは、薬価基準告示上の規格単位ごとに数えた数量をいう。
注3．「新指標」は、[後発医薬品の数量]／([後発医薬品のある先発医薬品の数量]＋[後発医薬品の数量])
注4．「旧指標」とは、平成24年度までの後発医薬品割合(数量ベース)の算出方法をいう。旧指標による算出では、平成22年4月以降は、経腸成分栄養剤、特殊ミルク製剤を除外し、平成24年4月以降は、経腸成分栄養剤、特殊ミルク製剤、生薬及び漢方製剤を除外している。
注5．医療保険計(公費負担医療を含む)は、厚生労働省調べ。
注6．後発医薬品の収載月には、後発医薬品が初めて収載される先発医薬品があると、算出式の分母の対照となる先発医薬品が増えることにより、新指導による後発医薬品割合が低くなることがある。

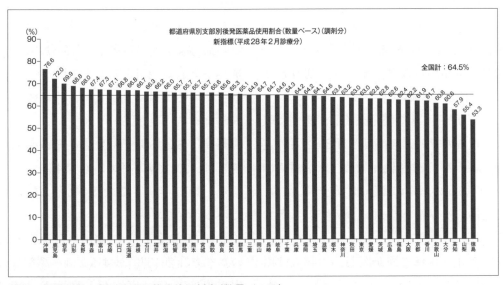

図5　都道府県支部別後発医薬品使用割合(数量ベース)

注1．協会けんぽ(一般分)の調剤レセプト(電子レセプトに限る)について集計したもの(算定ベース)。
注2．「数量」とは、薬価基準告示上の規格単位ごとに数えた数量をいう。
注3．加入者の適用されている事業所所在地別に集計したもの。
注4．「新指標」は、[後発医薬品の数量]／([後発医薬品のある先発医薬品の数量]＋[後発医薬品の数量])で算出している。医薬品の区分は、厚生労働省「各先発医薬品の後発医薬品の有無に関する情報」による。

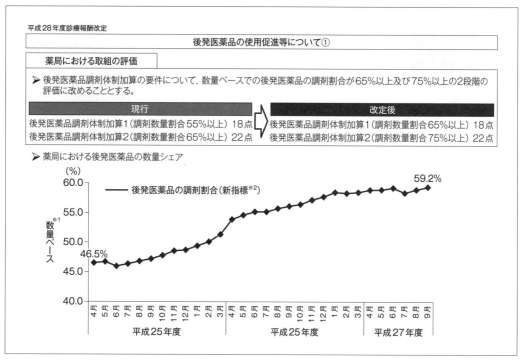

図6 薬局における後発医薬品の数量シェア
※1:「数量」とは,薬価基準告示上の規格単位ごとに数えた数量をいう。
※2:「新指標」＝［後発医薬品の数量］／（［後発医薬品のある先発医薬品の数量］＋［後発医薬品の数量］）（「後発医薬品のさらなる使用促進のためのロードマップ」で定められた目標に用いた指標）。
（資料：最近の調剤医療費（電算処理分）の動向より）

い時期に80％以上とする。2017年度央において、その時点の進捗評価を踏まえて、80％以上の目標の達成時期を具体的に決定する」としている（図7）。

これを受けて、2016年度診療報酬の改定では、薬局の「後発医薬品調剤体制加算1」は、調剤数量割合を55％から65％以上に引き上げ、点数を18点に据え置き、「後発医薬品調剤体制加算2」は、調剤数量割合を65％から75％以上に引き上げ、点数を22点に据え置くなど、一段とハードルが高く設定された。医科の「後発医薬品使用体制加算」は、「数量割合70％以上」が新設され70％以上、60％以上、50％以上が、それぞれ42点、35点、28点と決められた。

また、院内処方をしている診療所であって、後発医薬品の使用が高い診療所について、後発医薬品の使用体制に係る評価を行う「外来後発医薬品使用体制加算」が新設され、数量割合70％以上4点、60％以上3点とされた（図8）。さらに、DPC病院における機能評価係数Ⅱの「後発医薬品指数」の評価上限が70％に引き上げられた。

ちなみに、2017年5月の経済財政諮問会議で、前述の後発医薬品数量シェア目標達成時期を2020年9月に前倒し設定し、同時に2017年7月の中医協の中間報告において、後発医薬品係数について、すでに多くの施設で係数が上限値となってきていることから、一定の役割を果たしたということで機能評価係数ⅡからⅠで評価すべきという議論が始まっている。

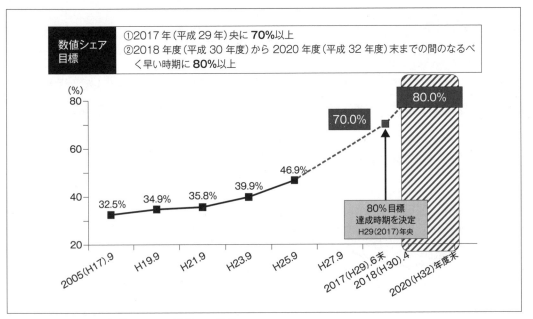

図7　後発医薬品の数量シェアの推移と目標値
注）数量シェアとは，「後発医薬品のある先発医薬品」及び「後発医薬品」を分母とした「後発医薬品」の数量シェアをいう
（厚生労働省調べ）

図8　診療報酬における後発医薬品使用体制加算の見直し（厚生労働省）

いずれにしても筆者は次回(2018年度)の診療報酬改定では、後発医薬品の数量シェアは、医科、調剤におけるすべての項目で80％以上が求められると予測している。

同院は2016年2月時点で、後発医薬品数量割合は80％以上であり、今後は新薬評価とフォーミュラリーの作成を拡大して、後発医薬品数量割合80％以上を確保することを目標としている。

DPCに後発医薬品指数新設

2014年度(平成26年度)診療報酬改定でDPC制度が見直され、前述したように医療機関別係数の機能評価係数Ⅱに「後発医薬品指数」が新たに追加された。機能評価係数Ⅱは、暫定調整係数が前回75％から今回50％に減少した分の25％が置き換え分として増加された。また機能評価係数Ⅱは、従来6項目の指数から構成されていたが、「後発医薬品指数」が追加されて7項目になり、置き換え分を含めて7項目の指数に均等に配分された。

同院は後発医薬品の使用数量割合は60％以上であり、後発医薬品係数0.01544で、推定値であるが年間約9500万円の増収になっている。また先発医薬品を後発医薬品に切り替えることにより、薬価ベースで2012年度は4億2000万円、2013年度は4億2900万円、2014年度は4億6000円の削減効果が認められた(図9)。

後発医薬品の有効活用に効果的なフォーミュラリー作成

2014年度診療報酬改定で、後発医薬品の数量シェアの算定方式が国際的に比較ができる体制に変更された。旧指標の数量シェアでは全医薬品数を分母にして、分子に後発医薬品数を用いて算出していたが、新指標の数量シェアは、分母を後発医薬品のある先発医薬品数と後発医薬品数の和にして、分子に後発医薬品数を用いて算出する。同

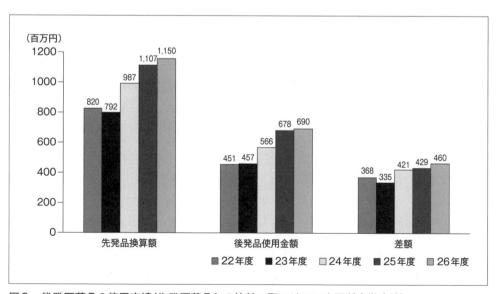

図9　後発医薬品の使用実績(先発医薬品との比較：聖マリアンナ医科大学病院)

時に「後発医薬品調剤体制加算」の要件も見直された。

数量シェア算定の削減効果の限界

しかしながら、後発医薬品の数量シェアを上げても、そのことが医薬品費の削減に結びついているのかが疑問視されている。その理由は2つあると思われる。

1つには、免疫チェックポイント阻害薬ニボルマブ（商品名：オプジーボ）に代表される抗がん剤やレジパスビル/ソホスブビル配合錠（商品名：ハーボニー配合錠）などのC型肝炎ウイルス治療薬など非常に高価な医薬品が上市されてくる状況である。

2つには、後発医薬品が治療上多く使用されている状況下で、その同種同効薬の新薬が市販されると、有効性や安全性が非劣勢にもかかわらず新薬が無条件に採用されてしまう現状である。

前者は薬物治療上やむを得ないと考えるが、後者はフォーミュラリーを作成するなど改善の余地があると思われる。また後者は、既採用後発医薬品を同種同効薬の新薬に切り替えても新指標の数量シェアでは、分母に先発医薬品を含まないためほとんど影響を受けないところにも問題がある。たとえば聖マリアンナ医科大学病院においては、プロトン・ポンプ阻害（PPI）経口剤であるオメプラゾール、ランソプラゾール、ラベプラゾールはいずれも後発医薬品に切り替わっている。そこにオメプラゾールを光学分割したS-エナンチオマーであるエソメプラゾール（商品名：ネキシウムカプセル）が新薬として2012年に市販された。光学異性体の混合物であるオメプラゾールのS体とR体とは薬効に差がないと言われている。

わが国におけるエソメプラゾールの第Ⅲ相臨床試験では、逆流性食道炎のみオメプラゾールとの非劣性試験を行い非劣性が証明され、低用量アスピリン投与時における胃潰瘍または十二指腸潰瘍の再発抑制と非ステロイド性抗炎症薬投与時における胃潰瘍または十二指腸潰瘍の再発抑制は、プラセボを対象に行われ有意性が示された。その他の適応症はオメプラゾールと同等性として承認を受けている。エソメプラゾールの適応症は後発医薬品ですべて補うことができるし、その薬価はエソメプラゾールの3～5割低い。

PPI経口剤のフォーミュラリー作成

同院はエソメプラゾールを2012年に採用したが、2012年度、2013年度、2014年度の薬価ベースの使用額は、それぞれ290万円、466万円、462万円で、一方、PPI経口剤の後発医薬品の薬価ベースの使用総額は、同じ年度でそれぞれ2143万円、2040万円、1649万円であった。そこで2015年3月にPPI経口剤のフォーミュラリー作成を行うために、フォーミュラリー小委員会を開催してエソメプラゾールの院内採用の可否について検討した。薬剤部はエソメプラゾールが他のPPI経口剤と比較して有用性が証明されていないため院内採用の必要性はないとの見解を示し、フォーミュラリー小委員会で承認され、2015年5月、エソメプラゾールの院内採用を取り消した。この結果、年間約123万円の削減効果があると推測された（図10）。

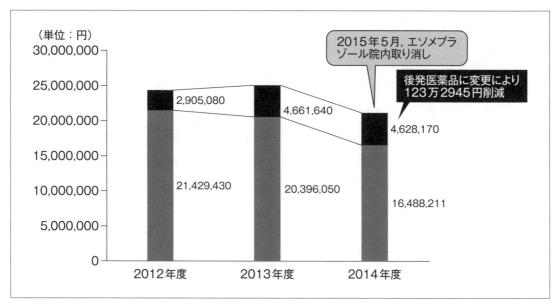

図10　PPI経口剤の先発医薬品と後発医薬品の年度別使用額（聖マリアンナ医科大学病院）

新薬評価とフォーミュラリーの両輪

　医療の質を維持しながら後発医薬品を有効に使用することは、国家的には医療費の削減になり、DPC病院では経営的観点から効率的な医療が提供できる。また健康保険組合においても、後発医薬品を有効に活用することは保険者の負担軽減になる。そして、後発医薬品メーカーにおいても、後発医薬品を開発したにもかかわらず、PPI経口剤に示したように同等性しか示さない新薬に簡単に市場を奪われては、開発した意味を成さなくなる。

　このためにもDPC病院や保険者など後発医薬品を使用する側は、根拠に基づく処方ルールを作成する必要がある。処方ルールを作成する方策として新薬評価とフォーミュラリーの作成が重要である。

ファーマシューティカルケアの理念を実践する環境の整備

　同院薬剤部では、病棟薬剤業務は確立しているので、ファーマシューティカルケアの実践を目に見える形で残すためにMUE（医薬品適正使用調査）とCDTM（共同薬物治療管理）、新薬評価とフォーミュラリーの作成の4項目を活動の中心に置いている。これらを連動させることにより薬剤師による病棟薬剤業務がより充実できるし、薬物治療における安全性・有効性が確保でき、チーム医療に貢献できる。

MUEは医薬品適正使用推進のために

　MUEは医薬品の使用のみならず、医薬品使用のプロセス等の実態を把握することにより、医薬品の適正使用推進と患者安全の向上を図るものである。また、MUEは薬剤師主導で行うだけでなく、他職種との連携

で行うことにより、調査結果を臨床現場に反映できるとされる。同院は臨床で問題になるような医薬品で、新規に採用した医薬品を約5ヵ月間使用したすべての患者のプロフィール、使用量、適応症例あるいは適応外症例、処方診療科、禁忌症例の有無、腎機能などの使用実態調査を2010年4月より行った。結果を薬剤部で評価し、薬事委員会に提出し採用の可否の参考にするためである。

MUEを実施する具体的な目標を以下に記す。

- 最適な薬物治療を推進する
- 医薬品に関連した問題を防ぐ
- 薬物治療の効果を評価する
- 患者の安全性を向上させる
- 医薬品使用に関連するプロセスを改善する
- 医療従事者にとってさらに教育が必要な部分を明確にする
- 薬物に関連するコストを減らす
- 医薬品使用が標準使用・ガイドライン・法律などに沿ったものであるかを確認する

しかし、すべての医薬品がMUEの対象になるわけではない。MUEを実施するのに適した薬剤は以下のものである。

- 副作用リスクが大きい、または他剤との併用で副作用リスクが大きくなる薬剤
- 副作用のリスクが高い患者に使用される薬剤
- 処方頻度の高い薬剤
- 薬物治療が非常に重要となる疾患に対する薬剤
- 毒性の強い薬剤
- 適切な使用方法により使ったときに最も効果的であることが知られている薬剤
- 高価な薬剤

仮採用に伴いMUEを実施

同院で最初に実践したMUEは、バソプレシンV2-受容体拮抗作用を有し、腎集合管でのバソプレシンによる水再吸収を阻害することにより、選択的に水を排泄し、電解質排泄の増加を伴わない利尿作用を示す薬剤として、初めて承認されたトルバプタン(商品名：サムスカ錠)である。トルバプタンは、投与により急激な水利尿から脱水症状や高ナトリウム血症を来し、意識障害に至った症例が報告されている。また急激な血清ナトリウム濃度の上昇による橋中心髄鞘崩壊症を来すとされ、入院下で投与の開始また再開を行うことが警告に書かれており、使用に際しては注意が必要な薬剤である。

そこで薬剤部では仮採用に伴いMUEを行うことにした。MUEの結果、トルバプタンを使用した症例は仮採用期間の2011年2月から6月の5ヵ月間で15例であった。そのうち3例が適応外使用で、肝性浮腫の除水目的で使用された(ループ利尿剤等の他の利尿剤で効果不十分な肝硬変における体液貯留の適応あり)。禁忌項目に該当する症例は1例あり、意識がなく口渇を感じない・水分摂取が困難な患者であり、経管投与が行われた。導入前の腎機能は80%の患者がクレアチニンクリアランス(CCr) 50mL／min以下の腎機能低下症例であった。投与量については、血清ナトリウム125mEq／

L以下の患者や急激な循環血流量の減少が好ましくないと判断された患者については、7.5mgからの開始が推奨されているが、15例中11例が7.5mgから開始し、そのうち4例は15mgへ増量した。すべての症例で投与量の調整は適切に行われた。投与期間については、推奨される朝食後投与例が13例、昼食後が2例であった。投与日数の中央値は10日であり、国内臨床試験では14日以上を超える使用経験はないが、最大44日使用した症例もあった。

本剤の投与は利尿薬との併用が原則であり、全症例で利尿薬を併用していた。本剤は投与開始時または再開時には血清ナトリウム濃度を頻回に測定する必要がある。血清ナトリウムの測定実施については、投与後4～6時間の実施は4例（27%）、投与後8～12時間の実施は3例（20%）、翌日から1週間毎日測定を行ったのは2例（13%）のみであった。他にも血清カリウム濃度、体重、血圧・脈拍等のバイタルサイン、尿量の測定が必要であるが、すべての症例で実施された。飲水制限の解除を行うことも推奨されているが、実施されたのは15例中9例（60%）であった。

MUEの結果から限定使用に

重篤な副作用として腎機能が低下した患者が3例あったが、高ナトリウム血症や血栓塞栓症は認められなかった。治療効果の得られたのは8例で、効果がなかった例での投与日数が、効果があった例と比較して長かった（平均投与日数13日 VS 4.8日）。

これらの結果から、トルバプタンを臨床に応用するにあたって、本剤は重篤な高ナトリウム血症等の副作用の発現はなかったが、飲水制限の解除や血清ナトリウム濃度の頻回な測定について徹底されておらず、腎機能低下症例に多く使用されることも考慮すると、新規採用後も引き続き本剤の使用を入院に限定すべきであるとした（表5）。

ダビガトランについてのMUE

次に行ったMUEは直接トロンビン阻害薬であるダビガトラン（商品名：プラザキサカプセル）である。ダビガトランは、非弁膜症性心房細動患者における虚血性脳卒中及び全身性塞栓症の発症抑制を効能・効果として、ワルファリンに替わる薬剤として注目を浴びた。しかし、ダビガトランは出血リスクを正確に評価できる指標は確立されておらず、常に出血の危険性を考慮して使用しなければならない。

従来から使用されているワルファリンは、納豆や緑葉野菜などの食べ物との相互作用があり、また、PT-INR（Prothrombin time – International normalized ratio）検査で、通常2.0～3.0にコントロールする必要があり、使用に当たっては食べ物の制限やPT-INR検査による厳密な管理が求められる。このため、病棟担当する薬剤師には、ワルファリンからの安易な変更をしないことと適応疾患を守るように注意して管理するとともに仮採用したダビガトランが適正に使用されるかどうかを調査した。調査期間は、2011年6月～9月の4ヵ月で、その間にダビガトランを使用したすべての患者を対象とした。

結果は42名の患者に使用され、平均年齢77.4歳（範囲：58～88歳）で、適応症例は23

表5 サムスカ錠使用実態調査（2011年2月～6月　聖マリアンナ医科大病院）

使用量			患者背景	
15mg	総使用量（錠）	210	平均年齢	77.4(58-88)
	院内	210	男／女比	11/4
	院外		適応症例（心不全における体液貯留）	12
処方患者総数（人）		15	適応外症例（肝性浮腫）	3
処方診療科　症例数			禁忌該当症例（口渇感じない・意識がない）	1
循環器内科		10	導入前の腎機能	
腎臓内科		2	CLcr≧50mL/min	3(20%)
消化器内科		2	30≦CLcr＜50mL/min	3(20%)
消化器外科		1	CLcr＜30mL/min	9(60%)
			透析	0

使用状況結果				
投与量			利用利尿薬（適応ありO）	
導入時	7.5mg 1日1回	11例	○ループ系利尿薬	15
	15mg 1日1回	4例	○抗アルドステロン	7
増量例	7.5mg→15mg	15例	○サイアザイド	6
頓用処方例		1例	ハンプ	6
投与方法（朝食後推奨）			治療モニタリング実施率（%）	
朝食後		13例	血清Na	
昼食後		2例	投与後4-6時間後	4(27%)
経管投与例		1例	投与後8-12時間後	3(20%)
投与日数			翌日から1週間　毎日測定	2(13%)
中央値（幅）		10例	他のモニタリング項目	
		(1-44)	血清K	15(100%)
投与量調節			飲水制限解除の指示	9(60%)
適切に調節された奨励（Na＜125や腎機能低下症例では7.5mg推奨）		15例	体重	15(100%)
			バイタルサイン	15(100%)
			尿量	15(100%)

副作用・効果判定・中止理由			
重篤な副作用		効果判定（体重減少・尿量増加のカルテ記載より判定）	
腎機能低下	3例	効果あり	8
血栓塞栓症	0例	効果なし	7
高Na血症	0例	再投与例	0
その他	0例		
中止理由			
効果あり	4例	投与期間は4例それぞれで3,3,4,9日（平均4.8日）	
効果なし	3例	投与期間は3例それぞれで3,10,26日（平均13日）	
副作用	2例	腎機能低下（2）	
投与日数制限	2例	投与期間は2例それぞれで22,33日	
その他	2例	透析導入（1）心不全悪化（1）	
継続中	2例	調査期間中の投与期間は2例それぞれで18,44日	

例（54.8％）、適応外症例は19例（45.2％）で、そのうち17例が皮膚科にて使用された。また禁忌症例は5例（11.9％）であった。このため、薬事委員会において、これらの資料が提出され、適応外使用があまりにも多いため、ダビガトランの新規採用が審議され、適応外使用を是正すべき条件の下、採用することとした。この採用結果を病棟担当薬剤師にも説明し、ダビガトランの適正使用を推進するように指示した。

新規抗凝固薬のMUE

ダビガトランに引き続き、新規抗凝固薬（Novel Oral Anticoagulants：NOACs）が非弁膜症性の心房細動（NVAF）における虚血性脳卒中及び全身性塞栓症の発症抑制の適応症で承認を受けて市販された（表6）。このうちリバーロキサバン（商品名：イグザレルト）とアピキサバン（商品名：エリキュース）についてMUEを行った。その結果、プラザキサでは、適応外使用や禁忌症例に使用される症例が認められたが、リバーロキサバン及びアピキサバンでは大幅に減少した。また、いずれのNOACsにおいても過小投与が25％以上であり、副作用に注意しながら使用している実態が見えてきた（表7）。

MUEは医薬品の適正使用を推進するのに大いに役立つことが証明された。MUEは、医薬品の使用実態が把握でき、現状に則したフォーミュラリーの作成を可能にする。

腫瘍センターでのCDTMの取り組み

CDTMは「条件を満たす薬剤師が、医師と交わした共同業務の契約（プロトコール）に認められた範疇で薬物管理を行うこと」と定義され、以下のような薬剤業務を行うことである。

表6 新規抗凝固薬

	プラザキサ（直接T阻害）	イグザレルト（FXa阻害薬）	エリキュース（FXa阻害薬）	リクシアナ（FXa阻害薬）
DVT/PE治療と予防	×	○	○	○
NVAFにおける虚血性脳卒中及び全身性塞栓症の発症抑制	150mg1日2回	15mg1日1回	5mg1日2回	体重>60kg 60mg1日1回 体重≦60kg 30mg1日1回
減量と基準	110mg1日2回 ・CCr30-50mL/min ・p糖蛋白阻害剤併用 ・消化管出血の既往 ・70歳以上	10mg1日1回 ・CCr30-49mL/min （CCr15-29mL/min安全性未確立）	2.5mg1日2回 下記の2個以上の該当 ・80歳以上 ・体重<60kg ・血清Cr>1.5mg/dL	30mg1日1回 体重>60kgかつ以下に該当 ・キニジン、ベラパミル、エリスロマイシン、シクロスポリンの併用 ・CCr30-50mL/min
禁忌	透析、CCr<30mL/min	CCr<15mL/min	CCr<15mL/min	CCr<15mL/min
		肝障害 Child-Pugh B/C	凝固異常伴う肝疾患	凝固異常伴う肝疾患

表7 NOACsのMUEのまとめ（聖マリアンナ医科大学病院）

	エリキュース n=7	イグザレルト n=120	プラザキサ n=34
禁忌該当症例	0%	1.7%	2.9%
適応外使用	0%	4.2%	32.4%
導入前の腎機能未評価	0%	14.2%	8.8%
過小投与	57.1%	25.0%	32.0%
過量投与	0%	3.3%	0%
ワルファリンより切替時 INR>2.0 もしくは IHR未測定	14.3%	15.0%	11.8%

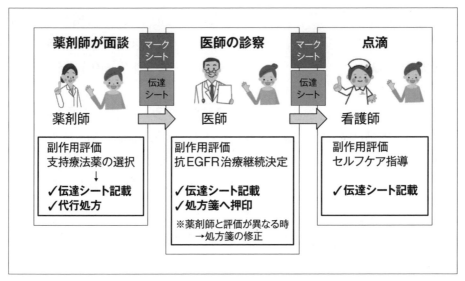

図11 腫瘍センターでの実際の診察の流れ（聖マリアンナ医科大学病院）

●患者の薬物治療の評価
●薬の開始、選択、処方、投与量変更
●薬物治療に関連する臨床検査のオーダー
●継続的モニタリング
●服薬指導、患者教育

2012年10月より同院腫瘍センターで開始し、2013年3月より消化器・一般外科、そして2015年4月より循環器センターと理解の得られた診療科あるいは病棟へと拡大した。腫瘍センターでのCDTMは、大腸がんの化学療法で使用される抗EGFR抗体製剤（セツキシマブ、パニツムマブ）は、抗腫瘍効果が高まるほど皮膚障害を伴うとの報告があり、副作用をできる限り防止し、治療を継続できるかが治療効果を高めることになる。そこで医師、薬剤師、看護師がチームを結成し、それぞれの職種が副作用を評価し、薬剤師は薬剤の投与量や支持療法を選択し、医師に提案する（図11）。

腫瘍センターでのCDTMの流れは、2回目以降、最初に薬剤師が面談し、副作用の評価を行い、必要ならばCDTMで取り決めた皮膚障害の重症度に応じた支持治療薬を入力する（図12）。次に医師が診察し、副作用を評価し、抗EGFR抗体治療の継続を決

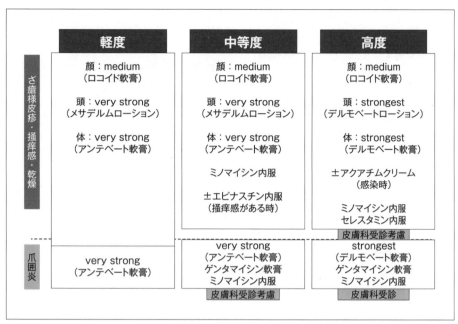

図12　皮膚障害の重症度に応じた治療（セット）

定する。また薬剤師が入力した支持療法を問題がなければ承認し処方を発行する。最後に看護師は抗がん剤を投与中に副作用を評価し、セルフケアの指導を行う（図13）。

消化器・一般外科病棟でのCDTM

　消化器・一般外科病棟でのCDTMは、これまで医師の業務軽減やより効果的で安全な薬物治療を実現するため、薬剤師が定数配置薬の代行入力や定時処方の修正等の業務を他科に先立って行っていたが、それでもなお医師の業務が多いということが指摘されていた。

　2010年4月30日の厚生労働省医政局通知で、「多種多様な医療スタッフが、各々の高い専門性を前提とし、目的と情報を共有し、業務を分担するとともに互いに連携・補完し合い、患者の状況に的確に対応した医療を提供する『チーム医療』の実践を推進する」という考えと薬剤師を積極的に活用することが可能な業務が9項目にわたって示された。最初に示された業務が、「薬剤の種類、投与量、投与方法、投与期間等の変更や検査のオーダーについて、医師・薬剤師等により事前に作成・合意されたプロトコールに基づき、専門的知見の活用を通じて、医師等と協働して実施すること」である。そこで事前に医師とプロトコールを作成し、看護師と話し合い、下記の5項目を消化器・一般外科病棟でのCDTMとして実施することにした。

①入院時・入院中の持参薬から院内処方への切り替え

②中止薬の中止入力

③定時処方

④継続が必要な薬剤（持参薬、術後のセット処方等）の処方

⑤頓用処方薬、ヘパリン持続点滴の継続処方

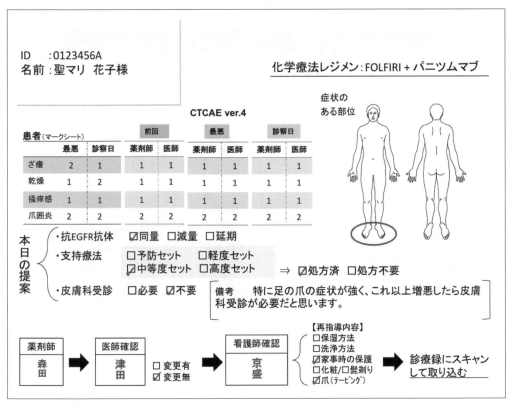

図13 薬剤師↔医師↔看護師伝達シート（聖マリアンナ医科大学病院）

CDTMでもたらされるメリット

入院時・入院中の持参薬から院内処方への切り替え、定数配置薬や中止薬の入力、定時処方、継続が必要な薬剤の入力である。CDTMは薬剤師が薬物治療を積極的に担うことにより、医師は診断や手術に注力でき、医療の質の向上に大きく貢献できると考える。

また、薬事委員会のフォーミュラリーの運用の管理として臨床ガイドラインの作成がある。このガイドラインの運用において、オーダーセットやクリニカルパスへの積極的介入が薬剤師に求められる。

フォーミュラリーには新薬評価が重要

米国の病院では、薬事委員会におけるフォーミュラリーシステムの管理の1つとして採用薬の管理がある。わが国の薬事委員会は一般的には単に医薬品の採用と削除を審議することが多い。しかしフォーミュラリーの作成を目的にした薬事委員会の場合、とくに新薬採用の審議が重要になってくる。

同院薬剤部では2014年4月に薬事委員会規程を改訂して、フォーミュラリーの作成するために新薬の評価を行うことにして、仮採用期間を6ヵ月から1年に延長した。そして新薬採用時に、既存の同種同効薬がある場合は原則として、後発医薬品などの廉価な薬剤を優先し、有効性や安全性に明らかな差がない場合は新薬の採用を認めないことにした。

新薬を評価するノモグラム

同院では新薬の仮採用期間に新薬を評価するノモグラムを薬剤師が作成している。この新薬評価票は添付文書やPMDAの情報などの公的情報だけではなく、エビデンスレベルの高い原著論文や各国のガイドラインなど総合的に評価し、さらには既存の医薬品との経済性を比較し、エビデンスに基づいて効果・安全性・経済分析を徹底的に行う。その上で薬剤部として臨床上の必要性についての意見を記載する。臨床的必要性は次の5項目で評価する。
① 代替薬がなく、臨床上の必要性が高い
② 同効薬が少なく、治療の選択肢がなく、臨床上の必要性が高い
③ 代替治療薬はあるが、新しい機序の薬剤である。しかし、既存治療を上回るエビデンスは不十分
④ 代替薬はないが同効薬が多数存在し、必要性は低い
⑤ 代替薬があり、臨床上の必要性は低い

論文評価がフォーミュラリーの第一歩

このように、臨床試験の論文を批判的に吟味し議論することにより、「経験的な要素が強い薬物治療」を「エビデンスに基づく客観的な薬物治療」にすることが可能になる。新薬の採用において、その施設にとって本当に必要な医薬品のみを採用することが、フォーミュラリーの第一歩となる。

新薬評価は、最初に当該の新薬を使用する病棟の薬剤師や文献評価スキルを学んだ薬剤師が作成し、次にジャーナルクラブで司会などを経験した指導的な薬剤師が査読する。最後に医薬品情報室の専門薬剤師が精査する。これらの過程を経ることにより精度と信頼性の高い新薬評価を作成することができる。

院内フォーミュラリー作成をスタート

同院では後発医薬品の採用が約500品目になり、これらを有効活用することでさらなる経済的なメリットを追求するために、2013年7月から同種同効薬での後発医薬品の優先的な使用を考慮したフォーミュラリーの作成の取り組みを開始した。

最初に取り組んだのがプロトンポンプ阻害薬(PPI)の注射薬で、後発医薬品であるオメプラゾール注射薬と先発医薬品であるランソプラゾール注射薬(商品名：タケプロン注射薬)である。両剤は有効性や安全性に差がなく、適応症においてはオメプラゾール注射薬のほうが多いが、他剤との相互作用ではランソプラゾールの方が少なかった。そこで第1選択薬をオメプラゾール注射薬とし、ランソプラゾールを第2選択薬とした。

第2選択薬であるランソプラゾールは原則、相互作用のあるワルファリンやクロピドグレルを使用している長期にPPI注射剤治療が必要な患者を適応とし、医師がタケプロン注射薬を処方する際に、「院内フォーミュラリーで第2選択薬です。使用制限をご確認ください」と注意喚起のポップアップが現れるように使用制限した。その結果、ランソプラゾールの使用金額は、2013年度が197万7840円であったが、2014年度が25万1860円、2015年度が19万5320円と

激減した。一方、第1選択であるオメプラゾール注射薬は、2013年度が510万円、2014年度が569万4760円、2015年度が681万1980円と増加したのである。フォーミュラリー作成による明確な経済効果が認められた事例である。

9分野のフォーミュラリーを運用

同院では2014年4月に薬事委員会規程を改訂して、審議事項に「標準薬物治療を推進するためのフォーミュラリーの作成に関する事項」を加え、運営事項に「本委員会にフォーミュラリー小委員会を置くことができる」とした。現在、PPI注射剤、ヒスタミンH_2受容体拮抗薬の経口剤、α-グルコシダーゼ阻害薬、インスリン分泌促進薬であるグリニド薬、脂質異常症の治療薬であるHMG Co-A還元酵素阻害薬、レニン-アンジオテンシン-アルドステロン系抑制薬（RAS）、ビスホスホネート薬剤及びPPI経口剤の8薬効群とバイオシミラーであるGCS注射薬に関してフォーミュラリーを作成し運用している。フォーミュラリー作成による削減効果は、2015年度で約1338万3117円であった。

体験的薬剤師論
これからの薬剤師のあるべき姿

筆者が若き日に学んだこと

本稿を終えるに当たって、筆者がなぜ臨床薬剤師やフォーミュラリーを追求するに至ったかを、少し個人的な感懐を交えて記しておきたい。これ以降の記述は「月間薬事」に掲載された「聖マリアンナ医科大学病院薬剤部はどのように成長できたか～トップがリーダーシップを発揮する～」からの引用になることをお断りしておく[1]。

筆者は1975年3月、大阪薬科大学を卒業し、聖マリアンナ医科大学病院薬剤部に就職した。この時点では薬剤師としての仕事を十分に理解していなかったし、普通の薬剤師の考え方しか持っていなかったと思う。臨床薬剤師の重要性に覚醒したきっかけは、聖マリアンナ医科大学第三内科が東京薬科大学の臨床薬学専攻科の学生を受け入れていたことによる。この教育には筆者も関わっていたのであるが、当時の指導教官の医師から、「先進諸国の薬剤師は医師と対等に薬物治療について議論を行い、患者さんに責任を持って薬物治療を提供している。あなたも将来、そのような薬剤師になりなさい」と言われた。その言葉が筆者が薬剤師について考える出発点になった。

また当時、東京薬科大学の臨床薬学専攻科に招聘されていた米国の臨床薬剤師（Pharmacy Doctor）から、薬剤師が臨床業務を進める上での方策や戦略について経験的な講義を受講し、筆者はその一つひとつを胸に刻んでいった。たとえば、「薬剤師が病棟に出る場合にはすべての医師が賛同してくれるとは限らない。『Good Doctor』あるいは『Bad Doctor』をよく判断し、理解してくれる医師から説得しよう」、「臨床業務はサービス業務という立場で、サービスは一度開始すると業務になり、最初は感謝されるけれどもすぐに日常の業務になる」、「病棟での業務は、本当に臨床薬剤師が行う業務かをよく吟味して開始することが大切である」、「薬剤師が薬物治療に参画するため

には、患者の面談や医師や看護師との協議など、自由な時間を確保する必要がある。しかし病棟での薬剤師の受け入れは、注射薬の混注業務など実体のある業務が受け入れられやすいが、これらの義務的な業務に時間を割かれていては薬物治療への参加の時間が十分に取れなくなるので、サービス業務を受け入れる場合は本来の薬剤師の業務、すなわち薬物治療への参画を明確にする必要がある」などである。筆者が臨床活動を行う上での基本的な考え方をここで学ぶことができたと思っている。

座学以上に臨床経験が大事になる

一方、1978年からの8年間、筆者は調剤業務の終了後、病棟に出向いて、薬物治療の実践面を徹底的に習得した。同時に、医師と薬物治療を協議するためには「疾病ごとの薬物治療ガイドラインや最新の医学論文に目を通していなければならないこと」、「読んだ医学論文を臨床応用する能力がなければならないこと」を学ぶことができた。

薬剤師が薬物治療の知識・スキルを学ぶためには、座学も必要であるが、それ以上に臨床経験が重要であることを学ぶことができ、薬剤師の病棟業務がイメージできる基礎ができ上がったと思っている。こういった経験が、後に薬剤部長として様々なことに挑戦する際に非常に力を発揮した。

薬剤部リーダーに必要な行動指針

筆者は2001年7月に聖マリアンナ医科大学病院薬剤部長に就任したのであるが、「わが国に真の医薬分業を根付かせ、世界標準の薬剤師業務ができることを証明したい」というテーマを持っていて、その時点ですでにそれに取り組むべきイメージはできていた。しかし当時の薬剤部は、縦割りの組織体制と個人個人の力量に依存した業務体制であり、これでは薬剤部全体としての力は発揮できないと考えた。そこで薬剤部全体で協調性をもって力が発揮できるように、「薬剤部の理念」と「ビジョン」、「行動指針」、「業務する上での心得」を明確にした。

薬剤部の理念を「患者のQOLを改善するという明確な成果を引き出すために、責任ある薬物治療を提供すること」とした。そして薬剤部のビジョンとして、「患者のQOLを改善するための薬物治療に責任をもつ臨床薬剤師であること」、「患者のQOLを改善するため、チーム医療での薬剤師職能(薬物治療の専門家)を発揮する」の2つを掲げた。

理念を具体化するための行動指針として以下の3項目を掲げた。
①適正で合理的な薬物治療への参画
　薬物治療ガイドラインを遵守
　根拠に基づく薬物治療(大規模臨床試験)
②副作用の収集・解析・究明
③廉価で適正な薬剤の選択
　後発医薬品の使用促進(一般名処方)
　経済的な薬剤の選択(ファーミュラリーの作成)

そして業務する上での心得として、以下の3項目を示し、薬剤部の全員が「すべては患者さんのために」を合言葉に行動する体制を明示した。
①薬剤部の目標は、患者のQOLを改善するため、薬物治療に責任を持ち、チーム医療において、その職能を発揮すること
②部員は、報告、連絡、相談を適切に行い、

常に薬剤部全体を考慮し、行動すること
③部署間の障壁をなくし、相互に協力すること

薬剤部長であるリーダーは、理念、ビジョン、行動指針を提示し、これらの事項の進捗状況をチェックし、前進させなければならない。部員一人ひとりを理解するため、毎年1回、1人30分～1時間をかけて面談してきた。リーダーは機関車のように牽引し、常に先頭を走り続けなければならない。

世界標準の薬剤師になるために

同院薬剤部は調剤中心の業務から臨床中心の業務へと大転換した。その基本的な理念は、世界の薬剤師の共通理念である「ファーマシューティカルケアの理念に基づいて、薬物治療に責任を持って参画すること」の1点である。薬剤師全員が薬剤師の国家資格について、国民の健康増進に寄与する社会的責務と人類の福祉に貢献する責務を担うために国民から付託されたものであるという自覚を持っている。さらに世界標準の薬剤師の業務を担うという高い目標も有している。

しかし、繰り返しになるがわが国は薬学教育6年制になったのにもかかわらず、その教育体系は依然として基礎薬学が中心であり、「よき研究者を育てれば、よい薬剤師が育つ」という旧態依然の考え方が根強いのは心配である。前述の厚生労働省のチーム医療の推進に関する検討会報告書では、薬剤師を積極的に活用することが可能な業務において、「近年、医療技術の進展とともに薬物治療が高度化しているため、医療の質の向上及び医療安全の確保の観点から、チーム医療において薬剤の専門家である薬剤師が主体的に薬物治療に参加することが非常に有益である」と提言されている。こういった観点からもこれからの薬科大学・薬学部は、薬物治療のできる「よき臨床薬剤師」を育成する必要があると思っている。

現状、わが国の病院においては、病棟に薬剤師がほぼ配置されるようになっている。今後は、薬剤師が有効かつ安全で経済的な薬物治療を遂行することができるという「証」を積み重ねていく必要がある。そのためには、わが国の薬剤師はMUE、CDTM、新薬評価、フォーミュラリーの作成に取り組み、薬剤師の社会への貢献を形で示さなくてはならない。わが国の薬剤師は、社会的使命・役割をもう一度見直し、世界の薬剤師の共通理念であるファーマシューティカルケアの理念を理解し、一人ひとりがリーダーシップを発揮して病棟薬剤業務を実践する必要がある[2]。

【参考文献】
1) 増原慶壮「聖マリアンナ医科大学病院薬剤部はどのように成長できたか（前編）トップがリーダーシップを発揮する（後編）臨床で活躍できる薬剤師を育成する」月刊薬事、2013
2) 増原慶壮「ファーマシューティカルケアの実践と臨床薬剤師の育成」日病薬誌、2013

フォーミュラリーに必要な知識・スキル

聖マリアンナ医科大学病院薬剤部　前田 幹広

フォーミュラリーの作成に不可欠の臨床薬剤師

　フォーミュラリーの作成には臨床薬剤師が必要不可欠である。ここで言う「臨床薬剤師」とは、科学的根拠のある薬物治療を保証しながら、患者の薬物治療を提供するのに必要な知識・スキル・態度を持ち合わせた薬剤師である[1]。知識としては、解剖生理学、疫学、一般的な経過、検査値などを含む各疾患の薬物治療学的知識が必要となる(表1)。薬物治療学以外でも臨床で必要となる薬物動態、薬剤経済、相互作用等多岐にわたる知識を身に付けている必要がある。スキルとしては、臨床判断・問題解決能力、コミュニケーション・教育能力、医薬品情報の評価能力、そして患者集団マネジメント能力が必要である。

フォーミュラリー作成に必要なスキル

　フォーミュラリー作成においては、薬物治療学的な知識は言うまでもなく、医薬品情報の評価能力や患者集団マネジメント能力が重要である。医薬品情報の評価能力は、適切な検索方法を使用して原著論文を検索し、研究のデザイン・方法・統計解析・結果・結論を解釈し、そして複数の情報を統合して結論を導く能力を含んでいる。フォーミュラリーの作成では、新薬評価など採用薬の管理では、網羅的に原著論文やガイドラインなどを検索し、各施設に応じた状況から結論を導き出す必要があるため、欠かすことができないスキルである。

　また、患者集団マネジメント能力もフォーミュラリーの作成に重要である。患者集団マネジメント能力は、個々の患者の薬物治療を適正化するだけではなく、病院内などある一定の患者群の薬物治療を包括的に捉え適正化するためのプロトコルやクリニカルパスなどを作成する能力である。

　フォーミュラリーは各施設の医薬品適正使用を推進するための戦略として、医薬品臨床ガイドラインの使用が推奨されている[2]。ここでも医薬品情報の評価能力が問われることとなる。

　このようにフォーミュラリーの作成には、「十分な知識とスキルを持った臨床薬剤師」が不可欠であり、わが国でもそうした臨床薬剤師を育成していかなければならない。米国においては、薬学部教育から2年間の

表1 臨床薬剤師に必要な薬物治療学的知識

	疾患	
骨・関節系	変形性関節疾患	痛風
	骨粗鬆症	
心血管系	高血圧	高脂血症
	心不全	心肺蘇生
	冠動脈疾患	末梢動脈疾患
	急性冠症候群	ショック
	心房細動	脳梗塞・脳出血
	血栓性疾患	
皮膚系	ニキビ	乾癬
	蕁麻疹	湿疹
内分泌系	糖尿病	副腎疾患
	甲状腺機能低下症・亢進症	経口避妊
消化器系	胃食道逆流症	肝炎
	嘔気・嘔吐	肝硬変
	ストレス性潰瘍	膵炎
	胃潰瘍	炎症性腸症候群
	上部消化管出血	
泌尿器系	前立腺肥大	尿失禁
血液系	貧血	鎌状赤血球症
	凝固因子欠損症	血小板減少症
	播種性血管内凝固症候群(DIC)	
免疫系	過敏反応	臓器移植
	アレルギー性鼻炎	免疫不全症候群
感染症	髄膜炎	骨髄炎
	心内膜炎	中耳炎
	真菌感染症	腹膜炎
	胃腸感染症	肺炎
	腹腔内感染症	前立腺炎
	日和見感染症	化膿性関節炎
	性感染症	副鼻腔炎
	皮膚・軟部組織感染症	上部呼吸器感染症
	術後感染予防	尿路感染症
	結核	ウイルス感染症
神経系	てんかん、痙攣重積	末梢神経障害
	疼痛管理	パーキンソン病
	脳梗塞	認知症
	頭痛、偏頭痛	せん妄
腫瘍系	悪性黒色腫	白血病
	乳がん	肺がん
	大腸がん	リンパ腫
	前立腺がん	
精神系	薬物・アルコール依存	統合失調症
	不安障害	躁うつ病
	注意欠陥・多動性障害(ADHD)	
	うつ病	
呼吸器系	喘息	呼吸不全
	慢性閉塞性疾患(COPD)	嚢胞性繊維症
	急性呼吸促拍症候群(ARDS)	肺高血圧
腎臓系	急性腎障害	腎結石症
	慢性腎不全	糸球体腎炎
	腎代替療法	輸液・電解質
膠原病系	多発性筋炎	強皮症
	全身性エリテマトーデス(SLE)	サルコイドーシス
	関節リウマチ	

臨床薬剤師レジデンシーまで一貫して臨床薬剤師の育成に時間を費やしている。わが国においても薬学部が6年制となり臨床教育に十分な時間を割いているが、「十分な知識とスキルを持った臨床薬剤師」になるためには、生涯教育が必要である。ジャーナルクラブは、とくに医薬品情報の評価能力を伸ばすために必須の手法であり、生涯教育として実施することが効果的である。

臨床薬剤師を育成するジャーナルクラブ

ジャーナルクラブは「最新の医学雑誌に掲載されている論文の臨床的な適用を批判的に議論する定期的に開催されるグループ」と定義されている[3]。初めて認識されたジャーナルクラブは、1875年に医学教育に興味を持つ医師が創設したとされる[4]。米国においてはアドバンスド実習において91.3％の学生が実習の課題としてジャーナルクラブを行っている。筆者の米国における経験でも、学生実習では毎月異なる実習先においてそれぞれジャーナルクラブの課題を課されていた。レジデンシープログラムにおいても、引き続き定期的にジャーナルクラブが開催されており、ジャーナルクラブは臨床薬剤師育成に必要不可欠であると考えられている[4]。

2013年に改訂された薬学教育モデル・コアカリキュラムには「臨床研究論文の批判的吟味に必要な基本的項目を列挙し、内的妥当性（研究結果の正確性や再現性）と外的妥当性（研究結果の一般化の可能性）について概説できる」が含まれており、薬学部教育においてもジャーナルクラブの活用が望まれる。そこで、以下に筆者の所属施設である聖マリアンナ医科大学病院薬剤部のジャーナルクラブを紹介する。

ジャーナルクラブを行うときの留意点

ジャーナルクラブは、最初は熱意がある薬剤師が集まることで立ち上がるが、継続することが困難だという声をよく耳にする。そこで、ジャーナルクラブを継続的に行うためにはどのようなことに留意すればよいかを当院の現状と合わせて紹介する。

ジャーナルクラブのコーディネーターは誰でもなることは可能だが、教育的熱意があることが重要である。コーディネーターの役割は、①論文を選択する、②事前に参加者に論文やスケジュールを渡す、③開催場所を選択する、④論文の内容を専門とする人を招待する、⑤議論をファシリテートする、⑥参加者を評価する、⑦参加者からジャーナルクラブの評価をしてもらうなどである[5]。

一般的にジャーナルクラブでは、一人の発表者が論文の内容等を参加者に対してプレゼンテーションする。発表者はWord形式やPower point形式で、論文の内容を紹介するとともに論文に対する自分の意見として論文の強み・弱みや臨床適用などをプレゼンテーションをするのである。ファシリテーターは、発表者だけではなく、参加者に意見を聞くことで議論を活発化させる役割を果たす。論文の内容を議論する場合には、その領域に詳しい薬剤師を招へいすることも重用である。過去のエビデンスや臨床経験を踏まえた意見を加えてもらうこ

とで、議論に深みが出る。

ジャーナルクラブの成功の秘訣

　ジャーナルクラブは議論をすることで成立する教育手法なため、参加者の積極性が重要である。参加者が意見を言いやすくする雰囲気を作るコーディネーターやファシリテーターの役割も重要であるが、参加者が事前に論文を批評し自分の意見を持っていることが成功の秘訣である。

　ジャーナルクラブの参加者が論文を読むうえで、最低限必要な基礎知識を身に付けていることが重要である。現状では参加者の臨床論文に対する基礎知識にはばらつきがみられるため、EBMの定義、臨床論文を批評する意義、論文の構成や基礎用語、統計などはオリエンテーションを行うことで、すべての参加者の知識を事前に一定にすることができる。

議論する論文の選択について

　ジャーナルクラブは、「最新の医学雑誌に掲載されている論文の臨床的な適用を批判的に議論する定期的に開催されるグループ」と定義づけられているように、教育的意味合いもあるが、「最新の論文」を批判的に議論することで、臨床やフォーミュラリー管理に役立てることも目的である。そのため、一般的には過去6ヵ月程度の論文を選択する。論文を検索する前に、トピックを選択する。トピックは、発表者が関わる分野を選択することが一般的だが、参加者にも配慮し、希少疾患など薬物治療以前に病態の基礎知識が必要となるトピックは選択しないほうが無難である。

　論文の試験デザインは、ランダム化比較試験でもメタ解析でも構わないが、ランダム化比較試験とメタ解析では、批評の方法が異なるため、発表者や参加者のスキルに合わせて選択する。ジャーナルクラブ初期の段階では、発表者が論文の選択をすることは困難なため、コーディネーターが選択するか、発表者が指導薬剤師と相談しながら選択するとよい。

論文批評の方法論

　論文の批評をするためには、論文の内容を整理する必要がある。当院のジャーナルクラブでは、ジャーナルクラブサマリーシート(図1)というものを利用している。サマリーシートの利用は参加者にとって有益である。とくにランダム化比較試験では論文の構成が似ているため、サマリーシートの活用は参加者の理解を深める。その中でも背景、論文の強み・弱み、臨床的意義の項目は論文を批評する上で重要である。

背景

　論文の背景にも過去の関連した論文が紹介されているが、臨床研究を臨床に応用する場合に、紹介されている過去の論文や、著者が記載している背景情報では不十分な場合がある。

　「Apixaban versus Warfarin in Patients with Atrial Fibrillation」の論文でジャーナルクラブをする場合に必要な背景資料の例として以下のものが挙げられる。

●アピキサバン・ワルファリンの添付文書

題名	
著者	
文献	

Study Background & Overview

	背景 過去の報告	
	試験の焦点	
	Study Design	Study design e.g. controlled study, cohort study など Setting Randomization Blinding
	Inclusion/exclusion criteria	
	試験の期間 スケジュール	
	介入 Intervention	医薬品名・用法・用量など
	Outcomes	一次エンドポイント
	統計分析	解析方法・試験のパワー・α・p値などの有意差の検討など
結果	Demographic profile	
	Outcomes	介入群の発生率＝a／（a+b）＝（　　　％）＝EER 対照群の発生率＝c／（c+d）＝（　　　％）＝CER RR＝EER／CER＝（　　　　） RRR＝1－RR＝（　　　　） ARR＝EER－CER＝（　　　　） NNT＝1／ARR＝（　　　　）
	副作用	
	Subgroup 分析	
	結論	

	Outcome（＋）	Outcome（－）	
介入群	a	b	(a+b)
対照群	c	d	(c+d)
	(a+c)	(b+d)	(a+b+c+d)

Study strengths（強み）& limitations（弱み）

Study strengths	
Study limitations	

Clinical Relevance（臨床的意義）

この結果及び過去の報告をふまえて医師に使用することを推奨しますか？
試験結果を実際の患者に適用するにあたっての科学的根拠・具体例など

図1　ジャーナルクラブサマリーシート

1. Is the journal reputable?
   信頼できる雑誌か？
2. Is the journal peer-reviewed?
   論文審査のある雑誌か？
3. Does the background information discuss previous pertinent studies?
   背景で、これまでに試験された適切な関連ある研究が検討されているか？
4. Is the primary objective easy to find and clearly stated?
   主要目的は簡単に見つかり、かつ明確に述べられているか？
5. Is there only one primary objective?
   一次エンドポイントはただ一つか？
6. If the study is randomized, is it truly random?
   試験は無作為割り付けされているか？真の無作為化か？
7. If the study is blinded, is there a potential for compromising blinding of patients and/or observers?
   試験が盲検である場合、患者そして／あるいは観察者も盲検化されているか？
8. Are the inclusion and exclusion criteria clear and reasonable?
   採択基準と除外基準は明確かつ妥当か？
9. How does the inclusion and exclusion criteria compare with your served patient population?
   採択基準と除外基準をどのように患者集団に適合するか？
   →研究対象は、患者と同じ様な患者群か（研究対象患者に、自分の想定している患者は含まれるか）？
10. Is the study design clear? Is there a more appropriate study design to answer the primary objective?
    試験デザインは明確か？主要目的を得るためのより適切な試験デザインはあるか？
11. Are there appropriate controls? (if applicable)
    対照群は適切に設定されているか？（適応可能な場合）
12. If "standard of care" is used rather than placebo, is it truly standard of care?
    プラセボではなく標準治療が使用される場合、それは真の標準治療であるか？
13. Are the measured outcomes surrogate markers or true endpoints of interest? If surrogate markers, have they been shown to correlate with the desired endpoint?
    結果は代替マーカー（サロゲートマーカー）か、または真のエンドポイントか？
    代替マーカーである場合、要求するエンドポイントと相関するか？
    ＊surrogate markers：true endpoint との科学的な関係が証明されているようなバイオマーカー
14. Are reasonable efforts to avoid patients being lost to follow-up?
    追跡漏れの対策はとられたか？
15. How long were the subjects followed? Was this appropriate given the condition（s）and interventions?
    観察期間はどのくらいか？条件・介入においてそれは適切な期間であったか（追跡は十分長く十分完全に行われたか）？
16. Were the statistical methods used appropriate for the given outcomes? Can this be determined?
    統計処理は適切であったか？決定に至ったか？
17. Was a sample size calculation done? Was it done prospectively or after the study was completed?
    サンプルサイズは研究計画段階で計算されたものか？プロスペクティブに行われたか？試験が終わった後に計算されていないか？
18. Was the change between groups, power, and alpha specified? Are they reasonable clinically?
    グループ間の結果の差についてパワーや有意水準値 α が明記されているか？それらは、臨床的に妥当であるか？
19. Were standard deviations, confidence intervals, and/or p-values reported?
    標準偏差、信頼区間そして／または P 値は示されたか？
20. Was "intention-to-treat" specified?
    ITT 解析か（研究にエントリーした研究対象者全員が、研究結果において適切に評価されたか）？
21. Were their differences in baseline data between groups that may account for a difference in response to the intervention?
    介入に対しての反応に影響を与えるような背景の違いが両群間にないか？
22. Was adherence rates addressed? (if applicable)
    アドヒアランス率は出されているか（適応可能な場合）？
23. Were data reported for the outcomes described in the methods section?
    示された結果は、方法の項で記述されているか？
24. Did the authors "fish" for results not listed as outcomes in the methods section?
    著者は方法において、エンドポイントとして記載されなかったものを記載していないか？

25. Did the authors offer explanations or theorize on the implications of the results (in the result section)?
著者は結果の持つ意味を説明又は理論付けしているか？
26. Does the author make conclusions that are not supported by the results?
著者は結果で示されていない結論を出していないか？
27. Does the author point out substantive limitations of the study?
著者は研究の実質的な限界を指摘しているか？
28. Does the author suggest future direction?
著者は将来の方向性を示唆しているか？
29. Is it clear where the funding came for the research?
研究のための資金がどこから出たものか明確にされているか？
30. Does the sponsor have a vested interest in the outcome of the study?
スポンサーは試験の結果に対して利害関係があるか？

図2　ジャーナルクラブチェックリスト

- アピキサバン・ワルファリンの海外添付文書
- 心房細動治療（薬物）ガイドライン（2013年改訂版）：日本の薬物治療の標準治療
- 2014 AHA/ACC/HRS Guideline for the Management of Patients With Atrial Fibrillation：米国の薬物治療の標準治療
- 過去の抗凝固薬に関する論文結果

このような情報を参加者が共有することで、最終的にこの臨床研究の臨床的意義を議論する上で、全員が同じベースの知識を持って議論することが可能となる。

論文の強み・弱み

図2のようなジャーナルクラブチェックリストを作成することで、初学者でも論文の強みと弱みを挙げることができる。

論文の臨床的意義

ジャーナルクラブサマリーシートで議論した背景を用いて、どのような患者に研究結果を適応したらよいかなどの議論を行う。たとえば心房細動に対するアピキサバンとワルファリンに関する論文では、過去のエビデンス、日本の標準治療、海外の標準治療、コストなどを踏まえて、どの患者にはアピキサバンを推奨し、どの患者にはワルファリンを推奨するのかを具体的に議論する。このような議論をすることで、フォーミュラリーとして、たとえば新薬評価としてアピキサバンを評価する際に、既存の採用薬としてのワルファリンと比較をして、院内採用薬としての必要性について薬剤部としての意見を述べることにつながる。

当院におけるジャーナルクラブ

当院のジャーナルクラブは、入職3〜5年目を対象に行うジャーナルクラブ研修と、ジャーナルクラブ研修を修了した薬剤師を対象に行うアドバンスドジャーナルクラブがある（表2）。ジャーナルクラブ研修は論文の批評スキルを身に付けるための研修のため、最新の論文を使用するとは限らない。一方、アドバンスドジャーナルクラブは、世界的に行われているジャーナルクラブと同様に、最新の臨床研究を臨床に活かすためのグループワークである。

ジャーナルクラブ研修は図3のように2年間で構成されており、1年目には臨床研究

表2　ジャーナルクラブ研修とアドバンスドジャーナルクラブ

	ジャーナルクラブ(JC)研修	アドバンスドジャーナルクラブ(JC)
目的	原著論文の批評スキルを身に付ける	最新の臨床研究を患者に適用する
対象	入職3〜5年後	JC研修終了者
頻度	隔月	隔月
方法	ファシリテーター2名 参加者10名 ファシリテーターが参加者全員の発言を促す	ファシリテーター1名 専門家1名 発表者1名 参加者 任意 1名の発表者がプレゼンテーション後、参加者と議論
論文の選択	最新の論文とは限らない コーディネーターが決定	臨床的意義がある最新の論文 発表者が決定

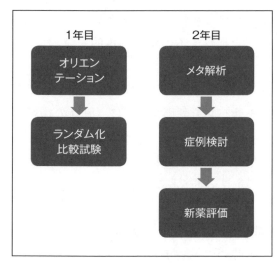

図3　ジャーナルクラブ研修のスケジュール

に用いられる統計の基礎や論文の検索などを学ぶ。その後ジャーナルクラブサマリーシートやチェックリストを用いて、臨床的意義が最も大きなスタディデザインの一つであるランダム化比較試験の批評を異なる論文で5回繰り返し、論文批評の方法を学んでいく。2年目には、エビデンスが高いもう一つのスタディデザインであるメタ解析を2回行う。一連の論文の批評の方法を学んだあと、症例を用いて、参加者に論文の検索・批評・臨床適用を実践してもらい、症例の薬物治療を評価する症例検討を行う。症例検討を行うことで、患者の薬物治療において、原著論文に基づいて薬物治療を評価するスキルを身に付けることができる。最後に、新薬評価はフォーミュラリーにおいて重要となる、新薬の院内採用の可否に関する評価である。ジャーナルクラブ研修において新薬評価の研修を行うことで、ジャーナルクラブ研修を終了後に薬剤部の新薬評価に貢献することができる。ジャーナルクラブ研修における新薬評価も、実際の新薬で行われるが、ジャーナルクラブ研修のコーディネーターが監査を行い、更に医薬品情報室の担当が最終の監査を行う。

アドバンスドジャーナルクラブは、ジャーナルクラブ研修修了者が行うため、研修とは異なり、一人の発表者が論文の検索、批評、発表を行う。参加者もジャーナルクラブ研修修了者で構成されており、必要があれば議論する分野に詳しい薬剤師も参加する。ファシリテーターは、ジャーナルクラブ研修のコーディネーターが行い、その議論を

まとめる役割を担っている。隔月に行われ、発表者は異なる分野のジャーナルクラブを行うために、参加者は興味がある分野のジャーナルクラブに参加することができるシステムとなっている。

臨床薬剤師の育成がフォーミュラリー成功の鍵に

フォーミュラリーシステムを構築するためには、必要な知識やスキルを持った多くの臨床薬剤師が必要である。薬学教育を修了して病院に就職する薬剤師が、臨床薬剤師に必要な知識やスキルを持っていることは少なく、入職後に臨床薬剤師育成のための教育プログラムを構築しておくことはフォーミュラリーシステムを成功させる1つのキーとなる。ジャーナルクラブは、臨床薬剤師のスキルの中でもフォーミュラリーを構築するために必要な医薬品情報の批評スキルを身に付けることができる方法の1つであり、薬剤部内の教育システムは、フォーミュラリーシステム成功のために重要である。

【参考文献】
1) American College of Clinical Pharmacy, Burke JM, Miller WA, et al. Clinical pharmacist competencies. Pharmacotherapy. 2008 Jun；28（6）：806-15.
2) Tyler LS, Cole SW, May JR, et al. ASHP guidelines on the pharmacy and therapeutics committee and the formulary system. Am J Health Syst Pharm. 2008 Jul 1；65（13）：1272-83.
3) Linzer M. The journal club and medical education: over one hundred years of unrecorded history. Postgrad Med J. 1987 Jun；63（740）：475-8.
4) Alguire PC. A review of journal clubs in postgraduate medical education. J Gen Intern Med. 1998 May；13（5）：347-53.
5) Gabay M, The Clinical Practice of Drug Information

フォーミュラリーはこうつくる
―聖マリアンナ医科大学病院の導入プロセスと成果

聖マリアンナ医科大学病院薬剤部　上田 彩（うえだ あや）

フォーミュラリーの導入目的は標準治療の指針づくり

聖マリアンナ医科大学病院薬剤部では、同種同効薬についてのフォーミュラリーの作成を2013年から行っている。フォーミュラリーの導入は、後発医薬品の積極的な活用のためだけではなく、医師または薬剤師が院内における標準治療を行うための指針であると考える。その作成の背景には、臨床現場で薬剤師が日々、患者のための標準治療を推進し、医療のチームの一員として認められてきたプロセスがあることも記しておきたい。

臨床業務と薬剤師院内教育の確立

当院では、2010年から薬剤師が全病棟に配置され、臨床業務で薬剤師の役割を確立するためにも院内教育が必要であった。患者に対して最も有効な薬物治療を医師と共同して選択し、治療の効果と副作用のモニタリングを行うためには、適した医学文献や情報を検索し、批判的に評価するスキルが必要である。大学病院である当院では、先進的な医療を提供する中で、薬剤師はファーマシュティカルケアの実践のために、有効性と経済性を重視した薬物治療を選択するという理念が浸透している。有効性のみならず、経済性の観点を持つことで病院経営、ひいては国家医療財政の圧迫要因の抑制に寄与する。フォーミュラリーの作成は薬剤師の理念を実践するものであり、それが大学法人にも受け入れられて運用されている。

本稿では、当院のフォーミュラリー導入において必要となった教育内容と、フォーミュラリーを作成するプロセスと実際の作成事例について述べる。

ファーマシュティカルケアを実践する薬剤師育成プログラム

当院薬剤部に入職した1年間は新人研修プログラムが行われ、日々の業務とこのプ

ファーマシューティカルケア　患者の保健およびQOL（生活の質）の向上のため、明確な治療効果を達成するとの目標をもって、薬物療法を施す際の、薬剤師の姿勢・行動・関与・関心・倫理・機能・知識・責務ならびに技能に焦点を当てるものである。（WHOの定義、日本薬学会薬学用語解説より）

ログラムで臨床の知識を養う。その後、病棟や外来の業務に就くと、どんな薬剤師も欧米の医学論文を読まざるをえない状況に陥り、それを1つの壁として意識するようになる。従来は個々の薬剤師の努力によって文献を読むスキルを取得してきたが、薬剤部として医学文献を評価するスキルは必須であると考え、ジャーナルクラブ研修の構想が2009年に立ち上がった。そして2010年から新人研修の後の研修と位置づけられてジャーナルクラブ研修が開始されている。

ジャーナルクラブで論文評価スキルを培う

論文の批判的評価スキルを身につけるポイントは、1）論文の背景となる薬物治療の知識をつける、2）英文を正確に読み、統計解析の基礎知識を得る、3）批判的に評価するためのチェックポイントを知る、4）薬剤師としての意見を持つ、5）原著論文を読む習慣をつける、にある。これらは筆者の経験上からも、自己学習するより、集団で研修を行うことでより効率よく知識とスキルが身につくと思われる。とくに、英語の読解が不安であったり、論文を読むための背景の疾患や薬物治療の知識が不足していたりする場合、様々な薬剤師の知識や意見を吸収することで、より参加者の自信につながることが多いと感じる。

一般にジャーナルクラブとは、担当者が選択した論文を読んで発表し、参加者と討論するスタイルであるが、当院では、英語論文を正確に読むことや統計解析の解釈を含めたジャーナルクラブを実践している。また、ジャーナルクラブの司会者は6名ほどで構成され、あらかじめ論文を評価しておく。その上で、対象者と一緒に論文について少人数(10人未満)で討論する。対象者は主に、入職2年から3年目以上で、病棟薬剤師が優先して研修対象となり、2年間かけて研修を受ける。研修プログラムを表1に示した。2年の研修終了後は、最新の医学知見を更新するための「アドバンスドジャーナルクラブ」を開催しており、これは担当者が選択した論文を発表し、参加者と討論する部内の勉強会になっている。

当院薬剤部でこれまで評価を行ってきたランダム化比較試験の一例を表2に示す。課題論文は、多くの薬剤師が臨床で触れる疾患に対する薬物治療を選択している。また論文の結果が臨床への影響が大きいもの、つまりは薬剤師として知っておくべき論文を選択することで研修からの学びが充実す

表1　ジャーナルクラブ研修プログラム

事前研修	統計の基礎知識とPubMedの使い方	
1年目	ランダム化比較試験(2ヵ月おきに計5報)	事前に評価して、勉強会での討論
2年目	メタ解析　1報	院内勉強会でのプレゼンテーションや
	システマティックレビュー　1報	DIニュースの記事として執筆する
	症例評価	各自に課題として与えられ、内容を評価
	新薬評価	
研修修了後	アドバンスドジャーナルクラブ	担当者が論文を選択し、その論文について発表し、参加者と討論する(2月に1回)

表2 ジャーナルクラブで課題としたランダム化比較試験の例

Kawamori R, Tajima N, Iwamoto Y, Kashiwagi A, Shimamoto K, Kaku K, Voglibose Ph-3 Study Group. Voglibose for prevention of type 2 diabetes mellitus: a randomised, double-blind trial in Japanese individuals with impaired glucose tolerance. The lancet. 2009 May 15;373（9675）:1607-14.	第1回目の課題論文。この論文の結果より、ベイスン®に耐糖能異常における2型糖尿病の発症抑制の効能効果追加となった。
Tashkin DP, Celli B, Senn S, Burkhart D, Kesten S, Menjoge S, Decramer M. A 4-year trial of tiotropium in chronic obstructive pulmonary disease. New England Journal of Medicine. 2008 Oct 9;359（15）:1543-54.	COPDのチオトロピウムの有効性と安全性をみた長期間大規模試験
Garber A, Henry R, Ratner R, Garcia-Hernandez PA, Rodriguez-Pattzi H, Olvera-Alvarez I, Hale PM, Zdravkovic M, Bode B, LEAD-3 (Mono) Study Group. Liraglutide versus glimepiride monotherapy for type 2 diabetes (LEAD-3 Mono): a randomised, 52-week, phase III, double-blind, parallel-treatment trial. The Lancet. 2009 Feb 13;373（9662）:473-81.	新規機序の糖尿病薬であったGLP-1阻害薬リラグルチドとグリメピリドとの比較試験
Jamerson K, Weber MA, Bakris GL, Dahlöf B, Pitt B, Shi V, Hester A, Gupte J, Gatlin M, Velazquez EJ. Benazepril plus amlodipine or hydrochlorothiazide for hypertension in high-risk patients. New England Journal of Medicine. 2008 Dec 4;359（23）:2417-28.	心血管系ハイリスク高血圧患者における降圧治療の併用（ベナゼプリルにアムロジピンまたヒドロクロロチアジドを比較した試験。
Chan FK, Lanas A, Scheiman J, Berger MF, Nguyen H, Goldstein JL. Celecoxib versus omeprazole and diclofenac in patients with osteoarthritis and rheumatoid arthritis (CONDOR): a randomised trial. The Lancet. 2010 Jul 23;376（9736）:173-9.	セレコキシブとジクロフェナクにオメプラゾールを併用の下部消化管出血にリスクを比較した試験
Connolly SJ, Ezekowitz MD, Yusuf S, Eikelboom J, Oldgren J, Parekh A, Pogue J, Reilly PA, Themeles E, Varrone J, Wang S. Dabigatran versus warfarin in patients with atrial fibrillation. N Engl j Med. 2009 Sep 17;2009（361）:1139-51.	新規の経口抗凝固薬であるダビガトランとワルファリンとの比較試験
Fowler Jr VG, Boucher HW, Corey GR, Abrutyn E, Karchmer AW, Rupp ME, Levine DP, Chambers HF, Tally FP, Vigliani GA, Cabell CH. Daptomycin versus standard therapy for bacteremia and endocarditis caused by Staphylococcus aureus. New England Journal of Medicine. 2006 Aug 17;355（7）:653-65.	黄色ブドウ球菌による菌血症と心内膜炎に対するダプトマイシンと標準治療の比較
Grunberg S, Chua D, Maru A, Dinis J, DeVandry S, Boice JA, Hardwick JS, Beckford E, Taylor A, Carides A, Roila F. Single-dose fosaprepitant for the prevention of chemotherapy-induced nausea and vomiting associated with cisplatin therapy: randomized, double-blind study protocol—EASE. Journal of Clinical Oncology. 2011 Mar 7;29（11）:1495-501.	ホスアプレピタントの単回投与とアプレピタントの3日間投与のシスプラチンベースの化学療法に伴う悪心嘔吐の有効性の比較
Tsai JN, Uihlein AV, Lee H, Kumbhani R, Siwila-Sackman E, McKay EA, Burnett-Bowie SA, Neer RM, Leder BZ. Teriparatide and denosumab, alone or combined, in women with postmenopausal osteoporosis: the DATA study randomised trial. The Lancet. 2013 Jul 12;382（9886）:50-6.	デノスマブとテリパラチドの併用療法と単剤治療の閉経後骨粗鬆症の有効性の比較

表3 ジャーナルクラブ ランダム化比較試験チェックリスト抜粋

ランダム化比較試験を読むかどうかを判断するポイント[1)2)]	
その試験の焦点は明確か？	・研究対象者（患者）・介入（治療）・評価基準が明確に記載されているか？
その試験は設定された課題に答えるための研究方法がとられていたか？	・研究の対象は課題に沿っていたか？ ・有効性を検討するための介入試験であったか？

ランダム化比較試験を評価するためのチェックリスト[3)4)]	
研究の背景	・信頼できる雑誌か？論文審査のある雑誌か？ ・背景で、これまでに試験された適切な関連ある研究が検討されているか？
研究デザイン	・1次エンドポイントはただ1つか？ ・結果は代替マーカー（サロゲートマーカー）か、または真のエンドポイントか？代替マーカーである場合、要求するエンドポイントと相関するか？ ・試験は無作為割り付けされているか？真の無作為化か？ ・試験が盲検である場合、患者そして／あるいは観察者も盲検化されているか？ ・追跡漏れの対策はとられたか？ ・観察期間はどのくらいか？条件・介入においてそれは適切な期間であったか（追跡は十分長く十分完全に行われたか）？
対象患者	・採択基準と除外基準は明確かつ妥当か？ ・研究対象は、患者と同じ様な患者群か（研究対象患者に、自分の想定している患者は含まれるか）？ ・対照群は適切に設定されているか？（適応可能な場合） ・プラセボではなく標準治療が使用される場合、それは真の標準治療であるか？ ・介入に対しての反応に影響を与えるような背景の違いが両群間にないか？
統計解析	・統計処理は適切であったか？決定に至ったか？ ・サンプルサイズは研究計画段階で計算されたものか？プロスペクティブに行われたか？試験が終わった後に計算されていないか？ ・グループ間の結果の差についてパワーや有意水準値αが明記されているか？それらは、臨床的に妥当であるか？ ・標準偏差、信頼区間そして／またはP値は示されたか？ ・ITT解析か（研究にエントリーした研究対象者全員が、研究結果において適切に評価されたか）？ ・アドヒアランス率は出されているか（適応可能な場合）？
著者と研究結果	・著者は方法において、エンドポイントとして記載されなかったものを記載していないか？ ・著者は結果の持つ意味を説明又は理論付けしているか？ ・著者は研究の実質的な限界を指摘しているか？ ・著者は将来の方向性を示唆しているか？ ・研究のための資金がどこから出たものか明確にされているか？ ・スポンサーは試験の結果に対して利害関係があるか？

ると考える。課題論文を評価するために、欧米の大学でのジャーナルクラブ資料[1)～4)]から独自のチェックリストとテンプレート(表3)を作成して使用している。

症例評価の手順について

症例評価もジャーナルクラブ研修の課題として2年目に行っており、ランダム化比較試験を5報とメタ解析とシステマティックレビューを読みこなした後に、全員に同一の症例を与え、お互いのプレゼンテーションから各薬剤師の意見について討論することとなる。症例評価の目的、評価の手順、プレゼンテーションの方法は以下の通りである。

＜症例評価の目的＞
- コミュニケーションスキルの向上
- 患者情報について、理論的かつ系統立てて発表する機会とする
- 薬物治療の目的・ゴール、方法、モニタリングをEBMに基づいて計画する
- 薬物治療を症例に応じて評価する
- 薬剤部の生涯学習を提供する

＜評価の手順＞
- 症例においてのProblem listsを立てる(Subjective及びObjectiveな情報を含めてProblemsを明確にする)
- 選択されたProblemsについて薬物治療の目的・ゴールを立てる(その目的は現実的で達成でき、measurableである)
- 現在の薬物治療の評価を行う
- 他の薬物治療の選択肢を検討する
- 薬物治療のモニタリング項目を挙げる
- 薬物治療の評価や推奨する場合、適切な医学文献を検索し、活用する

＜プレゼンテーションの方法＞

発表者は必要部数のハンドアウト(文献検索履歴含む)とPC・プロジェクターを準備する。評価者は必要部数の評価シートを準備する。発表者は必要に応じてPowerPoint等を利用し、以下のような時間配分で15分のプレゼンテーションを行う。

● 症例の紹介(～2分)(発表グループ一人目のみ)
● 評価・ディスカッション(10分)
- Problem listの紹介(最も重要なProblemsから重要でない順に)
- EBMに基づいた(必ず1つ以上のRCTを用いる)薬物治療のケアプランを最も重要なProblemに対して提示する
- 薬物治療の目的とモニタリング項目を挙げる
- 推奨される薬物治療について、利点・欠点を挙げ意見をまとめる

この評価方法については、薬物治療について焦点をあて、疾患に関する背景は必要であれば含める。薬物治療を評価する際には必ずRCT等を用い、症例に応じた情報を提示すること。(例：症例と文献の違い)

● 結論・まとめ(3分)
薬物治療に関する推奨を提示する。

最後の研修課題は「新薬評価」

ジャーナルクラブの最後の研修課題とする新薬評価は、薬剤部が新薬を採用する際の評価書である。薬事委員会の規程を改訂し、2014年から院内採用となる新規作用機序の薬剤について、評価を行っている。新薬評価のテンプレートを表5に、これまでに評価された薬剤一覧を表6に示した。

表4　症例評価発表時の評価シート

聖マリアンナ医科大学病院薬剤部　ジャーナルクラブ　評価シート

発表者　_____　　評価者　_____

タイトル　_____　　年月日　_____

以下の項目について①不十分 ②改善の余地あり ③期待通り ④期待以上の4段階で評価して下さい

	①	②	③	④
プレゼンテーション	①	②	③	④
発表の目的を明確に提示した				
症例・トピックについて適切な発表であった				
プレゼンテーションの流れは適切であった				
重要点がまとめられていた				
制限時間内に発表できた				
患者情報等のまとめ	①	②	③	④
論理的な順序での情報の提示をしていた				
適切な情報の提示していた				
治療経過等を適切に提示していた				
情報の解析・評価	①	②	③	④
患者や背景情報について考慮して解析していた				
十分な情報・根拠が提供されていた				
薬物治療に対する適切な評価が行われた				
文献検索は網羅的に行われた				
薬物治療計画の提案	①	②	③	④
薬物治療に対する適切な計画が立てられていた				
適切な医学文献が適用されていた				
薬物治療や他の選択肢について詳細に考察されていた				
適切な結論とまとめがされていた				
口頭発表	①	②	③	④
正確で聞き取りやすい発表であった				
気をそらせるような癖はなかった				
抑揚をつけた発表であった				
聴衆との適度なアイコンタクトがあった				
質問に対して適切に応対した				
発表スライド/配布資料	①	②	③	④
誤字脱字が無く、読みやすく整理されていた				
発表を引き立たせていた				

コメント：

表5 医薬品新規採用評価書の様式(聖マリアンナ医科大学病院)

様式 薬事－2－2

整理番号 ＊採 第 － 号

医薬品新規採用評価書

申請科＿＿＿＿＿＿＿＿＿＿＿＿＿＿　　申請者＿＿＿＿＿＿＿＿＿＿＿＿

【薬事委員会担当薬剤師記載欄】

1. 医薬品概要

商 品 名	
一 般 名	
薬効分類	
販売元(製造販売元)	
適応症	
投与量	
投与量の調整の必要性 (肝・腎機能低下例)	
作用機序	
薬物動態	
禁忌	
副作用	
相互作用	
妊婦・授乳婦	

取　扱		包　装	
仮採用期間	□有(開始日:平成　年　月　日) □無	使用実績 (調査期間:　　～　　)	
保険適応	□有 □無	院外	
薬価	円	院内	
分類	□先発医薬品 □後発医薬品	合計	
同種同効薬 使用量	□フォーミュラリーの必要性(理由:)		
使用実績　院外 　　　　　院内 　　　　　合計 　　　　　症例数			

2. 有用性に関する臨床的エビデンス
(有効性を示す主要な臨床試験の概要　例：プラセボ対照、既存治療薬対照、NNT等)

試験デザイン	対象患者	介入方法	アウトカム	結果	コメント

3. 安全性とモニタリング項目
(安全性のレビュー　例：副作用、禁忌、公表された比較安全性データ、モニタリング項目等)

4. ガイドラインでの推奨

5. 経済性
(新薬を使用した場合の費用、既存治療の費用、コスト削減効果、新薬使用に伴うその他の費用等)

6. 考察
(新薬の利点と欠点、エビデンスに基づく評価結果、ガイドラインの推奨、薬剤師からのコメント)

臨床上の必要性
- ☐ 1. 代替薬がなく、臨床上の必要性が高い
- ☐ 2. 同効薬が少なく、治療の選択肢が少なく、臨床上の必要性が高い
- ☐ 3. 代替治療はあるが、新しい機序の薬剤ではある。しかし、既存治療を上回るエビデンスは不十分
- ☐ 4. 代替薬はないが同効薬が多数存在し、必要性は低い
- ☐ 5. 代替薬があり、臨床上の必要性は低い

【情報源】
☐PMDA申請資料　☐国内ガイドライン　☐海外ガイドライン　☐NICEガイドライン　☐Medline　☐その他

7. 参考文献

作成日　＿＿＿＿＿＿＿＿＿＿＿＿＿＿　　　薬剤部長　＿＿＿＿＿＿＿＿＿＿＿＿＿＿

作成薬剤師　＿＿＿＿＿＿＿＿＿＿＿＿　　　作成薬剤師　＿＿＿＿＿＿＿＿＿＿＿＿

表6 新薬評価を行った医薬品とその評価と採用区分

レルベア吸入用(4)★	スンベプラカプセル(2)
フルティフォームエアゾール(4)	ダクルインザ錠(2)
カドサイラ点滴静注用(2)	アネメトロ点滴静注液(2)
ヴォトリエント錠(2)臨	アノーロエリプタ吸入用(4)
アブストラル舌下錠(2)	ザイティガ錠(2)
ロンサーフ配合錠(3)	バニヘップカプセル(5)削除
イクスタンジ　カプセル(3)★	レスピア静注・経口液(3)
フォシーガ錠(3)★	ベルソムラ錠(3)
アプルウェイ錠(3)★	タケキャブ錠(3)　F
エフィエント錠(3)	テノゼット錠(2)
ジオトリフ錠(3)	プラケニル錠(2)
サビーン点滴静注液(3)	ムルプレタ錠(3)
	イフェクサーSRカプセル(4)★

★：院外採用薬　臨：臨時採用薬　削除：採用削除　F：同種同効薬のフォーミュラリー作成

　新薬は有効性と安全性や欧米のガイドライン等の位置づけを評価した上で、薬剤部の評価として次の5段階で臨床上の必要性について判断している。評価書は、医薬品情報室が新薬評価計画を立て、ジャーナルクラブ研修を終えた薬剤師が作成者と査読者となり作成している。新薬評価の作成チェックリストを表7に示す。例としてボノプラザンファマル酸塩(商品名：タケキャブ錠)の新薬評価(表8)を示す。

＜新薬の必要性の5段階評価＞
1. 代替薬がなく、臨床上の必要性が高い
2. 同効薬が少なく、治療の選択肢が少なく、臨床上の必要性が高い
3. 代替治療はあるが、新しい機序の薬剤ではある。しかし、既存治療を上回るエビデンスは不十分
4. 代替薬はないが同効薬が多数存在し、必要性は低い
5. 代替薬があり、臨床上の必要性は低い

フォーミュラリー作成の流れ 小委員会方式での検討

　薬事委員会規程が変更されて、前述した薬剤師による、新薬評価と経済性を考慮したフォーミュラリーの作成について追記された。当院での薬剤採用プロセスと評価(採用申請の手順)について図1に示す。2014年以前までは、6ヵ月間の仮採用期間の使用実績に基づいて採用が検討されてきたが、新規程では仮採用期間を1年間に延長し、薬剤師による新薬評価を行うこととなった。

　また、同種同効薬が2剤以上院内に採用されている場合には、仮採用1年後に、同種同効薬の使用基準としてフォーミュラリーを作成することとなった。フォーミュラリーは薬事委員会の小委員会で、検討する薬剤を多く処方する診療科とその担当薬剤師で討論される。

　当院では、2010年から薬剤の採用整理の

表7 新薬評価の作成チェックリスト

医薬品新規採用評価書
作成確認チェックリスト

医薬品名: ....

作成日:	
作成者:	作成時間:
査読日	
査読者:	
参考文献確認者:	

査読項目	作成者	査読者
1. 添付文書及び IF からの正確な引用		
2. 添付文書及び IF 以外に記載されている項目には参考文献を添付 例＞薬物動態データ（Drugdex, Goodman&Gillman など）妊婦・授乳婦（FDA 分類、Hale 分類）小児（Lexicomp/BNFC）		
3. 欧米での承認状況及び適応・投与量などの確認 US Prescribing Information/UK electronic medicines compendium など		
4. 国内外ガイドラインを検索 欧米学会ガイドライン・NICE ガイドライン		
5. 適切な文献検索（PubMed 検索履歴の保存）文献検索日: Search strategy:薬品名（AND 適応症）± clinical trials		
6. 適切な臨床試験を引用 承認時申請データとそれ以降に発表された RCT は網羅されている		
7. 臨床試験の内容を正確に記載 試験デザイン、対象患者、介入方法、アウトカム・結果など		
8. 重要な臨床的論議点が挙げられている		
9. 誤字・脱字の有無		
10. テンプレートに沿って作成		
11. 文献検索履歴および必要な参考文献を印刷して添付		
査読者コメント		

表8　医薬品新規採用評価書の記載例(聖マリアンナ医科大学病院)

整理番号

医薬品新規採用評価書

申請科 消化器肝臓内科　　　　　　　　　申請者

【薬事委員会担当薬剤師記載欄】
1. 医薬品概要

商品名	タケキャブ錠10mg/20mg	
一般名	ボノプラザンフマル酸塩	
薬効分類	カリウムイオン競合型アシッドブロッカー	
販売元(製造販売元)	武田薬品工業株式会社	
適応症	胃潰瘍、十二指腸潰瘍、逆流性食道炎、低用量アスピリン投与時における胃潰瘍又は十二指腸潰瘍の再発抑制、NSAIDs投与時の胃潰瘍又は十二指腸潰瘍の再発抑制、ヘリコバクターピロリの除菌の補助	
投与量	<胃潰瘍、十二指腸潰瘍> 1回20mg1日1回(胃潰瘍は8週まで、十二指腸潰瘍は6週まで) <逆流性食道炎>1回20mg1日1回通常4週まで効果不十分時は8週まで <再発・再燃を繰り返す逆流性食道炎の維持療法>1回10mg1日1回→効果不十分時は1回20mgまで増量 <低用量アスピリン投与時における胃潰瘍又は十二指腸潰瘍の再発予防> 1回10mg1日1回 <NSAIDs投与時における胃潰瘍又は十二指腸潰瘍の再発予防> 1回10mg1日1回 <ヘリコバクターピロリ除菌補助>1回20mg1日2回をアモキシシリン・クラリスロマイシン又はメトロニダゾールと併用にて7日間投与	
投与量の調整の必要性(肝・腎機能低下例)	必要なし	
作用機序	可逆的にKイオンに競合的な様式でH$^+$K$^+$-ATPaseを阻害し、胃酸生成を抑制する。	
薬物動態	ボノプラザンは主としてCYP3A4で代謝され、一部CYP2B6、CYP2C19及びCYP2D6で代謝される。また、硫酸転移酵素SULT2A1でも代謝される(in vitro)。その他詳細不明。	
禁忌	1.本剤の成分に対して過敏症の既往歴のある患者　2.アザナビル硫酸塩、リルピビリン塩酸塩を投与中の患者	
副作用	<重大な副作用>ヘリコバクターピロリ除菌に用いるアモキシシリン水和物、クラリスロマイシンでは、偽膜性大腸炎等の血便を伴う重篤な大腸炎が現れることがある。 <その他の副作用>胃潰瘍、十二指腸潰瘍、逆流性食道炎、低用量アスピリン投与時における胃潰瘍又は十二指腸潰瘍の再発抑制、NSAIDs投与時の胃潰瘍又は十二指腸潰瘍の再発抑制の場合は、主に便秘・下痢・腹部膨満感(0.1～5%) ヘリコバクターピロリの除菌の補助の場合(アモキシシリン水和物、クラリスロマイシン併用下)主な副作用は下痢(5%以上)	
相互作用	<併用注意>1.CYP3A4阻害剤(クラリスロマイシン等):本剤の血中濃度が上昇する可能性がある。2. ジゴキシン・メチルジゴキシン:左記薬剤の作用を増強する可能性がある。3. イトラコナゾール・チロシンキナーゼ阻害剤・ネルフィナビルメシル酸塩:左記薬剤の作用を減弱する可能性がある。	
妊婦・授乳婦	妊婦又は妊娠している可能性のある婦人には治療上の有益性が危険性を上回ると判断されるときのみ投与すること。FDA分類 なし 授乳中の婦人への投与は避けることが望ましいが、やむを得ず投与する場合は、授乳を避けさせること。	
取扱	処方せん薬　　　包装 100,140, 500, 700錠(PTP)、500錠(バラ)	
仮採用期間	■有(開始日:平成27年4月14日)　□無	使用実績 10ヶ月(調査期間:平成27年5月～平成28年2月)
保険適応	■有　□無	★10mg / 20mg 院外 1,396(30例) / 6,922(352例) 院内 0 / 4,689(254例) 合計 症例数 1,396(29例) / 116,101(529例)
薬価	10mg:160.1円　20mg:240.2円	
分類	■先発医薬品　□後発医薬品	
同種同効薬	■フォーミュラリーの必要性(理由:すでにPPI経口薬が3剤院内採用されており、本剤の院内使用の位置付けが必要である。)	

使用実績 (10ヶ月)(調査期間:平成27年5月~平成28年2月)	オメプラゾール錠	ランソプラゾール錠		ラベプラゾール錠	パリエット錠
	20mg	15mg	30mg	10mg	5mg
院外	84,252	487,283	213,515	648,931	12,001
院内	18,985	75,268	37,816	72,265	2,489
合計	103,237	562,551	251,331	721,196	14,490
症例数	712例	3384例	1632例	3657例	107例

2. 有用性に関する臨床的エビデンス
(有効性を示す主要な臨床試験の概要　例:プラセボ対照、既存治療薬対照、NNT等)

	試験デザイン	対象患者	介入方法	アウトカム	結果	コメント
CCT-002試験[1]	多施設共同二重盲検　層別無作為割付　実薬対照並行群間2群比較	LA分類のグレードA~Dと診断された逆流性食道炎患者　観察期間:8週間→治療期の8週間の治療で内視鏡所見が改善しなかった場合、追加投与期4又は8週間投与	<治療期>ボノプラザン群:1日1回20mg朝食後(n=203)ランソプラゾール群:1日1回30mg朝食後(n=198) <追加治療期>治療期8週後内視鏡所見改善しない場合、ボノプラザン1日1回40mg朝食後	逆流性食道炎の内視鏡所見での投与8週後までの治癒率	ボノプラザン20mg群:99.0% ランソプラゾール30mg群:95.5%(非劣性) →追加検定にて優越性を認めた。	
CCT-003試験[2]	多施設共同<治療期>非盲検<維持期>二重盲検　層別無作為割付　実薬対照並行群間3群比較	治療期開始投与開始時の内視鏡検査でLA分類のグレードA~Dと診断された逆流性食道炎患者で、治療期中に治癒が確認された被験者　観察期間:治療期→2,4又は8週間　維持期→24週間	<治療期>ボノプラザン:1日1回20mg朝食後(n=607) <維持期>ボノプラザン10mg群(n=202):1日1回10mg朝食後 ボノプラザン20mg群(n=204):1日1回20mg朝食後 ランソプラゾール群(n=201):1日1回15mg朝食後	維持投与24週間における逆流性食道炎の内視鏡所見での再発率	ボノプラザン10mg群:5.1% ボノプラザン20mg群:2.0% ランソプラゾール群:16.8%(非劣性) →追加検定にて優越性を認めた。	

試験	デザイン	対象・期間	投与群	評価項目	結果	
OCT-001試験[3]	多施設共同単盲検層別無作為割付並行群間2群比較	先行試験の投与2週間後、4週間後又は8週間後の内視鏡検査で逆流性食道炎の治癒が確認され、先行試験が終了した被験者 観察期間：52週間	ボノプラザン10mg群(n=154)：1日1回10mg朝食後 ボノプラザン20mg群(n=151)：1日1回20mg朝食後	有害事象	各投与群において頻度の高い有害事象は、「感染症及び寄生虫症」(10mg群：41.6% 20mg群：47.7%)、「胃腸障害」(10mg群：24.0% 20mg群：25.2%)であった。治験薬と因果関係が「関係あり」であり頻度が高い有害事象は、胃炎・腸炎・下痢・便秘等を含む「胃腸障害」((10mg群：2.6% 20mg群：7.3%)であった。	
CCT-101試験[4]	多施設共同二重盲検　無作為割付実薬対照　並行群間2群比較	胃潰瘍患者 治験期間：＜治療期＞最大8週間 ＜後観察期＞最大8週間	ボノプラザン群(n=244)：1日1回20mg朝食後 ランソプラゾール群(n=238)：1日1回30mg朝食後	胃潰瘍の内視鏡所見での投与8週後までの治癒率	ボノプラザン群：93.5% ランソプラゾール群：93.8%(非劣性)	
CCT-102試験[5]	多施設共同二重盲検　無作為割付実薬対照　並行群間2群比較	十二指腸潰瘍患者 治験期間：＜治療期＞最大6週間 ＜後観察期＞最大6週間	ボノプラザン群(n=184)：1日1回20mg朝食後 ランソプラゾール群(n=188)：1日1回30mg朝食後	十二指腸潰瘍の内視鏡所見での投与6週後までの治癒率	ボノプラザン群：95.5% ランソプラゾール群：98.3% (非劣性は検証されなかった)	
CCT-401試験[6]	多施設共同二重盲検　無作為割付実薬対照並行群間2群比較	H.pylori陽性の胃潰瘍瘢痕又は十二指腸潰瘍瘢痕患者 治療期間：＜一次除菌投与期＞1週間 ＜一次除菌後観察期＞4週間 ＜二次除菌投与期＞1週間 ＜二次除菌後観察期＞4週間	＜一次除菌期＞ボノプラザン群(n=329)：ボノプラザン1回20mg+アモキシシリン1回750mg+クラリスロマイシン1回200mg又は400mg1日2回 ランソプラゾール群(n=321)：ランソプラゾール1回30mg+アモキシシリン1回750mg+クラリスロマイシン1回200mg又は400mg1日2回 ＜二次除菌期＞(n=50)ボノプラザン1回20mg+アモキシシリン1回750mg+メトロニダゾール1回250mg1日2回	一次除菌投与終了4週間後のH.pylori一次除菌率(13C-尿素呼気テストにより、H.pylori陰性と判断された割合)	＜一次除菌終了4週間後のH.pylori一次除菌率＞ ボノプラザン群：92.6% ランソプラゾール群：75.9%(非劣性)→追加検定にて有意差を認めた。 ＜二次除菌終了4週間後のH.pylori二次除菌率＞98%。	
CCT-302試験[7]	多施設共同二重盲検無作為割付実薬対照並行群間3群比較	低用量アスピリン長期投与を必要とする胃潰瘍又は十二指腸潰瘍の既往を有する患者 治験期間：＜スクリーニング期＞4〜35日間 ＜治療期＞24週間	ボノプラザン10mg群(n=202)：1日1回10mg朝食後 ボノプラザン20mg群(n=202)：1日1回20mg朝食後 ランソプラゾール群(n=217)：1日1回15mg朝食後	投与24週後の胃潰瘍又は十二指腸潰瘍の再発率	ランソプラゾール15mg群：2.8% ボノプラザン10mg群：0.5% ボノプラザン20mg群：1.5%(非劣性)	
OCT-302試験[8]	多施設共同単盲検実薬対照並行群間3群比較	潰瘍再発が無く先行試験を終了した被験者 治験期間：治療期の最短28週間(先行試験の治験薬投与開始日から起算して52週)最長80週(先行試験の治験薬投与開始日から起算して104週)	ボノプラザン10mg群(n=152)：1日1回10mg朝食後 ボノプラザン20mg群(n=135)：1日1回20mg朝食後 ランソプラゾール群(n=152)：1日1回15mg朝食後	有害事象	各投与群において頻度の高い有害事象は、「感染症及び寄生虫症」(10mg群：45.5% 20mg群：49.0%)、「胃腸障害」(10mg群35.10% 20mg群：33.2%)であった。治験薬と因果関係が「関係あり」であり頻度が高い有害事象は、胃炎・腸炎・下痢・便秘等を含む「胃腸障害」((10mg群：7.9% 20mg群：6.9%)であった。	
CCT-301試験[9]	多施設共同二重盲検無作為割付実薬対照並行群間3群比較	NSAID長期投与を必要とする胃潰瘍又は十二指腸潰瘍の既往を有する患者 治験期間：＜スクリーニング期＞4〜35日間 ＜治療期＞24週間	ボノプラザン10mg群(n=218)：1日1回10mg朝食後 ボノプラザン20mg群(n=212)：1日1回20mg朝食後 ランソプラゾール群(n=212)：1日1回15mg朝食後	投与24週後の胃潰瘍又は十二指腸潰瘍の再発率	ランソプラゾール15mg群：5.5% ボノプラザン10mg群：3.3%、ボノプラザン20mg群：3.4%(非劣性)	
OCT-301試験[10]	多施設共同単盲検実薬対照並行群間3群比較	潰瘍再発が無く先行試験を終了した被験者 治験期間：治療期の最短28週間(先行試験の治験薬投与開始日から起算して52週)最長80週(先行試験の治験薬投与開始日から起算して104週)	ボノプラザン10mg群(n=218)：1日1回10mg朝食後 ボノプラザン20mg群(n=212)：1日1回20mg朝食後 ランソプラゾール群(n=210)：1日1回15mg朝食後	有害事象	各投与群において頻度の高い有害事象は、「感染症及び寄生虫症」(10mg群：48.6% 20mg群：44.8%)、「胃腸障害」(10mg群：32.1% 20mg群：28.8%)であった。治験薬と因果関係が「関係あり」であり頻度が高い有害事象は、胃炎・腸炎・下痢・便秘等を含む「胃腸障害」((10mg群：9.2% 20mg群：7.1%)であった。	

3. 安全性とモニタリング項目
(安全性のレビュー 例：副作用、禁忌、公表された比較安全性データ、モニタリング項目等)
複数の臨床試験において、頻度の高い副作用として、下痢・便秘・腹部膨満感等の消化器症状が認められた。また、重度の肝機能障害の症例が報告されている。(AST・ALTが基準値の3倍を超えた)消化器症状や肝機能は定期的に確認する必要がある。

4. ガイドラインでの推奨
国内のガイドラインでの記載なし
国外では上市されていない。

5. 経済性
(新薬を使用した場合の費用、既存治療の費用、コスト削減効果、新薬使用に伴うその他の費用等)
タケキャブ錠20mg：240.2円/日　10mg：160.1円/日
ランソプラゾールOD15mg錠「トーワ」：50.6円/日　30mg錠：88.2円/日
オメプラゾール錠20mg「トーワ」：60.3円/日
パリエット錠5mg：70.5円/日
ラベプラゾールNa錠10mg「トーワ」：81.9円/日
ネキシウムカプセル10mg：91.8円/日　20mg：160.1円

6. 考察
(新薬の利点と欠点、エビデンスに基づく評価結果、ガイドラインの推奨、薬剤師からのコメント)
ボノプラザンは、カリウムイオン競合型アシッドブロッカーで、新機序のプロトンポンプインヒビターである。過去のプロトンポンプインヒビターと比較し、逆流性食道炎の治癒率とH.pyloriの一次除菌率においては、追加検定で優越性が検証されたが、試験デザイン自体が非劣性を検証するデザインだったので、この試験を根拠にボノプラザンの優越性が検証されたとは言えない。また、胃潰瘍、十二指腸潰瘍、NSAIDやLDA投与時における胃潰瘍又は十二指腸潰瘍の再発予防率においては、非劣性は検証されたが、優越性は検証されなかった。各試験で比較対照薬となったランソプラゾールとボノプラザンのコストも考慮すると、各適応の第一選択薬の位置づけとしてのエビデンスは不十分と評価する。また、安全性に関しても既存のPPIと比較し概ね同等である。既存のPPIで加療するも、効果不十分時に選択肢の一つとして考慮できる薬剤として位置づけられる薬剤と評価する。また、副作用として、消化器症状や肝機能障害のリスクがあるため、それらの副作用モニタリングが必要な薬剤である。

臨床上の必要性
 □　1. 代替薬がなく、臨床上の必要性が高い
 □　2. 同効薬が少なく、治療の選択肢が少なく、臨床上の必要性が高い
 ■　3. 代替治療はあるが、新しい機序の薬剤ではある。しかし、既存治療を上回るエビデンスは不十分
 □　4. 代替薬はないが同効薬が多数存在し、必要性は低い
 □　5. 代替薬があり、臨床上の必要性は低い

【情報源】
■PMDA申請資料　□国内ガイドライン　□海外ガイドライン　□NICEガイドライン　□Medline　■その他

7. 参考文献

1)～10)　武田薬品工業株式会社　社内資料

作成日　　　　2016年3月4日　　　　　　　　　　　　薬剤部長
作成薬剤師　　　　　　　　　　　　　　　　　　　　作成薬剤師

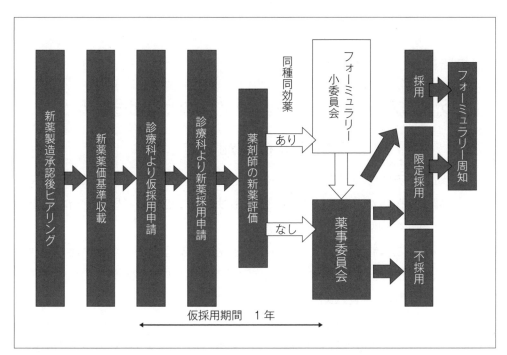

図1　採用申請の手順（2014年4月改訂）

ために、薬事委員会の小委員会を設けて検討することがあった。とくに、アンジオテンシン受容体拮抗薬（ARB）については、繰り返し小委員会で検討を行っていた。2013年に問題となった論文事件を受けて、小委員会を設け、ディオバンの採用取り消しを決定し、半年かけて削除とした（図2）。

同年にフォーミュラリーの作成準備を開始した薬剤部では、当初、2剤以上採用のある同種同効薬群を列挙し、さらに後発医薬品の採用がある薬効群について検討した。その中でも欧米においてもフォーミュラリーやセラピューティックインターチェンジが一般的に行われている薬効群[5]についてフォーミュラリーを作成することとした（表9、表10）。

セラピューティックインターチェンジとは、医師またはその他の処方者により処方された医薬品を、薬効は同じであるが化学的に異なる医薬品に変更して調剤することである[5]。

以下にフォーミュラリー作成の4つのステップと当院が作成運用する9つのフォーミュラリーについて紹介する（資料1～9）。

フォーミュラリー作成のステップ

フォーミュラリー作成の流れは下記1～4のステップになる。

ステップ1　薬効群の選定とフォーミュラリー立案

2剤以上採用のある同種同効薬群を列挙し、さらに後発医薬品の採用がある薬効群について検討する。その中でも欧米においてもフォーミュラリーがあるものを作成する。また、後発医薬品が発売される時期に検討する。

ステップ2　フォーミュラリー小委員会

フォーミュラリーの作成に際して小委員

患者の皆様へ

ディオバン錠（バルサルタン）とその配合錠の採用中止のお知らせ

　すでに新聞やテレビなどで広く報道されていますが、ノバルティスファーマ（株）が製造販売している降圧薬であるバルサルタンに関する国内で行われた臨床試験の信頼性が問題となっています。

　バルサルタンには他の降圧薬と同様に降圧効果があることは間違いありません。しかし、降圧作用によらない特別の血管障害（脳卒中や狭心症）の発症予防効果については否定されました。

　そこで、<u>当院では平成25年8月15日よりバルサルタンを含む以下の薬剤の採用を中止する</u>ことに決定しました。

- ディオバン錠
- コディオ配合錠
- エックスフォージ配合錠

　したがって、上記の薬剤を服用中の患者さんは、次回処方時より同一効果の代替薬へ処方変更させて頂きますので、ご了解のほどよろしくお願いします。なお、バルサルタンは降圧薬としての効果と安全性には問題はありませんので、処方変更時までは服用を継続して下さい。降圧薬を急に中止することは大変危険ですので絶対にお止め下さい。

　今回の件では、患者さんに多大なご心配とご迷惑をおかけして大変申し訳ありません。疑問な点がございましたら、担当医または薬剤部までご遠慮なくお問い合わせ下さい。

平成25年8月12日

病院長

図2　ディオバンの採用取り消しの院内掲示

表9　聖マリアンナ医科大学病院薬事委員会規程の抜粋

薬事委員会規程
・第3条　委員会は次の事項を審議する。
標準薬物治療を推進するためのフォーミュラリーの作成に関する事項。
・第4条　運営及び採決
委員会は、フォーミュラリー小委員会を置くことができる。
薬事委員会細則規程(同効薬等の新規採用基準)
・第6条
既存の同種同効薬の採用がある場合は、原則、後発医薬品等の廉価な薬剤を優先し、有効性や安全性に明らかな差がない場合は採用を認めない。
同種同効薬は、原則として2剤までとし、経済性を考慮した「フォーミュラリー」を作成し、院内の使用推奨基準を設ける

表10　米国において、therapeutic interchange の行われている薬効群[5]

- H_2 受容体拮抗薬
- プロトンポンプ阻害薬
- 制酸剤
- キノロン系抗菌剤
- カリウム製剤
- 第一世代セフェム
- HMG-CoA 還元酵素阻害剤
- 第2世代セフェム
- インスリン
- 第3世代セフェム
- 緩下剤

会を開催するに当たり、該当する医薬品を多く使用する診療科6科の薬事委員とその病棟薬剤師6名を招集する。薬事委員会でフォーミュラリーの案を提示し、小委員会の開催通知を行い、広く意見を取り入れるため、他の診療科であっても参加をお願いしている。

当日は、以下の①〜④の資料を準備する。
①フォーミュラリー案
②各薬剤の使用状況と後発医薬品の推奨使用による経済的効果
③フォーミュラリーの根拠となるガイドラインや参考文献
④フォーミュラリーを運用にするにあたって、換算表や切替案の資料

薬剤部においては、各診療科の意見を事前に聴取し、前もって打ち合わせを行い、小委員会に臨んでいる。

ステップ3　薬事委員会での最終承認
小委員会後、薬事委員会でフォーミュラリーが最終承認され、院内で運用される。承認に伴い、採用が変更となる薬剤がある場合もある。

ステップ4　院内へのフォーミュラリー周知
スタッフメールで新しいフォーミュラリーの周知を行い、イントラネット及び電子カルテのフォーミュラリーページを改訂する。オーダリングの注意喚起などを設定し、フォーミュラリーを周知する。病棟薬剤師から医師への周知を行う。入職したて医師(研修医等も含む)や医学生への周知も重要となる。

資料1

PPI 注射剤　フォーミュラリー

院内採用薬		第1選択薬	第2選択薬
		オメプラゾール注用 「NP」20mg 先発名：オメプラール	タケプロン静注用 30mg
適応症	経口投与不可能な下記の疾患 出血を伴う胃潰瘍、十二指腸潰瘍、急性ストレス潰瘍及び急性胃粘膜病変	○	○
	経口投与不可能な Zollinger-Ellison 症候群	○	×
投与量		1回20mg 1日2回	1回30mg 1日2回

> 第1選択：オメプラゾール注
> 第2選択：タケプロン静注用（限定使用）
> （原則、**オメプラゾールとの相互作用のある薬剤**を併用している患者のみ使用）

参考文献：各医薬品添付文書

2013年12月24日開催の小委員会での参考資料（作成当時の情報である）

<1> フォーミュラリー案

PPI 注射剤については、現在下記の2製剤が採用されている。

		オメプラゾール注用 「NP」20mg（後発医薬品）	タケプロン静注用 30mg （先発医薬品）
薬価（円）		340	536
適応症	経口投与不可能な下記の疾患 出血を伴う胃潰瘍、十二指腸潰瘍、 急性ストレス潰瘍及び急性胃粘膜病変	○	○
	経口投与不可能な Zollinger-Ellison 症候群	○	×
投与量		1回20mg 1日2回	1回30mg 1日2回

> PPI 注射剤
> 第1選択：オメプラゾール注
> 第2選択：タケプロン静注用
> （原則、相互作用のあるワルファリン・クロピドグレルを使用している長期に
> PPI 注射剤治療が必要な患者）

<2> 各薬剤の使用状況と後発医薬品の推奨使用による経済的効果

2011および2012年度のPPI注射剤の購入額の推移を示す

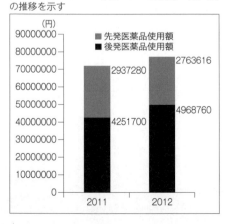

後発医薬品オメプラゾール注使用により期待できる購入額削減効果

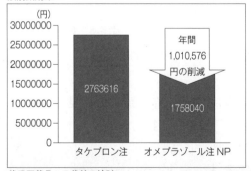

後発医薬品への代替の検討
①適応症　特に問題ない
②投与量　特に問題ない

<3> フォーミュラリーの根拠となるガイドラインや参考文献

相互作用の比較

		オメプラゾール注	タケプロン静注用
	代謝酵素	CYP2C9 及び 3A4	CYP2C9 及び 3A4
	併用禁忌	アタザナビル・リルピビリン	アタザナビル・リルピビリン
併用注意	ジアゼパム	○	○
	フェニトイン	○	○
	シロスタゾール	○	
	ワルファリン	○	—
	タクロリムス	○	○
	ジゴキシン	○	○
	イトラコナゾール	○	○
	ゲフィチニブ	○	○
	エルロチニブ	○	
	ボリコナゾール	○	—
	ネルフィナビル	○	—
	サキナビル	○	—
	クロピドグレル	○	—
	セイヨウオトギリソウ	○	—
	メトトレキサート	○	○
	テオフィリン	—	○

オメプラール注用 20・タケプロン静注用 30mg 添付文書より

小委員会での議論

薬事委員長(整形外科)、消化器肝臓内科、代謝内分泌内科、神経内科、血液内科、リウマチ膠原病内科、消化器一般外科の薬事委員と薬剤師6名が参加し、議論した、タケプロン注をオーダする際に注意喚起が表示されることも承認された。
タケプロン注のオーダリングマスタで注意喚起を設定した。処方医は、カルテ画面の注意喚起に「はい」を選択した上で、処方することとなる。(カルテ画面)

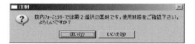

運用の効果について

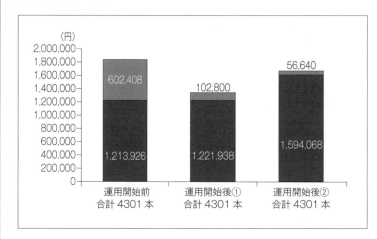

PPI 注射使用金額の推移
運用開始前:2013年11月1日〜2014年1月31日(3ヵ月)
運用開始後①:2014年3月1日〜2014年5月31日(3ヵ月)
運用開始後②:2014年12月1日〜2015年2月28日(3ヵ月)
オーダリング時に注意喚起が表示されることで、フォーミュラリーの周知となり、第一選択薬の使用が大幅に増加した。

資料2

2014年1月作成

経口H₂受容体拮抗薬　フォーミュラリー

院内採用薬		第1選択薬	
		ファモチジンD錠10・20mg 先発名：ガスター®	ラニチジン錠150mg 先発名：ザンタック®
適応症[1]	胃潰瘍、十二指腸潰瘍	40mg/分1-2	300mg/分1-2
	吻合部潰瘍	40mg/分1-2	300mg/分1-2
	上部消化管出血（消化性潰瘍、急性ストレス潰瘍、出血性胃炎による）	40mg/分1-2	300mg/分1-2
	逆流性食道炎	40mg/分1-2	300mg/分1-2
	Zollinger-Ellison症候群	40mg/分1-2	300mg/分1-2
	急性胃炎、慢性胃炎の急性増悪期の胃粘膜病変（びらん、出血、発赤、浮腫）の改善	20mg/分1-2	150mg/分1-2
	麻酔前投薬	×	150mg 2回
腎機能による減量基準[1] [2]		60<Ccr<30ml/min: 20mg/分1-2	70<Ccr<30ml/min: 150mg/分2
		Ccr<30ml/min: 10mg/分1 or 20mg 2-3日1回	Ccr<30ml/min: 75mg/分1
		透析：10mg/分1or 20mg 透析後	透析：75mg/分1 or 150mg 透析後

<正常腎機能における投与量換算表[3] [4] [5]> 入院患者へは以下の表を参考に変更してください。

院外採用薬		院内採用薬
シメチジン 400mg/分1-2	タガメット® カイロック®	ファモチジン 20mg/分1-2
シメチジン 800mg/分1 14		ファモチジン 40mg/分1-2
ニザチジン 150mg/分2	アシノン®	ファモチジン 20mg/分1-2
ニザチジン 300mg/分1-2		ファモチジン 40mg/分1-2
ラフニジン 5mg/分1	プロテカジン®	ファモチジン 20mg/分1-2
ラフチジン 10mg/分1-2		ファモチジン 40mg/分1-2
ロキサチジン 75mg/分1	アルタット®	ラニチジン　150mg/分1-2
ロキサチジン 150mg/分1-2		ラニチジン　300mg/分1-2

参考文献
1) 各医薬品添付文書
2) CKD診療ガイド2012
3) H2 Blocker Oral Dose Comparison. Pharmacist's Letter/Prescriber's Letter. Aug 2009 Vol.25 No.250801.
4) DRUGDEX® System [intranet database]. Thomson Healthcare. (アクセス日 2013年12月20日)
5) J Gastroenterol (2010) 45:1219-1227.

2013年12月24日開催の小委員会での参考資料(作成時の情報である)
<1>フォーミュラリー案
上記表に示した承認されたフォーミュラリーが提示された

＜２＞ 各薬剤の使用状況と後発医薬品の推奨使用による経済的効果

H₂ 受容体拮抗薬（錠剤）については、現在 院内に下記の製剤が採用されている。

	薬品名	規格	薬価（円）
後発医薬品	ファモチジンD錠「EMEC」（先発：ガスター）	10mg	13.8
		20mg	25.4
	ラニチジン錠「マイラン」（先発：ザンタック）	150mg	13.6
	ニザチジンカプセル「マイラン」（先発：アシノン）	150mg	26.8
先発医薬品	プロテカジンOD錠	10mg	41.3

2011 年度および 2012 年度の購入額の推移を示す。

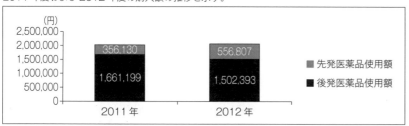

＜後発医薬品を積極的に使用した場合の購入額削減効果の仮定＞
先発品のプロテカジンOD錠の使用を全て、後発医薬品のラニチジン錠「マイラン」に切り替えたと仮定した場合に予想される、購入額削減効果を示す。

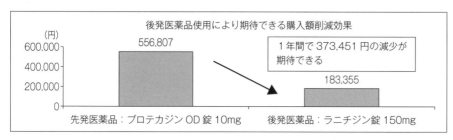

後発医薬品への代替の検討

①適応症　ファモチジンおよびラニチジンの採用があれば、適応症で特に問題ない（以下適応症一覧）
②投与量　特に問題ないが、腎機能によって調節が必要であるため、フォーミュラリーに減量基準を追記する。

当院採用経口H₂受容体拮抗薬比較表 （添付文書より抜粋）		ファモチジン錠	ラニチジン錠	ニザチジンカプセル	ラフチジン錠
適応症	胃潰瘍、十二指腸潰瘍	40mg/分1-2	300mg/分1-2	300mg/分1-2	20mg/分2
	吻合部潰瘍	40mg/分1-2	300mg/分1-2	×	20mg/分2
	上部消化管出血（消化性潰瘍、急性ストレス潰瘍、出血性胃炎による）	40mg/分1-2	300mg/分1-2	×	×
	逆流性食道炎	40mg/分1-2	300mg/分1-2	300mg/分2	20mg/分2
	Zollinger-Ellison症候群	40mg/分1-2	300mg/分1-2	×	×
	急性胃炎、慢性胃炎の急性増悪期の胃粘膜病変（びらん、出血、発赤、浮腫）の改善	20mg/分1-2	150mg/分1-2	150mg/分2	10mg/分1
	麻酔前投薬	×	150mg 2回	×	10mg 2回
腎機能による減量基準		Ccr ≦ 60mL/min	Ccr ≦ 70mL/min	慎重投与	慎重投与

小委員会での議論

薬事委員長（整形外科）、消化器肝臓内科、代謝内分泌内科、神経内科、血液内科、リウマチ膠原病内科、消化器一般外科の薬事委員と薬剤師6名が参加し、議論した。4剤あったH₂ブロッカーを2剤にし、ニザチジンとプロテカジンは院外採用とすることになった。院外採用であるシメチジンやロキサチジンを服用中の患者が入院してきた際に切り替える換算表を作成し、フォーミュラリーを円滑に運用することとなった。

資料3

2014年2月作成

αグルコシダーゼ阻害薬 フォーミュラリー

院内採用薬	第1選択薬	
	※経済性を考慮してボグリボースを優先使用	
商品名	ボグリボースOD錠0.2mg （先発名：ベイスン）	セイブル錠50mg
一般名	ボグリボース	ミグリトール
効能・効果	① 糖尿病の食後過血糖の改善 （ただし、食事療法・運動療法を行っている患者で十分な効果が得られない場合、又は食事療法・運動療法に加えて経口血糖降下剤若しくはインスリン製剤を使用している患者で十分な効果が得られない場合に限る） ② ＜先発0.2mg錠のみ＞耐糖能異常における2型糖尿病の発症抑制 （ただし、食事療法・運動療法を十分に行っても改善されない場合に限る）	糖尿病の食後過血糖の改善 （ただし、食事療法・運動療法を行っている患者で十分な効果が得られない場合、又は食事療法・運動療法に加えてスルホニルウレア剤、ビグアナイド系薬剤若しくはインスリン製剤を使用している患者で十分な効果が得られない場合に限る）
用法・用量	① 1回0.2mg　1日3回毎食直前。 なお、効果不十分な場合には、1回0.3mgまで増量可。 ② 1回0.2mg　1日3回毎食直前。	1回50mg　1日3回毎食直前 効果不十分な場合には、1回75mgまで増量可。

※院外採用薬のアカルボース錠(先発：グルコバイ)から入院患者への切り替えは上記添付文書の開始投与量を参考にし、効果を見て増量して下さい。（参考文献：各医薬品添付文書）

2014年2月25日開催の小委員会での参考資料　（作成当時の情報である）
＜1＞フォーミュラリー案

```
第1選択：ボグリボース錠またはアカルボース錠
院外採用薬：セイブル錠
```

αグルコシダーゼ阻害薬　当院院内採用品目比較表

	先発医薬品	後発医薬品	
一般名	ミグリトール	ボグリボース	アカルボース
商品名	セイブル錠	ボグリボースOD錠「タイヨー」 （先発：ベイスン）	アカルボース錠「タイヨー」 （先発：グルコバイ）
規格	50mg	0.2mg	50mg
薬価（円）	51.7	18.6	15.8
効能・効果	糖尿病の食後過血糖の改善 （ただし、食事療法・運動療法を行っている患者で十分な効果が得られない場合、又は食事療法・運動療法に加えてスルホニルウレア剤、ビグアナイド系薬剤若しくはインスリン製剤を使用している患者で十分な効果が得られない場合に限る）	① 糖尿病の食後過血糖の改善 （ただし、食事療法・運動療法を行っている患者で十分な効果が得られない場合、又は食事療法・運動療法に加えて経口血糖降下剤若しくはインスリン製剤を使用している患者で十分な効果が得られない場合に限る） ② ＜先発0.2mg錠のみ＞耐糖能異常における2型糖尿病の発症抑制 （ただし、食事療法・運動療法を十分に行っても改善されない場合に限る）	糖尿病の食後過血糖の改善 （ただし、食事療法・運動療法によっても十分な血糖コントロールが得られない場合、又は食事療法・運動療法に加えて経口血糖降下薬若しくはインスリン製剤を使用している患者で十分な血糖コントロールが得られない場合に限る）
用法・用量	1回50mg　1日3回毎食直前 効果不十分な場合には、1回75mgまで増量可。	① 1回0.2mg　1日3回毎食直前。 なお、効果不十分な場合には、1回0.3mgまで増量可。 ② 1回0.2mg　1日3回毎食直前。	1回100mg　1日3回毎食直前。 ただし、1回50mgより投与を開始し、忍容性を確認したうえ1回100mgへ増量することもできる。 なお、年齢、症状に応じ適宜増減する。

αグルコシダーゼ阻害薬　当院院内採用品目比較表(つづき)

代謝	ほとんどされない	ほとんどされない	腸内細菌により分解を受ける
排泄	主に尿中	主に糞中	尿および糞中
作用時間※	1～3時間	2～3時間	2～3時間

※糖尿病治療ガイド 2012-2013

＜2＞各薬剤の使用状況と後発品の推奨使用による経済的効果

● 2011年度および2012年度の購入額の推移

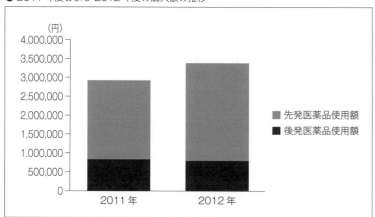

後発医薬品を積極的に使用した場合の購入額削減効果の仮定
先発医薬品：セイブル錠 50mg の使用を全て、後発品：ボグリボース錠 0.2mg に切替えたと仮定した

＜3＞フォーミュラリーの根拠となるガイドラインや参考文献

科学的根拠に基づく糖尿病診療ガイドライン2013　血糖降下薬による治療より、最もエビデンスがあり、経済性を考慮してアカルボースとボグリボースを第一選択として提案した。

後発医薬品を積極的に使用した場合の購入額削減効果の仮定
先発医薬品：セイブル錠 50mg の使用を全て、後発医薬品：ボグリボース錠 0.2mg に切替えたと仮定した

● 後発医薬品使用により期待できる購入額削減効果

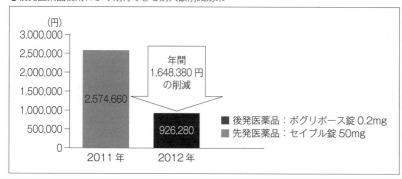

小委員会での議論

薬事委員長（整形外科）、代謝内分泌科、腎臓高血圧内科、薬剤師6名が出席した。同種薬剤間の有効性や安全性を比較したエビデンスはない。しかし、臨床上、セイブル錠の方が食後1時間の血糖降下作用が強く、副作用の腹部症状が少ない印象である。よって、ボグリボース錠、セイブル錠を第1選択薬とし、アカルボース錠は院外採用薬に変更とする。なお、経済性を考慮して、新規導入にあたってはボグリボース錠の使用を優先する。

資料4

2017年4月作成

グリニド系糖尿病薬　フォーミュラリー

院内採用薬	第1選択薬	
商品名	ミチグリニド錠 10mg （先発名：グルファスト）	シュアポスト錠 0.25mg
一般名	ミチグリニドカルシウム水和物	レパグリニド
効能・効果	2型糖尿病 ＜重要な基本的注意＞ 本剤とピオグリタゾン塩酸塩1日45mgおよびインスリン製剤およびGLP1受容体作動薬との併用における有効性及び安全性は検討されていない	2型糖尿病 ＜重要な基本的注意＞ 本剤とスルホニルウレア剤との相加・相乗の臨床効果及び安全性が確立されていないので、スルホニルウレア剤と併用しないこと。 本剤とインスリン製剤又はGLP-1受容体作動薬との併用における有効性及び安全性は検討されていない。
用法・用量	1回 10mg 1日3回毎食直前 症状により適宜増減	1回 0.25mgより開始し、 1日3回毎食直前 維持用量　1回 0.25～0.5mg 1回量を1mgまで増量可
肝機能障害時	慎重投与	
腎機能障害時	慎重投与	重度：慎重投与

※院外採用薬のナテグリニド錠（先発名：ファスティック）から入院患者への切り替えは、上記添付文書の開始投与量を参考に、効果を見て増量して下さい。（参考文献：各医薬品添付文書）

2014年2月25日開催の小委員会での参考資料　（作成当時の情報である）
＜1＞フォーミュラリー案

> 第一選択：シュアポスト錠またはグルファスト錠
> 院外採用薬：ナテグリニド錠

グリニド系糖尿病薬　当院院内採用品目比較表

		先発品		後発品
一般名		レパグリニド	ミチグリニドカルシウム水和物	ナテグリニド
販売名		シュアポスト錠	グルファスト錠	ナテグリニド錠「マイラン」 先発：ファスティック錠
規格		0.25mg	10mg	90mg
薬価（円）		32.5円	53.1円	31.6円
効能・効果		2型糖尿病における食後血糖推移の改善 ただし、下記のいずれかの治療で十分な効果が得られない場合に限る。	2型糖尿病 ＜重要な基本的注意＞ 本剤とピオグリタゾン塩酸塩1日45mgおよびインスリン製剤およびGLP1受容体作動薬との併用における有効性及び安全性は検討されていない	2型糖尿病における食後血糖推移の改善 ただし、下記のいずれかの治療で十分な効果が得られない場合に限る。
	食事療法・運動療法のみ	○		○
	α-GI阻害剤使用	○		○
	ビグアナイド系薬剤使用	○		○
	チアゾリジン系使用	○		○ ピオグリタゾン塩酸塩1日45mgとの併用における安全性は確立されていない
用法・用量		1回 0.25mgより開始し、 1日3回毎食直前 維持用量　1回 0.25～0.5mg 1回量を1mgまで増量可	1回 10mg 1日3回毎食直前 症状により適宜増減	1回 90mg 1日3回毎食直前 1回量を120mgまで増量可
肝機能障害時		慎重投与		

グリニド系糖尿病薬　当院院内採用品目比較表（つづき）

腎機能障害時	重度：慎重投与	慎重投与	透析：禁忌 腎機能障害：慎重投与
代謝	主として薬物代謝酵素 CY-P2C8 及び一部 CYP3A4 で代謝	肝臓および腎臓で代謝 主として UGT 1 A9, 1 A3 によるグルクロン酸抱合化により代謝	肝臓および腎臓で代謝 主として薬物代謝酵素 CYP2C9 で代謝
排泄	主に糞中 （主に代謝物として）	主に尿中 （主に代謝物として）	尿中に約 40％ （主に代謝物として）
血中半減期※	0.8 時間	1.2 時間	0.8 時間
作用時間※	4 時間	3 時間	3 時間

※糖尿病治療ガイド 2012 − 2013

＜2＞各薬剤の使用状況と後発医薬品の推奨使用による経済的効果
2011 年度および 2012 年度の購入額の推移
　　2012 年 4 月中旬より、ナテグリニドを後発医薬品に切替えた。

購入額の推移

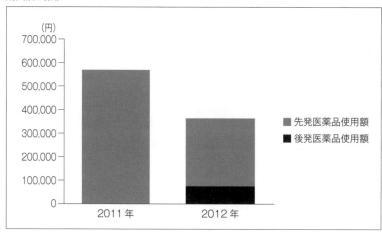

＜3＞フォーミュラリーの根拠となるガイドラインや参考文献
科学的根拠に基づく糖尿病診療ガイドライン 2013　血糖降下薬による治療より、レパグリニドはナテグリニドを対照とした RCT の結果より、空腹時血糖値、HbA1c を有意に改善した報告があり、ナテグリニドは後発医薬品ではあるが、有効性の観点から、シュアポストとミチグリニドの 2 剤を院内に採用することとした。

＜4＞フォーミュラリーを運用にするにあたって、換算表や切替案の資料
グリニド系薬については、明確な換算はないため、各医薬品の用法用量に沿って、投与することとなった。

小委員会での議論
薬事委員長（整形外科）、代謝内分泌科、腎臓高血圧内科、薬剤師 6 名が出席した。シュアポスト錠の明らかな有用性が示されている。シュアポスト錠、グルファスト錠を第一選択薬とし、ナテグリニド錠は院外採用薬に変更とする。

2017 年には、ミチグリニドの後発医薬品が発売し、採用を後発医薬品へ切り替えた。代謝内分泌内科と連携し、シュアポストは、投与量の増量が可能で、有効性が高く、ミチグリニドと同じく第 1 選択とした。

資料5

2014年4月作成

脂質異常症治療薬 HMG-CoA 還元酵素阻害薬

院内採用薬		第1選択		第2選択	
一般名		アトルバスタチン Ca	ピタバスタチン Ca	プラバスタチン Na	ロスバスタチン Ca
採用薬(先発名)		アトルバスタチン錠（リピトール）	ピタバスタチン Ca・OD 錠（リバロ）	プラバスタチンナトリウム錠（メバロチン）	クレストール錠
規格		5mg / 10mg	2mg	10mg	2.5mg
適応症	高脂血症	×	×	10-20mg/分1-2	×
	高コレステロール血症	10-20mg/分1	1-4mg/分1	×	2.5-10mg/分1
	家族性高コレステロール血症	10-40mg/分1	1-4mg/分1	10-20mg/分1-2	2.5-20mg/分1

院外採用薬のシンバスタチン錠（先発名：リポバス）やフルバスタチン錠（先発名：ローコール）等からの切り替えは以下の換算表を参考にして下さい。

薬品名 (適応容量 mg/日) 採用企画(★除外採用)	LDL-C 低下作用比較（1日量） 切り替えの時には、適応症、相互作用、腎機能、アレルギーを確認 換算量はあくまで目安であり、個人により反応性は異なる 切り替え前後には、肝機能をモニターすること				
アトルバスタチン (10-20 10-40) 5mg/10mg	―	―	10mg	20mg	40mg
ピタバスタチン Ca (1-4) 2mg	―	1mg	2mg	4mg	―
プラバスタチン Na ※ (10-20) ★ 5mg/10mg	10mg	20mg	40・80mg	80mg	―
クレストール (2.5-10 2.5-20) 2.5mg/★ 5mg	―	―	2.5mg	5mg	10-20mg
★シンバスタチン (5-20) ★ 5mg	5mg	5-10mg	20mg	40mg	80mg
★フルバスタチン (20-50) ★ 20mg	20mg	40mg	80mg	―	―

参考文献
1) 各医薬品添付文書
2) Pharmacist's Letter/Prescriber's Letter August 2009 Vol 25 No.250801 Full update 2013
3) Circulation Journal 2011; 75:1493-505
4) Prog.Med 2008; 28:1513-19

2014年2月25日開催の小委員会での参考資料 （作成当時の情報である）
＜1＞フォーミュラリー案

> 第1選択：プラバスタチン、アトルバスタチン
> 第2選択：ピタバスタチン
> 第3選択：クレストール
> （10mg/日以上を必要とする患者のみ）
> 院外採用薬：シンバスタチン錠

HMG-CoA 還元酵素阻害薬については、現在 院内に下記の製剤が採用されている。

一般名		シンバスタチン	プラバスタチン Na	アトルバスタチン Ca		ピタバスタチン Ca	ロスバスタチン Ca
採用薬 (先発名)		シンバスタチン錠「アメル」(リポバス)	プラバスタチンナトリウム錠「KH」(メバロチン)	アトルバスタチン錠「EE」(リピトール)		ピタバスタチン Ca・OD 錠「トーワ」(リバロ)	クレストール錠
規格		5mg	10mg	5mg	10mg	2mg	2.5mg
薬価 (円／錠)		30.9	43.0	40.1	76.5	75.5	70.9
適応症	高脂血症	5-20mg/ 分 1	10-20mg/ 分 1-2	×		×	×
	高コレステロール血症	×	×	10-20mg/ 分 1		1-4mg/ 分 1	2.5-10mg/ 分 1
	家族性高コレステロール血症	5-20mg/ 分 1	10-20mg/ 分 1-2	10-40mg/ 分 1		1-4mg/ 分 1	2.5-20mg/ 分 1
脂溶性 or 水溶性		脂溶性	水溶性	脂溶性		脂溶性	水溶性
LDL-C 低下作用の強さ		Standard	Standard	Strong		Strong	Strong

＜2＞ 各薬剤の使用状況と後発品の推奨使用による経済的効果

2011 年度および 2012 年度の購入額の推移を示す。

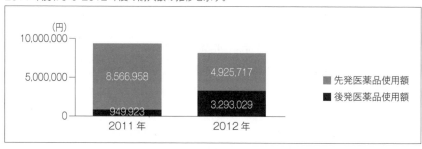

＜後発医薬品を積極的に使用した場合の購入額削減効果の仮定＞
先発品のリバロ錠 2mg、クレストール錠 2.5mg の使用をすべて後発医薬品のアトルバスタチン錠 10mg に切り替えたと仮定した場合に予想される、購入額削減効果を示す。

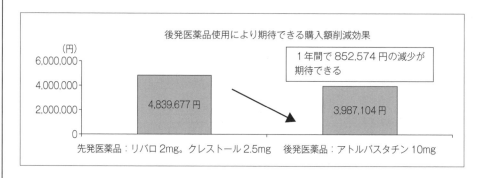

＜3＞ フォーミュラリーの根拠となるガイドラインや参考文献

	一般名	シンバスタチン	プラバスタチン	アトルバスタチン	ピタバスタチン	ロスバスタチン
	重篤な肝障害	**禁忌**	慎重		**禁忌**	
	急性肝炎, 慢性肝炎の急性増悪, 肝硬変, 肝癌, 黄疸			**禁忌**		**禁忌**
	胆道閉塞				**禁忌**	
	肝障害	慎重		慎重	慎重	慎重
	糖尿病				慎重	
原則禁忌	フィブラート系薬剤 (腎機能異常患者)	○	○	○	○	○

フォーミュラリーの根拠となるガイドラインや参考文献表（つづき）

併用注意	シクロスポリン	○	○慎重	○慎重	**禁忌**	**禁忌**
	イトラコナゾール、ミコナゾール	**禁忌**		○慎重		○慎重
	アタザナビル、サキナビルメシル酸塩	**禁忌**				○
	テラプレビル	**禁忌**		**禁忌**		
	ニコチン酸製剤（ニセリトロール等）	○	○慎重	○慎重	○慎重	○慎重
	フィブラート系薬剤（ベザフィブラート等）	○	○慎重	○慎重	○慎重	○慎重
	陰イオン交換樹脂（コレスチラミン等）			○	○	
	クマリン系抗凝血薬（ワルファリン）	○				○
	マクロライド系抗生物質（エリスロマイシン等）	○		○慎重	○	○慎重
	リファンピシン			○	○	
	ジゴキシン			○		
	アミオダロン、アムロジピン、ジルチアゼム、ベラパミル	○				
	経口避妊薬（ノルエチンドロン-エチニルエストラジオール）			○		
	HIVプロテアーゼ阻害剤（リトナビル等）	○		○		○
	エファビレンツ			○		
	制酸剤（水酸化マグネシウム、水酸化アルミニウム）					○
	エルトロンボパグ					○
	ダナゾール	○				

各添付文書より

＜4＞フォーミュラリーを運用にするにあたって、換算表や切替案の資料

薬品名 （適応容量 mg/日） 採用企画（★除外採用）	LDL-C 低下作用比較（1日量） 切り替えの時には、適応症、相互作用、腎機能、アレルギーを確認 換算量はあくまで目安であり、個人により反応性は異なる 切り替え前後には、肝機能をモニターすること				
アトルバスタチン （10-20 10-40） 5mg/10mg	ー	ー	10mg	20mg	40mg
シンバスタチン （5-20） 5mg	5mg	5-10mg	20mg	40mg	80mg
プラバスタチン Na ※ （10-20） ★5mg/10mg	10mg	20mg	40・80mg	80mg	ー
ピタバスタチン （1-4） 2mg	ー	ー	1mg	2mg	4mg
クレストール （2.5-10 2.5-20） 2.5mg/★5mg	ー	ー	2.5mg	5mg	10-20mg
ローコール （20-60） ★20mg	20mg	40mg	80mg	ー	ー

※1日2回に分割投与も可
☐ 本邦承認用量超過

参考文献：Pharmacist's Letter/Prescriber's Letter August 2009 Vol 25 No.250801 Full update 2013 から翻訳
Circulation Jounal 2011；75：1493-505
Prog. Med 2008；28：1513-19

小委員会での議論

1回目の議論
薬事委員長（整形外科）、代謝内分泌科、腎臓高血圧内科、薬剤師6名が出席した。
- アトルバスタチン錠が最もエビデンスが高い。
- クレストール錠が最も LDL コレステロール低下作用が強い。高用量が必要な患者のみに限定使用してはどうか。
- プラバスタチン錠は、他の製剤と代謝経路が異なり、相互作用が少ないメリットがある。
- 最新の治療ガイドラインでは、LDL コレステロール値の治療下限値の設定が無くなり、値に関わらず薬剤を投与することが推奨されている。治療には strong スタチンを選択することが多く、新規導入の際にプラバスタチン錠やシンバスタチン錠などの standard スタチンを選択することは少ない。

- 家族性高コレステロール血症などで強力な薬物治療が必要な患者のみクレストール錠を使用可能とし、これに合わせて院内の採用規格を 2.5mg 錠から 5mg 錠に変更してはどうか。

2 回目の議論 2014 年 3 月 20 日

薬事委員長(整形外科)循環器内科、腎臓高血圧内科、代謝内分泌内科、神経内科、総合心療内科、薬剤師 7 名が出席した。

　治療には strong スタチン(アトルバスタチン、ピタバスタチン、クレストール)を選択することが多く、新規導入の際に standard スタチン(プラバスタチン、シンバスタチン、フルバスタチン)を選択することは少ない。
- アトルバスタチンが最もエビデンスが高い。
- クレストールが最も LDL コレステロール低下作用が強い。
- プラバスタチンは、他の製剤と代謝経路が異なり相互作用が少ないメリットがある一方、LDL コレステロール低下作用は強くなく、他剤と比べて有用性は低いのではないか。

以上の意見が出され討議の結果、第 1 選択薬をピタバスタチン・アトルバスタチンとし、第 2 選択薬をクレストール・プラバスタチンとする。シンバスタチンは院外採用薬に変更とする。

運用の効果

HMG-CoA 還元酵素阻害薬フォーミュラリーが 2014 年 5 月 13 日より施行された。
施行前後 3 ヵ月間の各薬剤の処方割合を比較し、フォーミュラリー稼働状況を報告する。

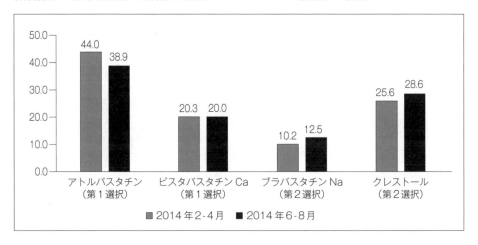

シンバスタチンの院外採用への変更に伴い、standard スタチンのプラバスタチンへの切り替えとなり、増加したと考えられる。アトルバスタチンが減少し、クレストールが増加しており、医師による臨床的な判断により処方されていると考えられる。

資料6

2017年4月

アンジオテンシンⅡ受容体拮抗剤（ARB）

第1選択：ロサルタン錠、ACE阻害剤も考慮する（イミダプリル錠、エナラプリル錠、リシノプリル錠）
第2選択：カンデサルタン錠、アジルバ錠、オルメテック錠、ミカルディス錠

院内採用薬	第1選択	第2選択			
一般名	ロサルタン カリウム	カンデサルタン シレキセチル	アジルサルタン	オルメサルタン メドキソミル	テルミサルタン
採用薬 （先発名）	ロサルタンK錠「トーワ」 （ニューロタン）	カンデサルタンOD錠「EE」 （ブロプレス）	アジルバ錠	オルメテックOD錠	ミカルディス錠
規格	50mg	8mg	20mg	20mg	40mg
効能効果	①高血圧症 ②高血圧・蛋白尿を伴う2型糖尿病における糖尿病性腎症	①高血圧症 ②腎実質性高血圧症 ③ACE阻害剤投与が適切でない慢性心不全（軽症～中等症）	高血圧症	高血圧症	高血圧症
用量	① 25～50mg ② 50mg	① 4～8mg ② 2～8mg ③ 4～8mg	20mg	10～20mg	40mg
用法	1日1回経口投与	1日1回経口投与	1日1回経口投与	1日1回経口投与	1日1回経口投与
1日最大投与量	100mg	① 12mg ②・③ 8mg	40mg	40mg	80mg

院外採用薬のイルベタン錠等からの切り替えは次の換算表を参考にして下さい。

薬品名 （適応容量 mg/日） 採用企画（★除外採用）	ARB降圧換算量（1日） 切り替えの時には、適応症、相互作用、腎機能、アレルギーを確認 換算量はあくまで目安であり、個人により反応性は異なる 切り替え前後には、血圧、血清K値、腎機能をモニターすること				
ロサルタン※ (25-100) ★25mg/50mg/★100mg	25mg	50mg	100mg	—	
カンデサルタン※ (4-12) ★4mg/8mg/12mg	4mg	8mg	16mg	16-32mg	—
アジルバ (20-40) 20mg/★40mg	20mg	20mg	20mg	20mg	40mg
	他のARBより降圧効果が高く、明確な換算がないためアジルバへの切替は低用量から開始し効果により調節することが推奨される。 日本のアジルサルタンと比較して欧米のアジルサルタンメドキミシルはバイオアベイラビリティが0.5-0.6とされている。				
オルメテック (10-40) ★10mg/20mg/★40mg	10mg	20mg	20-40mg	40mg	—
ミカルディス (40-80) 40mg/★80mg	20mg	40mg	40-80mg	80mg	—
イルベタン（院外採用のみ） (50-200) ★20mg	75mg	150mg	300mg	300mg	—

※1日2回に分割投与も可
▨ 本邦承認用量超過

参考文献：1) 各医薬品添付文書　2) Pharmacist's Letter/Prescriber's Letter August 2009 Vol 25 No.250801 Full update 2012

2014年3月20日開催の小委員会での参考資料　（作成当時の情報である）
ARB　当院採用薬比較表

商品名	アジルバ	★イルベタン	オルメテック	ブロプレス	ミカルディス	ロサルタンK錠「トーワ」 （先発：ニューロタン）
一般名	アジルサルタン	イルベサルタン	オルメサルタン メドキソミル	カンデサルタン シレキセチル	テルミサルタン	ロサルタン カリウム
販売元	武田薬品	塩野義	第一三共	武田薬品	アステラス	東和薬品
薬価	136.9円/20mg 205.4円/★40mg	130.5円/★100mg	68.2円/★10mg 130.4円/20mg 197.9円/★40mg	72.3円/★4mg 140.4円/8mg 216.2円/★12mg	131.0円/40mg 198.6円/★80mg	45.3円/★25mg 86.0円/50mg 129.0円/★100mg
効能効果	高血圧症	高血圧症	高血圧症	①高血圧症 ②腎実質性高血圧症 ③ACE阻害剤投与が適切でない慢性心不全（軽症～中等症）	高血圧症	①高血圧症 ②高血圧・蛋白尿を伴う2型糖尿病における糖尿病性腎症
用法用量	20mg	50～100mg	10～20mg	①4～8mg ②4mgから必要に応じ増量　③4mgから必要に応じ増量	40mg	①25～50mg ②50mg
	1日1回経口投与	1日1回経口投与	1日1回経口投与	1日1回経口投与	1日1回経口投与	1日1回経口投与

ARB 当院採用薬比較表(つづき)

1日最大投与量	40mg	200mg	40mg	① 12mg ②・③ 8mg	80mg	100mg
代謝 ※1	消化管で活性代謝物に加水分解 主にCYP2C9で不活性代謝物となる	主としてCYP2C9	オルメサルタンメドキソミルは消化管で活性代謝物オルメサルタンに加水分解される	腸管でカンデサルタンに変換される	肝臓で抱合を受け不活性代謝物となる	肝臓でCYP2C9,3A4により活性代謝物に変換されるこの活性代謝物は初回通過効果を受ける
排泄 ※1	糞便中~55% 尿中~42%(未変化体として15%)	糞便中80% 尿中20%	未変化体として 糞便中50~65% 尿中35~50%	尿中26%	糞便中97%	未変化体として尿中4% 活性代謝物として尿中6%

＜1＞フォーミュラリー案

第1選択：ACE阻害剤、ロサルタン錠、オルメテック錠、プロプレス錠
　　院外採用薬：アジルバ錠、イルベタン錠、ミカルディス錠

＜2＞各薬剤の使用状況と後発医薬品の推奨使用による経済的効果

● 2011年度および2012年度の購入額の推移

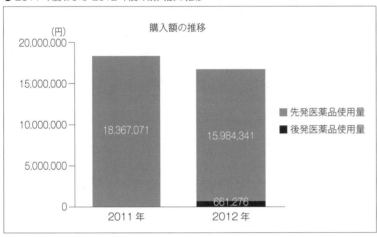

●後発医薬品を積極的に使用した場合の購入額削減効果の仮定
先発医薬品：アジルバ20mg、イルベタン100mg、オルメテック20mg、ディオバン80mg、ニューロタン50mg、プロプレス8mg、ミカルディス40mgそれぞれをロサルタン50mgへ切り替えたと仮定した。

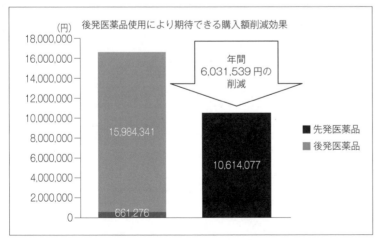

＜3＞フォーミュラリーの根拠となるガイドラインや参考文献
- James PA, Oparil S, Carter BL, Cushman WC, Dennison-Himmelfarb C, Handler J, Lackland DT, LeFevre ML, MacKenzie TD, Ogedegbe O, Smith SC. 2014 evidence-based guideline for the management of high blood pressure in adults: report from the panel members appointed to the Eighth Joint National Committee (JNC 8). Jama. 2014 Feb 5;311（5）:507-20.
- NICE clinical guideline 127 Hypertension August 2011
- バルサルタン関連薬変更実態調査

バルサルタン関連薬変更実態調査

2013年6月1日から8月14日使用患者1141例から100例をランダムに抽出

患者背景			
平均年齢	65.93(19-86)	男/女	62/38
平均身長	161.1(135.3-184.8)	平均体重	62.4(39.4-90)

処方薬剤内訳 重複あり	
ディオバン	78
エックスフォージ	19
コディオ	6

経過	
外来再受診	72
入院	12
未来院	6
転院	5
中止	3
死亡	1
臨時で継続	1

84例が変更	
オルメテック	24
ミカルディス	20
アジルバ	11
ロサルタン	10
ブロプレス	9
イルベタン	2
他の降圧剤	8

- イルベサルタン入院時変更実態調査
    イルベサルタン　入院時変更実態調査　2013年7月～12月
    調査対象：入院時にイルベサルタン服用していた患者を薬剤師が全例収集

患者背景	
患者人数	61
平均年齢	73.3(45-87)
男/女	36/25
平均身長(cm)	158.9
平均体重(kg)	58.1

入院時の処方薬	
イルベタン	37
アバプロ	13
アイミクス	11

イルベサルタン投与量	
200mg	2
100mg	42
50mg	17

診療科	
消外	10
整形	7
消内	6
循内	6
腎内	5
呼内	5
リ内	4
心外	3
腫内	3
耳鼻	2
形成	2
代内	2
神内	2
産婦	2
血内	1
呼外	1

入院後の経過	
薬剤師持参薬確認	55
代替案提案（ロサルタン）	52
提案採用	17
他のARB・降圧剤へまたは中止	3
持参薬継続	32
代替案提案なし	3
変更	
持参薬継続	32
ロサルタンに変更	20
他のARBに変更	5
他の降圧剤に変更	2
中止	2

	59例が変更				
	切替前後の血圧・クレアチニン・Kの変動				
	持参薬継続 32例	ロサルタンへ 変更20例	持参薬群と ロサルタン変更群 の前後の差を比較	他ARBに 変更5例	他降圧薬に 変更2例
切替前 SBP（mmHg）	132.5	121.2	t(41)=0.037	136.2	146.0
切替後 SBP（mmHg）	129.5	118.3	p=0.971	129.0	145.5
切替前 DBP（mmHg）	72.6	74.7	t(41)=1.642	75.4	83.0
切替後 DBP（mmHg）	72.9	67.7	p=0.108	62.3	89.0
切替前クレアチニン（mg/dL）	1.28	0.74	t(41)=0.615	1.42	2.23
切替後クレアチニン（mg/dL）	1.31	0.69	p=0.548	1.53	3.88
切替前（mEq/L）	4.18	4.22	t(41)=0.344	4.58	4.1
切替後（mEq/L）	4.06	4.10	p=0.733	4.45	5.3

解説

イルベタンは、2013年にアジルバ錠の採用に伴い、院内から院外採用となった。この調査では、イルベサルタンを使用している患者が入院した際に、薬剤師による代替薬の提案（ロサルタンを推奨）を行い、医師が入院時に処方変更した実態を調査した。また、入院前後の血圧と血清カリウム値を比較し、代替薬への入院時の変更は、問題なく行われているかを検証した。

2013年、バルサルタンを半年間かけて、採用削除した当院の1000例近い患者のうち、ランダムに100例抽出し、変更薬剤を調査した。外来でほとんどの変更が行われ、降圧効果の高いARBに変更がされた。

＜4＞ フォーミュラリーを運用にするにあたって、換算表や切替案の資料

降圧換算量

薬品名 （適応容量 mg/日） 採用企画（★除外採用）	ARB 降圧換算量（1日） 切り替えの時には，適応症，相互作用，腎機能，アレルギーを確認 換算量はあくまで目安であり，個人により反応性は異なる 切り替え前後には，血圧，血清K値，腎機能をモニターすること				
ディオバン※ （40-160） ★40mg/80mg/★160mg	25mg	50mg	100mg	—	—
ロサルタン※ （25-100） ★25mg/50mg/★100mg	25mg	50mg	100mg	—	—
オルメテック （10-40） ★10mg/20mg/★40mg	10mg	20mg	20-40mg	40mg	—
ミカルディス （40-80） 40mg/★80mg	20mg	40mg	40-80mg	80mg	—
アジルバ （20-40） 20mg/★40mg	20mg	20mg	20mg	20mg	40mg
	他のARBより降圧効果が高く，明確な換算がないためアジルバへの切替は低用量から開始し効果により調節することが推奨される。 日本のアジルサルタンと比較して欧米のアジルサルタンメドキソミルはバイオアベイラビリティが0.5-0.6とされている。				
ブロプレス※ （20-40） 20mg/★40mg	4mg	8mg	16mg	16-32mg	—
イルベタン（院外採用のみ） （50-200） ★20mg	75mg	150mg	300mg	300mg	—

※1日2回に分割投与も可
☐ 本邦承認用量超過

参考文献：Pharmacist's Letter/Prescriber's Letter August 2009 Vol 25 No.250801 Full update 2012 から翻訳

> **小委員会での議論**
> 薬事委員長（整形外科）循環器内科、腎臓高血圧内科、代謝内分泌内科、神経内科、総合心療内科、薬剤師 7 名が出席した。
> - 同種薬剤間の有効性や安全性を比較したエビデンスはない。しかし、臨床上、アジルバが最も降圧効果が強い印象である。
> - ミカルディスやオルメテックの使用患者は多く、バルサルタン削除から間もない現時点での採用変更は困難である。
> 以上の意見が出され討議の結果、第一選択薬は ACE 阻害薬・ロサルタン、第二選択薬はオルメテック・ブロプレス・アジルバ・ミカルディスとし、院外採用薬としてはイルベタンとする。
> 今後、後発品発売時期等に併せフォーミュラリーの見直しを行う。

資料7

2014年9月作成

骨粗鬆症治療薬 ビスホスホネート製剤

院内採用薬	第1選択		第2選択
一般名	アレンドロン酸Na	リセドロン酸Na	アレンドロン酸Na
採用薬(先発名)	アレンドロン酸錠 35mg「ファイザー」（ボナロン）	リセドロン酸Na錠 17.5mg「サワイ」（アクトネル）	ボナロン 点滴静注バッグ 900μg
用法用量　1週間に1回	○	○	
4週間に1回			○
骨ページェットの適応	×	17.5mg/日*	×

※先発医薬品のみ適応

院外採用薬の1日1回製剤、週1回製剤、月1回製剤から入院患者への切り替えは、次回内服予定日より上記薬剤へ切り替えてください。

> 第1選択：アレンドロン酸錠 35mg、リセドロン酸Na錠 17.5mg
> 第2選択：ボナロン点滴静注バッグ 900μg（**立位あるいは座位を保てない患者**）
> 院外採用薬：1日1回製剤…アレンドロン酸錠 5mg、ボノテオ錠 1mg
> 　　　　　　週1回製剤…ボナロン経口ゼリー 35mg
> 　　　　　　月1回製剤…アクトネル錠 75mg、ボノテオ錠 50mg

参考文献：各医薬品添付文書

2014年7月24日に開催された小委員会での参考資料（作成当時の情報である）
＜1＞フォーミュラリー案

> 第1選択：リセドロン酸Na錠 17.5mg
> 第2選択：アレンドロン酸Na注 900μg（立位あるいは坐位を保てない患者）

ビスホスホネート製剤については、現在 下記の製剤が採用されている。

一般名	アレンドロン酸Na			リセドロン酸Na		ミノドロン酸水和物	イバンドロン酸Na水和物
採用薬(先発名)	アレンドロン酸錠「マイラン」（ボナロン）	ボナロン経口ゼリー	ボナロン点滴静注バッグ	リセドロン酸Na錠「サワイ」（アクトネル）	アクトネル錠	ボノテオ錠	ボンビバ静注シリンジ（2014年4月8日～仮採用）

ビスホスホネート製剤については、現在下記の薬剤が採用されている（つづき）

規格（★：院外採用）	5mg	35mg	★35mg	900μg	17.5mg	★75mg	★1mg	50mg	1mg
薬価（円／錠本）	45.90	314.70	1,262.30	4,627.00	315.90	2987.30	135.80	3502.40	5,059.00
用法用量 1日1回	○							○	
用法用量 1週間に1回		○	○		○				
用法用量 4週間に1回				○		○		○	○
用法用量 月に1回									
骨ページェット		×	×		17.5mg/日※	×		×	×

※先発のみ適応

＜2＞各薬剤の使用状況と後発品の推奨使用による経済的効果
2012年度および2013年度の購入額の推移を示す。

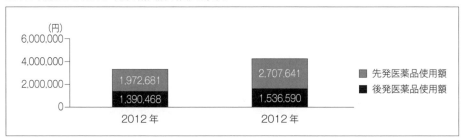

＜後発品を積極的に使用した場合の購入額削減効果の仮定＞
先発品のボノテオ錠50mg、ボナロン点滴静注バッグ900μgの使用をすべて後発品の週1回のリセドロン酸Na錠17.5mgに切り替えたと仮定した場合に予想される、購入額削減効果を示す。

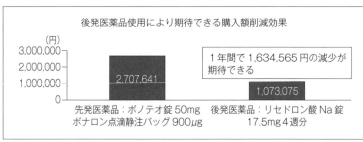

＜3＞フォーミュラリーの根拠となるガイドラインや参考文献

	一般名	アレンドロン酸Na注	アレンドロン酸Na錠	リセドロン酸Na錠	ミノドロン酸水和物錠	イバンドロン酸Na水和物注
禁忌	本剤の成分あるいは他のビスホスホネート系薬剤に対し過敏症の既往歴のある患者	○	○	○	○	○
	低カルシウム血症の患者	○	○	○	○	○
	食道狭窄又はアカラシア（食道弛緩不能症）等の食道通過を遅延させる障害のある患者		○	○	○	
	服用時に立位あるいは坐位を30分以上保てない患者		○	○	○	
	妊婦又は妊娠している可能性のある婦人			○	○	○
	高度な腎障害のある患者			○		

フォーミュラリーの根拠となるガイドラインや参考文献(つづき)

慎重投与	嚥下困難、食道炎、胃炎、十二指腸炎、又は潰瘍等の上部消化管障害がある患者		○	○	○	
	重篤な腎機能障害のある患者	○	○	○	○	○

【ガイドライン】
骨粗鬆症予防と治療のガイドライン 2011 年 http://www.josteo.com/ja/guideline/doc/11_2.pdf

【小委員会での議論】
薬事委員長(消化器一般外科)、リウマチ膠原病内科、整形外科、神経内科、薬剤師 7 名出席。
- リセドロン酸とアレンドロン酸のエビデンスが高い。
- 入院期間が長く座位をとることが困難な患者では、月 1 回服用の製剤が使用し易い。
- 月 1 回服用製剤では処方を忘れる可能性が高い。
- 座位がとれない患者等には、注射剤が有用である。
- 経口剤においては、週 1 回服用製剤が選択できれば治療には問題ない。

以上の意見が出され、討議の結果、第一選択薬をアレンドロン酸錠 35mg（週 1 回服用製剤）、リセドロン酸錠 17.5mg（週 1 回服用製剤）とし、第二選択薬をボナロン点滴静注バッグ 900μg（立位あるいは座位を保てない患者）とする。アレンドロン酸錠 5mg、ボノテオ錠 50mg は院外採用薬に変更とし、院外採用薬としてはアレンドロン酸錠 5mg、ボナロン経口ゼリー 35mg、アクトネル錠 75mg、ボノテオ錠 1mg、ボノテオ錠 50mg とする。
2017 年 2 月より年 1 回のリクラスト点滴静注液が仮採用されたため、新規採用の審議時にはフォーミュラリーの改定が予想される。

資料8

2016年4月作成

G-CSF（顆粒球コロニー形成刺激因子）製剤　フォーミュラリー

第1選択：フィルグラスチムBS注シリンジ
第2選択：ノイトロジン注（限定使用）

院内採用薬と適応症			第1選択			第2選択	
		採用薬	フィルグラスチムBS注シリンジ「テバ」			ノイトロジン注	
		一般名	フィルグラスチム（遺伝子組換え） 先発医薬品：グラン			レノグラスチム（遺伝子組換え）	
		規格	75μg	150μg	300μg	100μg	250μg
がん化学療法による好中球減少症	急性白血病			○		○	
	悪性リンパ腫、小細胞肺癌、胚細胞腫瘍（睾丸腫瘍、卵巣腫瘍など）、神経芽細胞腫、小児がん			○		○	
	その他のがん腫			○		○	
造血幹細胞移植時の好中球数の増加促進				○		○	
ヒト免疫不全ウイルス（HIV）感染症の治療に支障を来す好中球減少症				○		○	
骨髄異形成症候群に伴う好中球減少症				○		○	
再生不良性貧血に伴う好中球減少症				○		○	
先天性・特発性好中球減少症				○		○	
造血幹細胞の末梢血中への動員	同種及び自家末梢血幹細胞採取時のGCSF製剤単独投与による動員			○		○	
	自家末梢血幹細胞採取時のがん化学療法剤投与終了後のGCSF製剤投与による動員			○		○	
	末梢血幹細胞移植ドナーに対してGCSF製剤単独で末梢血幹細胞を動員する場合					○	
免疫抑制療法（腎移植）に伴う好中球減少症						○	

※投与量については添付文書を参照してください

2016年2月薬事委員会で提出された参考資料（作成当時の情報である）
<1>フォーミュラリー案

		第1選択			第2選択	
	採用薬	フィルグラスチムBS注「テバ」			ノイトロジン注	
	一般名	フィルグラスチム（遺伝子組換え）［フィルグラスチム後続2］			レノグラスチム（遺伝子組換え）	
	規格	75μg	150μg	300μg	100μg	250μg
	薬価（円）	6,143.00	9,987.00	15,093.00	9,907.00	24,566.00
がん化学療法による好中球減少症	急性白血病		○		○（急性リンパ性白血病含む）	
	悪性リンパ腫、小細胞肺癌、胚細胞腫瘍（睾丸腫瘍、卵巣腫瘍など）、神経芽細胞腫、小児がん		○		○	
	その他のがん腫		○		○	
造血幹細胞移植時の好中球数の増加促進			○		○	
ヒト免疫不全ウイルス（HIV）感染症の治療に支障を来す好中球減少症			○		○	
骨髄異形成症候群に伴う好中球減少症			○		○	
再生不良性貧血に伴う好中球減少症			○		○	
先天性・特発性好中球減少症			○		○	
造血幹細胞の末梢血中への動員	同種及び自家末梢血幹細胞採取時のGCSF製剤単独投与による動員		○		○	
	自家末梢血幹細胞採取時のがん化学療法剤投与終了後のGCSF製剤投与による動員		○		○	
	末梢血幹細胞移植ドナーに対してGCSF製剤単独で末梢血幹細胞を動員する場合				○	
免疫抑制療法（腎移植）に伴う好中球減少症					○	

＜2＞各薬剤の使用状況と後発医薬品の推奨使用による経済的効果

ノイトロジン注 250μg（9 カ月 281 本）をフィルグラスチム注 300μg に変更
ノイトロジン注 100μg（9 カ月 2240 本）をフィルグラスチム注 75μg に変更した場合
→ 9 カ月で 11,093,273 円の差額　1 年間で約 14,791,030 円の差額

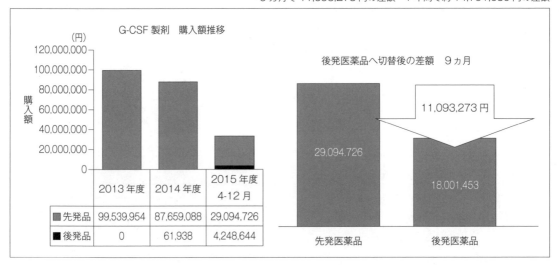

フォーミュラリー推奨のため、第 2 選択の薬剤については、オーダ時に下記の注意喚起文の表示を提案します。

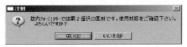

＜3＞フォーミュラリーの根拠となるガイドラインや参考文献
- 日本癌治療学会　GCSF 適正使用診療ガイドライン 2013 年版 ver.3（2016 年 3 月 9 日公開）
- ASCO ガイドライン 2015 年白血球増殖因子使用に関する ASCO ガイドライン
- NCCN Clinical Practice Guidelines in Oncology　Myeloid Growth Factors Version1.2015

資料9

2016年4月作成

PPI 経口剤　フォーミュラリー

			院内採用薬			第1選択	第2選択	第3選択		院外採用薬
			オメプラゾール錠「トーワ」20mg	ランソプラゾールOD錠「トーワ」15mg/30mg	ラベプラゾールNa錠「トーワ」10mg		バリエット錠5mg	タケキャブ錠		★ネキシウムカプセル20mg
								20mg	★10mg	
適応症	胃潰瘍、十二指腸潰瘍（胃潰瘍：8週間まで、十二指腸潰瘍：6週間まで）		1回20mg 1日1回	1回30mg 1日1回	1回10~20mg 1日1回			1回20mg 1日1回		1回20mg 1日1回
	吻合部潰瘍（8週間まで）、Zollinger Ellison症候群		1回20mg 1日1回	1回30mg 1日1回	1回10~20mg 1日1回					1回20mg 1日1回
	逆流性食道炎	初期治療	1回20mg 1日1回（8週間まで）	1回30mg 1日1回（8週間まで）	1回10~20mg 1日1回（8週間まで）			1回20mg 1日1回（4週間まで。効果不十分例8週間まで）		1回20mg 1日1回（4週間まで。効果不十分例8週間まで）
		PPIによる治療で効果不十分な場合（さらに8週間）	-	-	1回10~20mg 1日2回					
		再発・再燃を繰り返す維持療法	1回10~20mg 1日1回	1回15~30mg 1日1回	1回10mg 1日1回			1回10~20mg 1日1回		1回10~20mg 1日1回
	非びらん性胃食道逆流症（4週間まで）		《10mg錠のみ》1回10mg 1日1回	《15mg錠のみ》1回15mg 1日1回	1回10mg 1日1回			-		-
	低用量アスピリン投与時における胃潰瘍又は十二指腸潰瘍の再発抑制		-	《15mg錠のみ》1回15mg 1日1回	-		1回5~10mg 1日1回	1回10mg 1日1回		1回20mg 1日1回
	非ステロイド性抗炎症薬投与時における胃潰瘍又は十二指腸潰瘍の再発抑制		-	《15mg錠のみ》1回15mg 1日1回	-			1回10mg 1日1回		1回20mg 1日1回
	下記におけるヘリコバクター・ピロリの除菌の補助 胃潰瘍、十二指腸潰瘍、胃MALTリンパ腫、特発性血小板減少性紫斑病、早期胃癌に対する内視鏡的治療後胃、ヘリコバクター・ピロリ感染胃炎		1回20mg 1日2回	1回30mg 1日2回	1回10mg 1日2回			1回20mg 1日2回		1回20mg 1日2回

PPI 経口剤

第1選択：オメプラゾール錠、ランソプラゾール錠、ラベプラゾールNa錠

第2選択：パリエット錠5mg（低用量アスピリン併用時）

第3選択：タケキャブ錠20mg（消化器肝臓内科限定）

院外採用薬：ネキシウムカプセル、タケキャブ錠

＜換算表＞入院患者へは以下の投与量を参考に変更してください。また適応に応じて変更を検討してください。

院外採用薬	→	院内採用薬
タケキャブ20mg 1日1回		ランソプラゾール30mg 1日1回
タケキャブ10mg 1日1回		ランソプラゾール15mg 1日1回
ネキシウム20mg 1日1回		ランソプラゾール30mg 1日1回
ネキシウム10mg 1日1回(未採用)		ランソプラゾール15mg 1日1回

参考文献
PHARMACIST'S LETTER / PRESCRIBER'S LETTER　August 2009 ～ Volume 25 ～ Number 250801
各医薬品添付文書

2016年3月10日　小委員会で提出された参考資料　（作成当時の情報である）
＜1＞フォーミュラリー案

			第1選択			第2選択	院外採用薬	
		院内採用薬	オメプラゾール錠「トーワ」20mg	ランソプラゾールOD錠「トーワ」15mg/30mg	ラベプラゾールNa錠「トーワ」10mg	バリエット錠5mg	★タケキャブ錠10mg/20mg	★ネキシウムカプセル20mg
	薬価（円）		60.30	50.60/88.20	81.90	70.50	160.10/240.20	160.10
適応症	胃潰瘍、十二指腸潰瘍（胃潰瘍：8週間まで、十二指腸潰瘍：6週間まで）		1回20mg 1日1回	1回30mg 1日1回	1回10~20mg 1日1回		1回20mg 1日1回	1回20mg 1日1回
	吻合部潰瘍（8週間まで）、ZollingerEllison症候群		1回20mg 1日1回	1回30mg 1日1回	1回10~20mg 1日1回		-	1回20mg 1日1回
	逆流性食道炎	初期治療	1回20mg 1日1回（8週間まで）	1回30mg 1日1回（8週間まで）	1回10~20mg 1日1回（8週間まで）		1回20mg 1日1回（4週間まで。効果不十分例8週間まで）	1回20mg 1日1回（4週間まで。効果不十分例8週間まで）
		PPIによる治療で効果不十分な場合（さらに8週間）	-	-	1回10~20mg 1日2回			
		再発・再燃を繰り返す維持療法	1回10~20mg 1日1回	1回15~30mg 1日1回	1回10mg 1日1回		1回10~20mg 1日1回	1回10~20mg 1日1回
	非びらん性食食道逆流症（4週間まで）		《10mg錠のみ》1回10mg 1日1回	《15mg錠のみ》1回15mg 1日1回	1回10mg 1日1回		-	-

フォーミュラリー案（つづき）

低用量アスピリン投与時における胃潰瘍又は十二指腸潰瘍の再発抑制		《15mg錠のみ》1回15mg 1日1回		1回5~10mg 1日1回	1回10mg 1日1回	1回20mg 1日1回
非ステロイド性抗炎症薬投与時における胃潰瘍又は十二指腸潰瘍の再発抑制		《15mg錠のみ》1回15mg 1日1回			1回10mg 1日1回	1回20mg 1日1回
下記におけるヘリコバクター・ピロリの除菌の補助 胃潰瘍、十二指腸潰瘍、胃MALTリンパ腫、特発性血小板減少性紫斑病、早期胃癌に対する内視鏡的治療後胃、ヘリコバクター・ピロリ感染胃炎	1回20mg 1日2回	1回30mg 1日2回	1回10mg 1日2回		1回20mg 1日2回	1回20mg 1日2回

＜2＞各薬剤の使用状況と後発医薬品の推奨使用による経済的効果

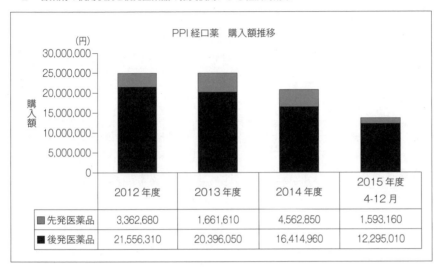

PPI経口薬　購入額推移

	2012年度	2013年度	2014年度	2015年度 4-12月
先発医薬品	3,362,680	1,661,610	4,562,850	1,593,160
後発医薬品	21,556,310	20,396,050	16,414,960	12,295,010

2015年4月タケキャブの採用開始。2016年2月末まで長期投与不可。2015年6月ネキシウムを院外採用に変更。パリエット錠5mg院内採用に変更。

PPI経口剤

第1選択：オメプラゾール錠、ランソプラゾール錠、ラベプラゾールNa錠

第2選択：パリエット錠5mg(低用量アスピリン併用時)

院外採用薬：ネキシウムカプセル、タケキャブ錠

＜3＞フォーミュラリーの根拠となるガイドラインや参考文献

参考資料1	相互作用	オメプラゾール錠	ランソプラゾール錠	ラベプラゾール錠	タケキャブ錠	ネキシウムカプセル
代謝酵素		CYP2C19 CYP3A4	CYP2C19 CYP3A4	CYP2C19 CYP3A4	CYP3A4	CYP2C19 CYP3A4
併用禁忌		アタザナビル リルピビリン	アタザナビル リルピビリン	アタザナビル リルピビリン	アタザナビル リルピビリン	アタザナビル リルピビリン
併用注意	ジアゼパム	○	○	-	-	○
	フェニトイン	○	○	-	-	○
	シロスタゾール	○	-	-	-	-
	ワルファリン	○	-	-	-	○
	タクロリムス	○	○	-	-	○
	ジゴキシン	○	○	○	○	○
	メチルジゴキシン	○	○	○	○	○
	イトラコナゾール	○	○	○	○	○
	ゲフィチニブ	○	○	○	○	○
	エルロチニブ	○			○	○
	ニロチニブ				○	○
	ボリコナゾール	-	-	-	○	○
	ネルフィナビル	-	-	-	○	-
	サキナビル	○	-	-	-	-
	クロピドグレル	○	-	-	-	-
	セイヨウオトギリソウ	○	-	-	○	○
	メトトレキサート	○	○	○	-	○
	テオフィリン	-	○	-	-	○
	CYP3A4阻害剤(クラリスロマイシン等)	-	-	-	○	-
	水酸化Al・水酸化Mg含有の制酸剤	-	-	○	-	-

＜4＞フォーミュラリーを運用にするにあたって、換算表や切替案の資料
＜換算表＞入院患者へは以下の投与量を参考に変更してください。また適応に応じて変更を検討してください。

院外採用薬	⇒	院内採用薬
★タケキャブ 20mg 1日 1回		ランソプラゾール 30mg 1日 1回
★タケキャブ 10mg 1日 1回		ランソプラゾール 15mg 1日 1回
★ネキシウム 20mg 1日 1回		ランソプラゾール 30mg 1日 1回
ネキシウム 10mg 1日 1回(未採用)		ランソプラゾール 15mg 1日 1回

参考文献
- PHARMACIST'S LETTER / PRESCRIBER'S LETTER August 2009 ~ Volume 25 ~ Number 250801
- 各医薬品添付文書

小委員会での議論：
2016年3月10日
薬事委員長(消化器一般外科)、消化器肝臓内科、神経内科、リウマチ膠原病内科、消化器一般外科、薬剤師8名が出席した。
1回目の議論
タケキャブ錠を既存PPIと同効薬と考えるのか、新規作用機序の薬と考えるのか、難しい面があると思う。タケキャブ錠を安易に使用することは良くないが、入院患者でESD後(内視鏡的粘膜下層剥離術)等に使用するのは理解できる。診療科のニーズを考慮すべきである。

2回目の議論：
2016年4月7日
薬事委員長(消化器一般外科)、消化器肝臓内科、神経内科、リウマチ膠原病内科、消化器一般外科、薬剤師8名が出席した。

薬剤部の改定案として、安易な使用は避けてほしい為、院内・院外ともにタケキャブ錠を消化器肝臓内科限定とする案が提案された。
＜薬剤部フォーミュラリー改訂案＞
第1選択：オメプラゾール錠、ランソプラゾール錠、ラベプラゾールNa錠
第2選択：パリエット錠5mg（低用量アスピリン併用時）
第3選択：タケキャブ錠20mg（消化器肝臓内科限定）
院外採用：ネキシウムカプセル、タケキャブ錠10mg（消化器肝臓内科限定）
この案に対し、消化器一般外科における膵頭十二指腸切除術後の吻合部潰瘍予防などにおいて、院外でもタケキャブ錠使用の要望等の意見があった。
＜討議結果＞
第1選択：オメプラゾール錠、ランソプラゾール錠、ラベプラゾールNa錠
第2選択：パリエット錠5mg（低用量アスピリン併用時）
第3選択：タケキャブ錠20mg（院内は消化器肝臓内科限定、院外は診療科制限なし）
院外採用：ネキシウムカプセル、タケキャブ錠10mg
なお、院内フォーミュラリー薬が使用できない患者の場合は、臨時採用にて個々に対応可能とする。また、タケキャブ錠は既存PPIと比較して胃酸分泌抑制作用が強力であるため、漫然と使用しない旨の注意喚起文をオーダ時に表示させることとなった。

フォーミュラリーの作成運用における課題

医師の理解・協力をどう得ていくか

　当院薬剤部で作成運用している9の薬効群のフォーミュラリーを紹介した（資料1〜9）。ただし、後発医薬品の発売等必要に応じた更新が必要であることも記しておく。

　また、医師へのフォーミュラリーへの周知と理解については課題が多い。当院では、法人として目標にフォーミュラリーによる合理的及び経済的な医療の提供を掲げているが、医師全員の理解と協力はこれからである。医学生や研修医のみならず、医師の中でも専門領域外の薬効群におけるフォーミュラリーがあることで臨床において役に立つという意見もある。当院ではフォーミュラリーは処方の基準であり、医師の処方制限を意図したものではない。治療開始や入院時に採用薬への変更が必要となる際に役立ててほしいと考えている。

作成が進んでいない薬効群

　後発医薬品の発売のない薬効群（DPP4阻害薬など）では、医薬品間の有効性と経済性の比較データが乏しく、フォーミュラリー作成が進んでいない。また、ファースト・イン・クラス（画期的）新薬として発売された医薬品から採用を開始し、その後発売となる同効薬の採用が不利になる現状もある。同種同効薬が3剤となるとフォーミュラリーを検討するも、すでに使用患者が多い薬剤を変更するには、医師から患者への切り替えの説明なども必要となり臨床現場での負担となるため、できれば同種同効薬が出揃ってからの採用を検討したい。しかし、先進的な医療を提供する大学病院としては、新薬承認後、使用しないというわけにはいかないという事情もある。

バイオシミラーとフォーミュラリー

　生物学的製剤の後発医薬品という位置付けとなるバイオシミラーは当院でも採用している。しかし、製剤的な観点から、先行バイオ医薬品と同等とは扱えないため、発売後すぐに、積極的な使用を推奨することはできないと考える。製剤によっては、臨床試験のデータだけでなく、国内のみならず欧米での使用実績も重要となる。

　当院の関連病院では病床数や専門性の違いから採用薬も異なるが、ここまで紹介してきたフォーミュラリーは、当法人関連病院でも共有して各病院の薬事委員会で検討し実践することになっている。また、フォーミュラリーは入院患者を対象としているため、外来でのフォーミュラリーの導入には病院医師の理解や地域医師との連携が必須となると考えている。

おわりに

　当院では、欧米でのフォーミュラリーに則って、院内独自の同種同効薬の使用基準を作成してきた。薬剤師が主導し、医師と共同して有効性と経済性を考慮した

医療を提供できる環境を整備してきた。今後は、外来や地域、保険等の単位でフォーミュラリーが普及すると考えられる。医療保険財源がさらに逼迫すると言われる今後、国民皆保険制度を維持する上で有効性と経済性を重視した薬物治療がとくに重要になる。その考え方を浸透させるためにフォーミュラリーは重要な役割を果たすと思っている。

【参考文献】
1) 臨床試験を理解するための12のチェックポイント ver. 2.21　CASP worksheet for RCT Japanese version 2.21: CASP Japan CRITICAL APRAISAL SKILLS PROGRAMME http://caspjp.umin.ac.jp/materials/caspsheets/files/RCT21j.pdf（accessed 2017-05-04）
2) Guyatt GH, Sackett DL, Cook DJ, Guyatt G, Bass E, Brill-Edwards P, Browman G, Cook D, Farkouh M, Gerstein H, Haynes B. Users' Guides to the Medical Literature: II. How to Use an Article About Therapy or Prevention A. Are the Results of the Study Valid?. Jama. 1993 Dec 1;270（21）:2598-601.
3) Stallings A, Borja-Hart N, Fass J. New Practitioners Forum. Strategies for reinventing journal club. American Journal of Health-System Pharmacy. 2011 Jan 1;68（1）:14-6.
4) CONSORT. The Consort statement. www.consort-statement.org/consort-statement（accessed 2017-05-04）
5) Gray T, Bertch K, Galt K, Gonyeau M, Karpiuk E, Oyen L, Sudekum MJ, Vermeulen LC. Guidelines for Therapeutic Interchange—2004: American College of Clinical Pharmacy. Pharmacotherapy: The Journal of Human Pharmacology and Drug Therapy. 2005 Nov 1;25（11）:1666-80.

第3章

これからの医療と
フォーミュラリー

行政からみた
フォーミュラリーに期待すること

厚生労働省医薬・生活衛生局総務課　安川 孝志(やすかわ たかし)

社会保障の状況と地域包括ケアシステム

社会保障の状況

　少子高齢社会の進展により、社会保障給付費が100兆円を超えており、2016年度では約118兆円となっている。2016年度の国家予算の歳出では、社会保障関係費が約32兆円であり、一般歳出(約58兆円)の半分以上を占めている状況である。一般歳出に占める社会保障関係費の割合は年々増加している。

　社会保障のうち、医療費に関しては、2013年度では国民医療費が約40兆円、薬剤費が8.85兆円となっている。10年前の2003年度の国民医療費が約31兆円であり、医療費は年々増加しているが、国民皆保険制度を持続可能性のあるものにするためには、医療の質を維持しつつ、医療費の増加を抑えることが課題となっている。

　また、最近では革新的かつ非常に高額な医薬品が登場しているが、国民負担や医療保険財政に与える影響が懸念されている。薬価制度に関しては、「薬価制度の抜本改革に向けた基本方針」(2016年12月20日関係4大臣決定)に基づき、「国民皆保険の持続性」と「イノベーションの推進」を両立し、国民が恩恵を受ける「国民負担の軽減」と「医療の質の向上」を実現するために、薬価制度の抜本改革が検討されている。

地域包括ケアシステム

　日本は、諸外国に例をみないスピードで高齢化が進行しており、65歳以上の人口は、現在3000万人を超えている。団塊の世代が75歳以上となる2025年以降は、国民の医療や介護の需要がさらに増加することが見込まれている。

　このため、2025年を目途に、重度な要介護状態になっても住み慣れた地域で自分らしい暮らしを人生の最後まで続けることができるよう、住まい・医療・介護・予防・生活支援が一体的に提供される地域包括ケアシステムの構築を実現していくこととしている。これは、保険者である市町村や都道府県が、地域の自主性や主体性に基づき、地域の特性に応じて作り上げていくことになる。地域でこのような取組を進めるために、医療や介護の関係者が連携して対応する必要がある。

患者本位の医薬分業のあるべき姿

問われる薬局のあり方

処方箋受取率(医薬分業率)は年々増加し、2016年度では71.7％であり、医療機関の受診後に院外の薬局で薬剤を受け取ることが多くなっている。これに伴い、医療費のうち薬局に支払われる調剤医療費も増加しており、現在は約8兆円(2015年度)となっている。調剤医療費のうち、薬剤師の業務に対して支払われる調剤技術料は全体の4分の1の約2兆円である。

一方で、2015年3月に規制改革会議で医薬分業に関する公開ディスカッションを行われた際に指摘されているが、薬局で受けるサービスに関して、患者が負担の増加に見合ったメリットを実感できていないということが課題となっており、薬局の薬剤師が行う業務の価値が問われている状況である。

薬剤師・薬局は、薬物療法を通じて質の高い医療サービスを提供することは当然のこととして、費用を負担している患者がメリットを実感できるかどうかが重要であり、その他にも後発医薬品の使用促進や多剤・重複投薬の防止、残薬解消などを通じた医療費の適正化にも貢献することが求められている。

このためには、薬剤師・薬局がかかりつけ医や処方医との連携のもと、患者の服薬情報を一元的・継続的に把握し、それに基づき適切な薬学的管理・指導を行うことが重要である。しかしながら、現状は、患者は医療機関の近くにある門前薬局を利用しているため、患者の服薬情報の一元的・継続的な把握ができていないことが多い。

患者のための薬局ビジョン

このような状況から、厚生労働省では、患者本位の医薬分業の実現のため、2015年10月に「患者のための薬局ビジョン」を策定し、2025年までにすべての薬局がかかりつけ機能を持つよう、かかりつけ薬剤師・薬局の今後の姿を明らかにした。かかりつけ薬剤師・薬局に求められる機能としては、①服薬情報の一元的・継続的な把握とそれに基づく薬学的管理・指導、②24時間対応・在宅対応、③医療機関等との連携となっている(図1)。

外来医療における薬物療法の現状は、薬局で薬剤師が患者の状況を確認した上で、処方箋に基づき正しく薬剤を交付することで完了してしまっているので、患者は薬局を「薬を受け取る場所」と思ってしまっていることが多いと考えられる。しかしながら、患者にとっての薬物療法は薬を服用してから始まるものであり、薬がきちんと効いているか、副作用は生じていないか、飲み残しがなく服用してるかなどを薬剤師が確認していくことが本来求められるものである。患者の薬物療法に責任を持って対応するためには、薬局の薬剤師は薬剤を交付した後の患者のフォローをいかに行うかが重要である。また、地域包括ケアシステムの下では、在宅医療を受ける患者も増加することが想定されるが、そのような患者には薬局の薬剤師が在宅を訪問して服薬状況の確認や指導を行うことが求められる。

地域包括ケアシステムの下で薬局に求め

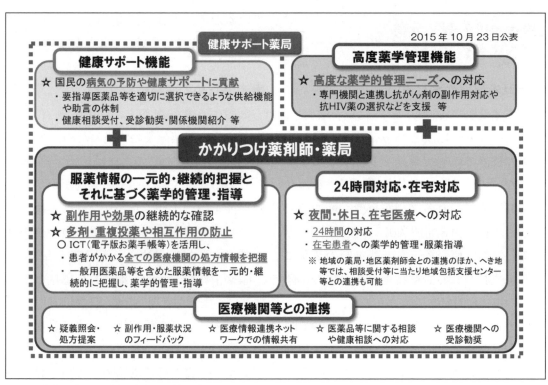

図1 患者のための薬局ビジョン（概要）

られる役割としては、医療従事者や医療・介護の関係機関と連携して地域で住民を支えていくことであり、薬の専門家として地域のチーム医療の一翼を担い、外来医療や在宅医療における薬物療法のほか、住民の健康相談に応じることも大切な役割である。

病院薬剤師との連携

地域包括ケアシステムが進んでいくと、医療機関に入院した患者は、入院医療のみで完結するのではなく、退院して在宅医療を受けることになるので、入退院時の医療をスムーズに提供し続けることができるよう、関係機関で連携することが重要である。薬物療法についても同様であり、入院時の薬物療法の状況について在宅医療を提供する関係者と共有するほか、入院時の薬物療法を退院後にどのように提供していくかを考えることが必要となる。

このため、病院薬剤師と薬局薬剤師の連携が重要となるが、これまでも「薬薬連携」という用語はあったものの、現状としては十分機能しているとはいいがたい。今後は、かかりつけ薬剤師・薬局の取り組みが進むことで、退院時の連携先となる薬剤師・薬局が決まるため、患者の薬物療法について、病院薬剤師と薬局薬剤師との連携が円滑になり、実態を伴った本来の「薬薬連携」が構築されることが期待できる。

このような連携を行う上では、薬局薬剤師は入院時にどのような薬物療法が提供されているか、病院薬剤師は在宅医療でどのような薬物療法が提供されているか、双方

の薬剤師がお互いの状況を理解することも必要である。

フォーミュラリーの考え方について

始まったフォーミュラリーの議論

「経済財政運営と改革の基本方針2016」（2016年6月30日閣議決定）では、「生活習慣病治療薬等の処方の在り方等について本年度より検討を開始し、2017年度中に結論を得る」ということが盛り込まれている。

この背景として、財務省の財政制度等審議会における、「生活習慣病治療薬の処方は、性・年齢、進行度、副作用のリスク等に応じて、基本的には個々の患者ごとに医師が判断すべきものであるが、例えば、高血圧薬については、わが国では高価なARB系が多く処方されている」との指摘がある。高血圧治療薬としては様々な作用機序の薬が存在するが、カルシウムブロッカーなど古くから使われている薬価の安い治療薬もあるので、薬剤選択にはそういう点も考慮して検討すべきとされているわけである。

薬剤選択に関しては、医療機関では院内で使用する採用医薬品を検討する際にフォーミュラリーの考え方を導入する動きがある。フォーミュラリーとは、米国薬剤師会によれば、「疾病の診断、予防、治療や健康増進に対して、医師を始めとする薬剤師・他の医療従事者による臨床的な判断を表すために必要な、継続的にアップデートされる薬のリストと関連情報」と定義されており、医療機関における患者に対して最も有効で経済的な医薬品の使用における方針として提唱されているものである（2015年11月20日社会保障審議会医療保険部会資料）。

わが国では、フォーミュラリーの考え方を導入し、医薬品の有効性や安全性のほか経済的な視点を踏まえて採用医薬品を検討しているのは、ごく一部の医療機関であり、その考え方も様々である。海外ではフォーミュラリーを保険償還のリストとして利用する場合もあるが、わが国でフォーミュラリーをどのように取り入れていくか等の考え方は、今後の医療機関の取り組み方次第であり、実施状況を踏まえながら、わが国としてのフォーミュラリーのあり方を議論すべきと考える。

ここで重要なのは、新しい作用機序の革新的な医薬品が増えていく一方で、古くから使われている医薬品もあり、治療に当たっては様々な医薬品が存在する中で、薬の専門家である薬剤師がそれぞれの医薬品の特性を踏まえ、薬剤選択にかかわっていくことである。薬剤師は臨床試験成績や副作用情報などの情報をもとに、経済的な視点も踏まえ、薬学的な知見からどの医薬品を院内で採用すべきか医療従事者などの関係者に示していくことが大切である。

地域における取り組み

今後、地域包括ケアシステムの構築が進められる中では、地域で患者の薬物療法に関わっていくことが求められるため、入院患者が退院して在宅医療を受ける際に、同様の薬物療法を提供し続けることができるかどうかが重要となる。

現在、地域における薬剤選択に関する動

きとしては、後発医薬品に関する取り組みがある。後発医薬品を普及させることは、患者負担の軽減や医療保険財政の改善に資するため、政府として後発医薬品の使用促進に向けた取り組みを進めており、「経済財政運営と改革の基本方針2017」（2017年6月9日閣議決定）では「2020年（平成32年）9月までに、後発医薬品の使用割合を80％とし、できる限り早期に達成できるよう、更なる使用促進策を検討する」こととしている。

後発医薬品の使用促進に向けた取り組みは、医療機関や薬局での取り組みを進めるほか、地域における対応として、都道府県において、後発医薬品の使用促進のために関係者（医師会、薬剤師会、製薬業界、保険者など）による協議会を開催して使用促進策などの検討を進めている。その中で、主要な医療機関において採用している後発医薬品のリストを作成し、医療機関や薬局における採用の検討の参考となるよう公表している自治体もある。このような動きを応用すると、後発医薬品のほかに新薬も含めて、医薬品全体におけるフォーミュラリーの検討を地域で進めることも考えられる。

このような地域のフォーミュラリーに関しては、厚生労働省が2017年4月に公表した「『患者のための薬局ビジョン』実現のためのアクションプラン検討委員会報告書」において、かかりつけ薬剤師・薬局に求められる機能の1つである「地域の医療機関等との連携」における今後の課題として言及されている（図2）。

フォーミュラリーや薬剤師に期待すること

国民皆保険を持続するために

前述のとおり、国民皆保険を持続可能な

第3 かかりつけ薬剤師・薬局が持つべき機能と具体的な取組

1 薬剤師・薬局が取り組む事項
(3) 地域の医療機関等との連携
④今後の取組
　さらに、地域包括ケアの下で薬物療法を行うことになると、入院時のみならず、退院後の在宅医療や外来医療でも継続的にその地域において薬物療法が行われることになる。薬局としては、入院時の薬剤情報を把握するとともに、新たに入院する患者に関してはそれまで使用していた薬剤情報を医療機関に提供することが必要となる。このため、薬局の薬剤師と医療機関の薬剤師との間で連携しつつ、処方医と協働して対応することが求められる。医療機関で使用する医薬品に関しては、経済的な視点も考慮しながら、最も有効で安全な薬物療法が行われるよう、院内でフォーミュラリを策定する動きもあるが、これを地域のフォーミュラリとして薬剤選択を考えることも将来的には有効な手法になると考えられるので、薬局の薬剤師もこうした薬剤選択に関わっていくことが求められる。

図2　「患者のための薬局ビジョン」実現のためのアクションプラン検討委員会報告書（抜粋）

ものとするには、医療の質を維持しつつ、医療費を適正化することが重要な課題となっている。薬剤費に関しても、後発医薬品の使用促進のほか、多剤・重複投薬の防止、残薬解消などを通じて適正化を進めているところである。フォーミュラリーについては、経済的な視点も含めた薬剤選択を行うものであり、有効で安全な薬物療法の提供にあたり、医療費の適正化の観点からも有益なものであり、わが国でも検討する時期にきている。

フォーミュラリーの作成に当たっては、薬の専門家である薬剤師が果たす役割は非常に大きく、主体的に関わっていくべきであり、その役割を発揮するためには、薬剤師は薬剤選択に必要な最新情報を常に得ておく必要があると考える。

薬剤選択に必要な情報は、製薬企業から入手できる情報だけではなく、たとえば、新薬であれば、承認の際に新薬の審査報告書や申請資料概要が独立行政法人医薬品医療機器総合機構(PMDA)のホームページで公表されている。審査報告書では、審査で評価した臨床試験成績やその薬剤の位置づけなど基本的な情報が掲載されている。このような公的な情報を活用することも薬剤の特性を理解する上では有効な情報となる。

また、最近では新しい作用機序の革新的な医薬品が承認されていることから、このような革新的医薬品を真に必要な患者に提供するために厚生労働省では「最適使用推進ガイドライン」を作成し、患者の選択基準、医療機関や医師の要件等を示している品目もあるので、このような情報も考慮すべきである。

最適の薬物療法を提供するために

患者に最適の薬物療法を提供するためには、薬局と医療機関の薬剤師が医療従事者や関係機関と連携しながら専門的知識を発揮することが大切である。医薬品の適正使用の観点からは、本稿で述べたフォーミュラリーだけではなく、重複投薬・多剤投薬や残薬を減らす取り組みなどもあるが、薬剤師が患者のために意識を持って取り組むことで医薬品の適正使用が可能となり、最適な薬物療法が提供できるようになると考える。

わが国におけるフォーミュラリーに関する議論は始まったばかりである。実際に導入している医療機関も含め、関係者で議論を深めていって、個々の医療機関や地域においてどのようなことができるのか考えていくことが大事であり、今後の検討を期待したい。

医療経済の視点から考える これからの医療とフォーミュラリー

東京医科歯科大学大学院教授 川渕 孝一
東京医科歯科大学大学院　技術補佐員 梶谷 恵子

はじめに

今日、Formularyといえば、治療効果と経済性を評価した上で使用に適しているとして選定された推奨医薬品リスト（Preferred drug list）に加えて、一部自己負担制（Cost sharing）、事前承認制（Prior Authorization）や段階的処方制（Step therapy）などを含めることが多い。

そもそもFormularyという名称は多様で、米国の「The United States Pharmacopeia and The National Formulary（USP-NF）」や、英国の「British National Formulary」など、いわゆる薬局方の情報も存する。これに対して、医薬品によって患者の自己負担が変わらないわが国では、フォーミュラリーといえば、一般に推奨医薬品リストのみを指す。しかし、推奨医薬品リストに関する先行研究は少数にとどまる。たとえば、マネジドケアにおける処方管理の仕組みについて調べた文献レビュー[1]には、1993年1月から2013年6月までに発表された93の研究が紹介されているが、そのうち60％以上が一部自己負担制を主な対象としたもので、次いで事前承認制や段階的処方制が続き、推奨医薬品リストに焦点をあてた研究は1割にも満たない。

数少ない推奨医薬品リストに関する経済的評価

さらに経済的評価が行われている先行研究となると、より一層限定される。その中で米国ノースカロライナ州の大学病院（821床）などで構成されるメディカルセンターの実証研究は興味深い。これは同センターの従業員やその家族などの関係者総勢2万2000人超が加入する医療給付制度における2003年から2005年にかけて行った薬剤費抑制対策の効果を報告したものだ[2]。具体的には、後発医薬品が存在する先発医薬品の推奨段階を引き下げ、OTCが存在する医薬品についてはリストから外すという政策を実施した。肝心の結果だがこの間、米国全土では薬剤が年間平均8.0％も増加したが、同メディカルセンターでは逆に、年間換算約150万ドルの削減に成功したという。しかしその一方で患者負担は減少したものの、薬剤によっては患者負担の増加が認められ、

服用を中断する患者が一定の割合で発生した。この点について同文献では、服用の中断は薬剤費抑制対策の有無に関わらず過去にも一定の割合で報告されており、"想定の範囲内"と論じている。

総医療費を対象とする経済的評価

他方、薬剤費に外来や入院の費用を含めた総医療費を対象とする経済的評価も試みられている。たとえば、米国アリゾナ州のメディケイドプログラム下で行われた実証研究はつとに有名である。12の医療給付制度のいずれかに加入する関節炎と骨関節炎の患者6918人を対象とし、加入する制度の推奨医薬品リストの制限の違いにより、アウトカムにどのような差があるかを観察したものである[3]。

具体的には、加入する制度の推奨医薬品リストの条件を、①厳しいタイプ(非ステロイド性抗炎症薬剤の選択肢が12未満)と、②緩やかなタイプ(同選択肢が12以上)の2つに分けた。まず、骨関節炎の患者について年齢・性別・人種・居住地等の患者の属性による影響を排除して、①と②とを比較したところ、外来・入院・調剤を含めた総医療費に統計的に有意な差は認められなかったという。これに対して、関節炎と骨関節炎の合併患者については、厳しいタイプが緩やかなタイプより総医療費が有意に低かった。これは推奨医薬品リストによる経済的効果の可能性を示唆するものだ。その一方で、厳しいタイプに加入する骨関節炎の患者の入院率は有意に高く、推奨医薬品リストの条件による負のアウトカムとも考えられる。また、推奨医薬品リストの制限については、緩やかなタイプでも最新の医薬品が含まれておらず、選択肢の内容という点で懸念が残る。

このように、報告数こそ少ないが推奨医薬品リストによる経済的効果の可能性は評価が分かれる。つまり短期的な費用抑制効果が存在する可能性は強いが、長期にわたって医療の質が保証されているかは疑わしく、総じて経済的効果があるかどうかは不確かだ[4]。

今、なぜフォーミュラリーがクローズアップされるのか

いずれにしても国情によってその前提条件が大きく異なるため、わが国のフォーミュラリーに直接当てはめることはできない。

実際、推奨医薬品リストは、1990年代にアメリカの薬剤給付管理事業を担うPBM(Pharmacy Benefit Management)会社が作成したものに端を発するとされている。これに対してわが国には保険診療において使用できる範囲を定めた薬価基準が1950年から存在する。換言すれば、フォーミュラリーの概念は新しくないどころか、実は本家より古いと言えるかもしれない。事実、疾患別定額払いとなるDRG/PPS(Diagnosis Related Group/Prospective Payment System)の試行が実施された1998年当時は、フォーミュラリーに関する議論が盛んに行われていた。それが一日当たり定額払いたるDPCにシフトし、若干トーンダウンしたが、今改めてフォーミュラリーが取り上げられている。

その背景には、増え続ける医療費がある。

2014年度の国民医療費は、前年度比1.9%増で過去最高の40兆8071億円である。さらに、2015年度の概算医療費は41兆5000億円にのぼるとされ、対前年度比で3.8%の伸び率となる。その中で、約2割を占める調剤医療費の伸びはとくに著しく、対前年度比9.4%増と際立つ。まさに国民皆保険制度の持続可能性が危うくなってきた今、薬剤費の抑制という課題はこれまで以上に大きくなり、そのための手段が新旧問わず議論されるに至っている。

薬剤費はなぜ高騰したのか

それでは薬剤費はなぜ高騰したのか。増嵩著しい調剤医療費だが、技術料の伸びよりも薬剤料の伸びが大きい。2011年度から2015年度までの5年間では、技術料が年平均5.6%で増加しているのに対して、薬剤料は同9.3%も増加している[5]。とくに2015年度は、前年比で11.3%増の5兆9783億円と、高い伸びを示した。

この薬剤料の伸びは、不可避なのか。国際比較を通じて相対的に推し量ってみよう。折しも2016年4月にOECD Health Working Papers（以下、OECDペーパー）が発表された。興味深いのはPharmaceutical Expenditure and Policies: Past Trends and Future Challengesというタイトルで、加盟国における医薬品支出の最近の傾向を概説し、変動要因について一定の検証を試みている箇所。それによると、2013年における本邦の一人当たりの薬剤費は米国の1026ドルに次ぐ第2位（752ドル）であり、OECD加盟国平均（515ドル）より45ポイントも高かった（図1）。また、GDPに対する薬剤費の割合は2.1%と、ギリシャとハンガリーに次いで高く、加盟国平均（1.4%）の1.5倍である。しかも、多くの国の公的負担分が減少する中で、わが国では対照的に5ポイント近くの増加率を示している[6]。

ただし、国際比較には慎重を要する。数字に何が含まれているかは国によって異なるからだ。たとえば、わが国の「国民医療費」は「Healthcare expenditure」の定義より限定的で、現状を必ずしも正確に反映しているとは限らない。ちなみにOECDでは、処方箋の有無によらず薬局等を通じて患者に販売された薬剤と付帯サービス（よってドラッグストアでの販売分やOTCも含む）が対象となっている。問題なのは、病院での薬剤費が含まれていないことだ。OECDペーパーでも、この部分のデータが揃っている国は29カ国中8カ国とほんの一握りである。試験的に当該8カ国のデータを用いた計算では、20%程度がさらに上積みされる結論だ。となると、わが国の医療費全体のほぼ4分の1を占める計算となり、薬剤費抑制の切実さは増す一方である。

概算医療費における高齢化以外の影響

事実、2015年度の概算医療費における医療費の伸び率3.8%のうちの2.7%は高齢化の影響以外の「その他の要因」によるもので、この過半が薬剤費によると分析されている[7]。また、これを薬効分類別に分解すると、抗ウイルス剤が0.77%と最も大きい。とくに、高額なC型肝炎治療薬のハーボニー（商品名）とソバルディ（商品名）が寄与していたという[8]。こうした前例のない、いわゆる特殊性薬剤（Specialty drugs）とも総称される高額

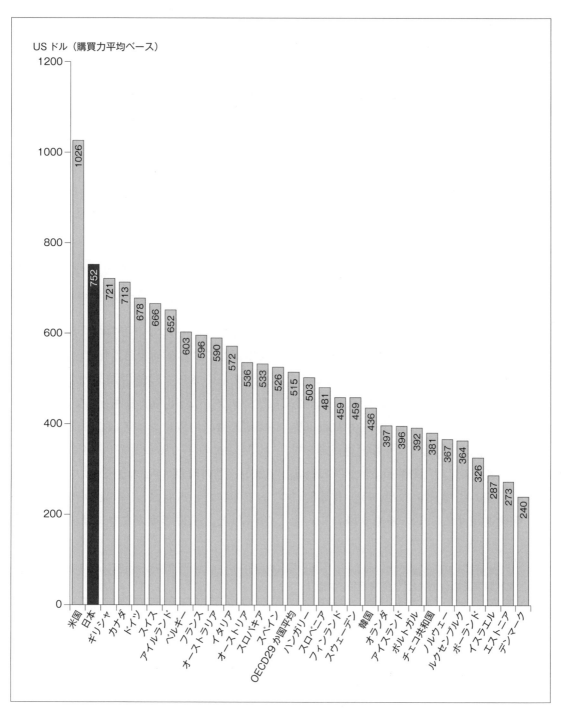

図1 一人当たりの薬剤費（2013年かデータのある最も近い年）

薬剤が議論の中心となってきている。おそらく投与・管理方法が特殊な生物学的製剤のみならず、がんなどの治療に使われる高額薬剤が含まれると推測される。たとえば、米国のメディケアでは、1ヵ月当たりのコストが600ドル以上である薬剤をSpecialty drugsと区分している[8]。

驚くなかれ、2014年に米国国内で処方されたSpecialty drugsは1％にも満たなかったが、総薬剤費の約32％を占めていたという。わが国も同様で、日本赤十字社医療センターの國頭英夫化学療法科部長によれば、オプジーボ（商品名）が2015年12月に「切除可能な進行・再発の非小細胞肺がん」で適応拡大を果たしたことで、その薬剤費は1兆7500億円に上るという。そこで当局はオプジーボの価格を、通常の改定時期より前倒しで半額にした。さらに、厚生労働省は売上高1000億円を超えるような高額薬剤を対象に、必要に応じて価格を引き下げられる新たな仕組みを導入するという。具体的には、保険適用する病気を増やす場合や、海外と比較して高すぎる薬剤の引き下げを検討している[10]。また、非公開で試行的にスタートしつつある薬剤の費用対効果評価も本格導入するようだ。しかし、これで本当にアベノミクスが唱える日本発創薬が生まれるのだろうか。高額な割には効果が乏しい医薬品は適正化されるべきだが、やみくもに薬剤費を引き下げると新薬開発への逆風ともなりかねず、国力を削ぐ恐れがある。

後発医薬品は薬剤費適正化の"救世主"になりうるか

そこで進められているのが、後発医薬品使用促進による薬剤費適正化だ。事実、「後発医薬品のさらなる使用促進のためのロードマップ」（2013年4月策定）などにより、後発医薬品の数量シェアは新指標が採用された当初の47.9％（2013年度）から65.2％（2016年5月時点[11]）と大きくかつハイスピードで伸びた。当局は、1年後の2017年には70％以上、2020年度末までには80％以上に

表1 後発医薬品のシェアと「医療費適正効果額」

		2008 (H20)	2009 (H21)	2010 (H22)	2011 (H23)	2012 (H24)	2013 (H25)	2014 (H26)
新後発医薬品割合(数量ベース)	(%) *	-	-	-	-	-	47.9	60.1
旧後発医薬品割合(数量ベース)	*	18.0	18.9	22.4	23.4	28.7	31.1	40.2
後発医薬品割合(薬剤料ベース)	*	6.4	6.9	8.2	8.6	10.2	11.4	14.2
薬剤料	(億円) *	40,072	43,487	44,376	48,590	48,771	52,444	53,711
①：処方された(対応する先発医薬品がある)後発医薬品の額	**	1,461	1,994	2,702	3,235	3,937	4,935	6,107
②：上記に対応する推定先発医薬品の相当額の平均	**	3,197	4,189	5,630	6,586	7,912	9,659	12,528
③＝②－①：適正効果額	**	1,735	2,195	2,928	3,350	3,975	4,724	6,420
適正効果額の対前年増分	**		460	733	422	625	749	1,696

出典：＊調剤医療費の動向
＊＊ 医療費の伸びの構造について(第10回経済財政一体改革推進委員会 社会保障ワーキング・グループ 平成28年4月8日配布資料)

するという。果たして後発医薬品は、薬剤費適正化の"救世主"になりうるのだろうか。中央社会保険医療協議会の薬価専門部会による算定方法[12]に基づく計算では、2014年度の「医療費適正効果額」は6420億円とされている（表1）。今後、対応する後発医薬品が存在する先発医薬品が全て置き換えられた暁には、本当に財政制度等審議会財政構造改革部会や行政改革推進本部などが過去に示したような1.3兆円から1.5兆円といった規模にまで適正効果額は達するのだろうか。同適正化効果は年々増加傾向にあると説明されており、2014年度の対前年増加分は1696億円に上ったが、それ以前の5年間における422～750億円に比べて突然2倍以上になっている。

この試算では、薬局で処方された後発医薬品の実際の薬剤費（表1の①）と、対応する先発医薬品でその処方がされたとした場合の仮の薬剤費を算出し（同②）、両者の差額（②引く①）をもって適正効果額としていること。従って、先発医薬品の価格がより高め、後発医薬品はより低めになれば、自ずとその差は開き、「医療費適正効果額」は大きくなる。

実際、2014年度改定では新しい価格設定方法が導入され、新規収載後発医薬品は0.7または0.6掛けだったものが0.6または0.5掛けになり、既収載後発医薬品も価格帯数が3つ以下に集約された[13]。つまり、適正化の効果とされているものは、単に価格の引き下げによるところが大きいのだ。こうした単純な価格引き下げで得られた削減を本当に「適正化効果」と言えるのだろうか。実際、後発医薬品の使用促進を図るための一連の対策費もかかっており、2015年度の予算は5.8億円、2016年度は7.1億円とされている。この他、診療報酬における既存点数への上乗せや外来後発医薬品使用体制加算の新設など、経済的インセンティブに要するコスト増も忘れてはならない。現に、2014年度の効果を推計したところ、後発医薬品の数量シェア56.4％の時点で、医療費に与える影響は−0.5％で約2000億円となった[14]と発表されており、先の医療費適正効果額6420億円とは別の控えめな数値が取り上げられている。

後発医薬品使用促進策による削減効果

こうして見てくると、後発医薬品の使用促進による医療費の削減は薬剤費適正化としては一種の"まやかし"で、その実質的効果にも首をかしげたくなる。実際、後発医薬品のシェアが高い国は薬剤費が低く抑えられているかというとそうでもない。数量ベースのシェアが9割を超える米国は、先述の通り1人当たり薬剤費が1026ドルと断トツの1位である。次いでシェアが高いドイツは8割を超えるが、こちらも1人当たり薬剤費は678ドルと高めで第5位だ。6割を超えるフランスやスペインでも、わが国と同様、薬価は公定化されているが、1人当たりの薬剤費はOECDの平均を上回っている。逆に、デンマークは5割を超えた程度のシェアだが、1人当たり薬剤費は29カ国中最も低い240ドルだ。

まさに、薬価が公定化されているか否かは1人当たり薬剤費に関係がなく、後発医薬品のシェアにも影響しないのだ。深慮なしに、薬剤費適正化の任を過度に製薬業界

に負わせることは危険である。ここ数年間に多くの大型の医薬品の特許切れが見込まれており、その中で数量目標を達成するために生産拡大を迫られている後発医薬品メーカーは、すでに「体力を超えた借り入れをして投資を重ねて」[15]いるからだ。しかし、短期志向の当局はいわゆる「プライマリーバランス」の達成に必死で、2016年度薬価改定では前回よりさらに価格を引き下げ、新規収載後発医薬品は0.6または0.5掛けだったものを0.5または0.4掛けとしている。これは、より廉価な製品をより大量に生産することを急激に求めるもので、「安かろう悪かろう」にならないことを祈るばかりである。

なお、2010年度から続く「新薬創出・適応外薬解消等促進加算」は、未承認薬等の開発要請に応じず、公募にも不参加の企業が散見されるほか、関係性のない品目間での価格比較により加算対象が決まるという根本的な問題が残っている。

求められるのは最適な薬が選定される仕組みづくり

それではどのようにしたらよいのだろうか。ポイントは次の2点である。

まず第一は、患者に最適な薬が選定される仕組みづくりである。「先発医薬品・後発医薬品に関わらず、同じ医薬品を同量投与された場合でも、違う人であれば全然違う血中濃度を示す」ことがあるため[16]、最適な薬が患者によって異なるのは自明の理だ。たとえば、身体全体に対して大きな影響力を持つ腸内環境には、"人それぞれの正常"があるという。100兆個もの腸内細菌からなる腸内フローラだが、同じように健康な人の間でもその腸内の細菌の種類や割合はバラバラで、腸内フローラ構成が異なるというのだ[17]。薬の効き方が人によって異なるのも合点がいく。

薬剤使用量の適正化こそがポイント

2003年に開始した「オーダーメイド医療の実現プログラム」では、個人の体質（遺伝情報の違い）に関する情報と、病気のかかりやすさ・薬の効きやすさ・副作用の出やすさとの関係が研究されている。その目的は、新しい薬や治療法を開発し、副作用や重症化を回避できるような薬の使い分けや治療の最適化を可能にすることで、一人ひとりの体質に合った「オーダーメイド医療」を実現することだ。その結果、47疾患、都合20万人の患者から提供されたDNAや血清などの試料による世界最大規模のバイオバンク・ジャパンが10年かけて構築された。現在、当該患者の健康状態に関する追跡調査と、試料等の収集が続けられている。

将来的には副作用や重症化が避けられるため医療費が節減できるとされるが、当面の無駄の排除は不適切な薬剤使用である。とくに、抗菌薬の不適切な使用が招く耐性菌による死者は、2013年でも70万人に及ぶが、2050年には全世界でがんを上回る1000万人に達するという。いわゆるグローバルリスクの一つとして警戒されているが、2014年のDPC/PDPS(Diagnosis Procedure Combination /Per Diem Payment System：診断群分類別包括支払い制度)対象の1133施設を元にした試算では、耐性菌による治療及び予防的治療が必要に

なった入院患者には、年間1700億円もの追加的コストがかかっていたという。こうした状況を受けて「薬剤耐性(AMR)対策アクションプラン 2016-2020」がまとまり、使用量を2020年までに3分の2に減らすという数値目標も盛り込まれた。

この使用量の適正化こそが、本質的な薬剤費適正化の第二のポイントである。ところが不思議なことに、先述のOECDペーパーを見ても、わが国のみならず米国とスイスも薬剤消費量に関するデータが未提出だ。1人当たりの薬剤費がそれぞれ第2位、第

表2 Fairview Health Services の利用患者のアクティベーションレベルと疾病による1人当たりの費用推計値

アクティベーションレベル	1人当たりの 費用推計値($)	レベル4の費用推計値を 1としたときの費用推計値
全患者(N = 33,163)		
レベル1（最低）	4,679 ***	1.08 ***
レベル2	4,451	1.03
レベル3	4,277	0.99
レベル4（最高）	4,320	1
高脂血症の患者(n = 10,515)		
レベル1（最低）	6,089 ***	1.12 ***
レベル2	5,620	1.03
レベル3	5,346	0.98
レベル4（最高）	5,454	1
高血圧の患者(n = 12,175)		
レベル1（最低）	7,687 ***	1.14 ***
レベル2	7,025	1.04
レベル3	6,886	1.02
レベル4（最高）	6,750	1
喘息の患者(n = 3,347)		
レベル1（最低）	6,581 **	1.21 **
レベル2	6,451	1.19
レベル3	6,075	1.12
レベル4（最高）	5,442	1
糖尿病の患者(n = 4,253)		
レベル1（最低）	8,474	1.07
レベル2	8,223	1.04
レベル3	7,822	0.99
レベル4（最高）	7,901	1

ミネソタ州のFairview Health Services（41のプライマリーケア、専門ケアの診療所や病院を運営する大規模非営利組織）の利用者33,163人が対象。同組織からの請求額（入院、外来、検査、ならびに調剤を含む）を元に対数変換した費用を従属変数とし、年齢、性、収入、OptumInsight リスクスコアで表した健康度による影響を排除した上で、最小二乗回帰モデルによる分析を行った。変数変換によるバイアスの修正には、Duanによる smearing 法を用いている。また、アクティベーションレベルについては、患者アクティベーション値（Patient Activation Measure, PAM）により、0～47をレベル1、48～55をレベル2、56から66をレベル3、67から100をレベル4とした。
** $p < 0.05$, *** $p < 0.01$

1位と第6位の国々である。そうした中、先のアクションプランにより使用量の数値目標が設定されたことは評価される。

この他昨今では、抗認知症薬の添付文書にある増量規定にまつわる通達が出された。規定通りの投与後に興奮や歩行障害、飲み込み障害などの副作用が散見されたが、増量を行わないと医療機関の診療報酬支払請求が認められないという指導があったという。そこで、厚生労働省は規定量未満での少量投与を容認し、周知するとしたことで一定の区切りが着いた。これも一種の使用量の適正化である。最近は遺伝子検査の発達により、患者への適合性の精査や使用量の見直しなど、薬剤費適正化には多様なアプローチが模索され始めている。

国民に正しい情報が提供できる医療関係者の存在が重要

以上、本稿では、薬剤費高騰の背景や現行の後発医薬品政策の問題点に言及しつつ、真の適正化対策のあるべき姿について提言した。今後、欧米流のフォーミュラリーを展開していくには、現行の医療用医薬品1万8000品目を、薬の有効性と後発医薬品やOTCなど代替品の有無により分類した上で、患者の自己負担に一定の差をつける政策が必要になるだろう。

しかし、その前にもっと重要なのは国民のクスリに関する知識と自らの健康作りに向けた意識改革である。実際、非医療者も主体的に医療を考えることができるよう、そのマインド・カルチャーを育み続けることは、医療費適正化のためにも不可欠な要素なのだ。

その証左が米国ミネソタ州における3万人を対象とした研究である。治療に積極的な関与を見せる患者や自身の健康状態に関する知識を持ち、その改善や維持に積極的に取り組む意識のある患者の方が当該医療費は少なかったという（表2）[18]。さらに、患者の属性（年齢、性別、収入や健康状態の違いなど）による影響を排除して比べたところ、最も積極的な患者は最も消極的な患者グループの医療費よりも、8～21％低かったという。

しかし、残念ながら現時点では、わが国民のヘルスリテラシーは総じて低い[19]。おそらく真の救世主は、正しい情報が提供できる医療関係者の存在だろう。事実、パターナリズムや"お任せ医療"がなくならないわが国では、かかりつけ薬剤師や薬局が持つ力は大きい。薬剤師の「指導」者としての立場を重視した薬剤師法改正や、地域住民による主体的な健康の維持・増進を積極的に支援する[20]「健康サポート薬局」の創設は、まさにそうした力を見込んでのことだ。フォーミュラリーが医療機関内外に広がりを見せて発展し、真の薬剤費適正化を成し遂げていくためには、非医療者・医療者を含めた全国民の覚醒が求められる。

【引用文献】

1) Laura E. Happe et.al., "A Systematic Literature Review Assessing the Directional Impact of Managed Care Formulary Restrictions on Medication Adherence, Clinical Outcomes, Economic Outcomes, and Health Care Resource Utilization", Journal of Managed Care & Specialty Pharmacy, Vol. 20, No.7, July 2014
2) David P. Miller et.al., "Controlling Prescription Drug Expenditures: A Report of Success", The American Journal of Managed Care, Vol. 13, No. 8, August 2007
3) Tricia J. Johnson, et. al., "Medicaid Prescription Formulary Restrictions and Arthritis Treatment Costs", American Journal of Public Health, Vol. 98, No. 7, July 2008
4) Kimberly Ovsag, et.al., "Preferred drug lists: Potential impact on healthcare economics", Vascular Health and Risk Management, 4(2), 2008
5) 調剤医療費の動向（平成27年度）
6) 米ドルへの換算は購買力平価ベース
7) 「医療費の伸びの要因分解」、第336回中央社会保険医療協議会総会（平成28年9月28日）資料
8) 「薬剤費の伸びが医療費に与える懸念を共有する」、全日病ニュース第881回（2016年10月15日号）
9) "Specialty drugs and healthcare cost", A fact sheet from The PEW Charitable Trusts, November 2015
10) 中央社会保険医療協議会費用対効果評価専門部会（第34回）
11) 最近の調剤医療費（電算処理分）の動向（平成28年5月）
12) 長期収載品と後発品 〜後発品への置き換えによる財政効果並びに長期収載品及び新薬創出・適応外薬解消等促進加算〜（第95回中央社会保険医療協議会 薬価専門部会 平成25年11月20日配布資料）
13) 後発医薬品の薬価について（第109回中央社会保険医療協議会 薬価専門部会 平成27年10月28日配布資料）
14) 8)に同じ。また、中医協の第336回総会（平成28年9月28日）では、数量シェアの「新指標が＋1%ポイント上昇すると、およそ医療費の伸びに▲0.06%の影響を及ぼす」との推計が発表されている。
15) 行政改革推進会議 歳出改革ワーキンググループ重要課題検証サブ・グループ 第3回会合（平成27年5月15日）議事要旨
16) 同上
17) "多ければ良いのか善玉菌 意外に知らない腸内環境", 日経スタイル, 2016年11月7日
18) Judith H. Hibbard, et.al., "Patients with Lower Activation Associated with Higher Costs; Delivery Systems should Know Their Patients' 'Scores'", Health Affairs, 32, No.2, February 2013
19) Kazuhiro Nakayama et al. (2015) "Comprehensive health literacy in Japan is lower than in Europe: a validated Japanese-language assessment of health literacy", BMC Public Health, 15:505 (2015)
20) 厚労省「健康サポート薬局のあり方について」平成27年9月24日

医薬品の合理的使用と費用対効果から医療を考える
―医療機関における調査結果から

明治薬科大学薬学部教授　赤沢 学(あかざわ まなぶ)
東京有明医療大学保健医療学部特任教授・東京大学薬学系研究科客員教授　津谷喜一郎(つたに きいちろう)

はじめに

米国医療薬剤師会(American Society of Health-System Pharmacies：ASHP)では、医薬品管理における薬剤師の役割を把握するために病院調査を1957年より実施しており、6つのテーマ(処方、記録、調剤、投薬、モニタリング、患者教育)を3年ごとにまとめて報告している[1～4]。医薬品集(フォーミュラリー)を使った医薬品採用や管理に関しては、2013年の報告書にまとめられており、約6割の病院が積極的に活用している実態が明らかとなっている。

同様の実態を日本でも明らかにするために、著者らは「医療機関における医薬品採用と適正使用に関する調査」を過去4回実施した(2000年、2005年、2010年、2015年)[5～8]。採用医薬品を収載した医薬品集の使用や作成方法についての調査を中心に、DPC病院における包括化、後発医薬品の採用促進、医療情報のICT化、薬剤師の病棟配置など、医薬品の採用や管理に関する医療環境が大きく変わったことを受け、その調査項目も少しずつ変更を加えている。

最新の調査結果を中心に、医療機関における医薬品の合理的使用や費用対効果についてまとめてみたい。

医薬品の採用と適正使用に関する調査

医療機関における調査の概要と変化

日本における医薬品採用と医薬品集に関する調査は、日本薬剤疫学会の会員が所属している医療機関を対象に2000年から開始した。その後、2005年には特定機能病院(DPC病院)を追加し、2015年には全国保険医療機関名簿から無作為に選んだ医療機関に変更するなど、徐々に調査対象を広げていった。また、調査項目も、医薬品の採用や医薬品集の作成に関する事項から、適正使用を推進するために必要な医薬品使用実態調査、費用対効果(分析)の考慮、医薬品情報の伝達、未使用薬剤の破棄など、医療環境に合わせて多岐にわたる内容へと変化させた。各調査における概要を表1にまとめた。

採用医薬品の名称(商標名、規格含量、剤形を含む)だけでなく、効能・効果や副作用

表1　医療機関調査の概要

調査年	2000年	2005年	2010年	2015年
調査対象	日本薬剤疫学会員の所属している医療機関	日本薬剤疫学会員の所属している医療機関および特定機能病院	日本薬剤疫学会員の所属している医療機関および特定機能病院	200床以上の病院（全国保険医療機関名簿から無作為に抽出）
対象病院数	122施設	146施設	145施設	DPC病院及びその他の病院、各250施設
アンケート発送	5月（薬剤部長宛）	12月（薬剤部長宛）	12月（薬剤部長宛）	11月（薬剤部長宛）
回収率	91.8%	68.5%	55.2%	35.0%
調査内容	施設概要　採用医薬品数　医薬品集の作成　薬事委員会　新規採用基準　後発医薬品	施設概要　採用医薬品数　医薬品集の作成　薬事委員会　新規採用基準　後発医薬品	施設概要　採用医薬品数　医薬品集の作成　薬事委員会　新規採用基準　後発医薬品　使用実態調査　費用対効果	施設概要　採用医薬品数　医薬品集の作成　薬事委員会　新規採用基準　後発医薬品　使用実態調査　費用対効果　情報伝達　破棄薬剤

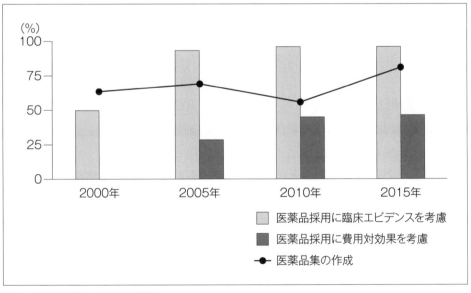

図1　医薬品集作成とその根拠
注）2015年の結果は、比較のため施設規模が類似しているDPC病院のデータを示した。

等の医薬品情報を収載した冊子「医薬品集」の作成に関しては、いずれの調査時点においても約6割の医療機関が作成していると回答していた(図1)。また、医薬品採用の根拠として「有効性や安全性」の情報(臨床エビデンス)を考慮して決めるとの回答は、2000年調査を除き9割以上であった。

一方、「医薬品の価格」とは別の設問として、医薬品の「費用」も加味する「費用対効果(分析)を考慮」と回答した割合は、年々増加しているものの、2015年調査でも半分以下であった。このような調査結果は、回答した医療機関の規模や質問方法にも影響を受けると思われるが、全体の傾向を確認することができた。

今後は、包括的な医療費支払いや後発医薬品の使用促進に加え、高額医薬品の使用制限や薬価見直しなど、医療費抑制に関するさらなる圧力が高まることから、医薬品集の作成やその根拠(「費用対効果分析」を含む)の重要性がより増してくると予想される。

医薬品の適正使用に関する動向

最新の2015年調査[8]では、従来の医薬品集の作成やその根拠に加え、医薬品の適正使用を推進するために医療機関がどのような対応を行っているかを詳細に調査した。また、より広範囲の医療機関の実情を把握するために、全国の医療機関をDPC病院とその他(一般病院もしくは精神科病院)に分類し、無作為抽出による施設選定を試みた。そのためアンケート回収率は従来調査に比べて低くなったものの、結果の一般化可能性は高まったものと思われる。

詳細な調査内容は「医療機関における医薬品の採用と適正使用に関する調査2015」の専用ホームページ(https://sites.google.com/site/2015formulary/home)にまとめてあるが、ここではその概要を説明する。

医薬品集の作成について

採用医薬品をまとめた医薬品集の作成について把握するために、医薬品の採用や中止の基準について確認した(表2)。その結果、採用基準並びに中止基準を設けているとの回答は全医療機関のうち、それぞれ8割と6割であった。いずれもDPC病院の割合が高く、その他の病院では低い傾向が認められた。主な基準としては、「1品目採用した場合は、1品目を中止する」「同一成分の医薬品を1品目に制限する」「使用量の少ない医薬品は中止する」など、臨床的効果や副作用というよりは、適正在庫の観点から定められているものが多かった。また、医師からの希望によって優先的に採用を決定するとの回答も9割以上あった。一方、仮

表2　医薬品採用・中止基準(2015)

回答した医療機関(%)	全体 (n = 175)	内、DPC病院 (n = 104)
医薬品採用の基準がある	78	89
試用期間を設けてから採用を決定する	25	33
医薬品採用中止の基準がある	62	66

採用として、一定の試行期間を設けてから採用を決定する医療機関もあった。試行期間中に考慮する事項として効果や安全性の確認に加え、実際に使われる患者数を把握するなどの実務的な理由によるものがあった。

医薬品集を作成するための根拠としては、有効性（93％）や安全性（75％）に関わる情報を重要視している一方、医薬品の価格（49％）や費用対効果（43％）など医療機関の収益に関わる情報や診療ガイドラインの記載（23％）といった臨床指針はあまり考慮されていなかった（図2）。また、そのために使う資料として挙げられていた情報源としては、添付文書（85％）、インタビューフォーム（83％）もしくは製品情報概要（86％）というような製薬企業が作成する情報に依存しており、審査報告書（22％）や原著論文（18％）といった一次資料の活用はあまり多くなかった。

これは、採用している医薬品の数が多種にわたること（DPC病院で平均1504品目、

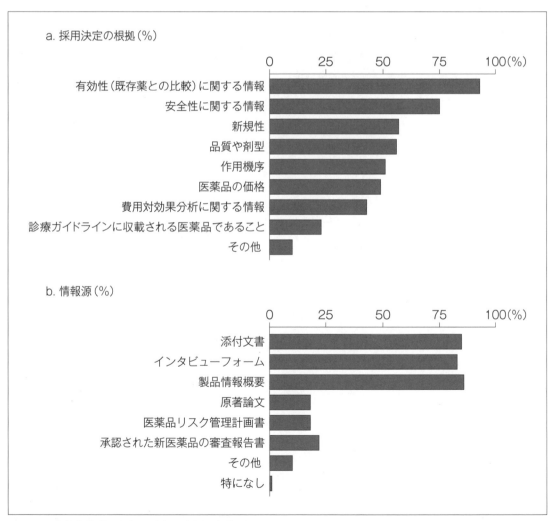

図2 医薬品集作成の根拠と情報源（全医療機関）

一般病院で平均1014品目、精神科病院で589品目)、医薬品集の作成に時間(自前で作成する場合20日程度)と費用(平均45万円)がかかることなどから、作成に関わる薬剤師が多忙であり、個々の医薬品に関して一次資料まで確認することが難しいためではないかと考えられた。

適正使用のための方策

新規に採用された医薬品の使用量や使用患者人数を把握する使用実態調査を行っている医療機関は全体の6割程度であった(表3)。その利用目的としては、医薬品の採用中止を検討するためが主で、本来の活用方法である、添付文書、診療ガイドラインや施設での使用基準といった、あらかじめ定められたルールに則って医薬品が適正に使用されているかを確認するために使っている医療機関は全体の2割以下と少数であった。

また、医薬品情報等に変更があった場合、誰が医師に情報を伝えるかについて質問したところ(複数回答可)、薬剤部が97%と最も多く、医師個人が情報収集を行っている場合も22%あった。一方で製薬企業の医薬品情報担当者(MR)が医師に連絡するとの回答も72%あった。最近では、勤務医師へのMR関与に制限を設ける医療機関も増えてきており、調査でも半数の医療機関が何らかの関与制限を設けていた。医薬品の適正使用を推進するためには適切かつ迅速な医薬品情報の管理・伝達は重要であるため、MRに依存しない仕組みがより重要になっていくのではないかと思われた。

さらに、医薬品の適正使用促進と副作用等のリスクを最小化する目的で、2012年4月から製薬企業が作成することが義務づけられた「医薬品リスク管理計画」(Risk Management Plan: RMP[9])について、その利用実態についても調査した。その結果、4割程度の医療機関が、医薬品採用時の参考資料として使用していたが、リスクを事前に把握して、服薬指導や患者モニタリングに役立てるという活用事例は少数であった。

表3 医薬品使用実態調査の実施とその利用目的について

	全体 (n = 174)	内、DPC病院 (n = 103)
新規に採用された医薬品の使用量や使用患者人数の調査を行っているか(%)		
採用された医薬品のすべてに行っている	18	20
採用された医薬品の一部に行っている	40	49
調査結果をどのように利用しているか*(%)		
医薬品の採用中止の検討	88	83
副作用の検討	16	15
施設における医薬品の使用基準が遵守されているかどうかの確認	12	15
適正使用が実践されているかの確認(学会等で発行されたガイドライン等の遵守状況確認)	15	18
その他	9	11

*調査を採用された医薬品のすべてまたは一部に行っていると回答した施設の合計を母数として割合を算出した

医薬品リスク管理計画という新しい情報源が追加されたことは有用だと思うが、これについては自由記載調査の中で、情報量が多すぎる、使い勝手が悪い、利用者の立場考えていないなど、医療現場での活用が難しいという面があるものと思われる。

費用・費用対効果の考慮

医薬品の採用に関し、臨床的エビデンスに加え、治療にかかる費用と効果のバランスについて評価するかを質問した。この場合の費用は、薬剤費だけでなく、人件費や処置費も含むこととした。その結果、すでに導入中もしくは導入を検討中と回答した医療機関は26％であった。また、高額な医薬品に関する採用または管理に関する特別なルールを設けている医療機関は33％であった。

その内容として、「処方前に薬剤部に連絡」「処方できる医師の登録」「使用する患者の限定」など、医薬品の適正使用を促すことで、医療費を管理するようなルールが多かった。これは、近年高額な医薬品が増加していくなかで、費用対効果評価の試行的導入や適切な使用を進めるためのガイドライン策定などを医療保険制度に組み込むことを検討している国の対応[10]を受け、ますます増えていくものと思われた。

一方で、医療機関内で処方された後に、患者の状態変化や死亡などが原因で、実際には使用されず破棄された医薬品（破棄薬剤）の実態についても調査した。

破棄薬剤について実態を調査していると回答した医療機関は全体の4割であった。また、その金額について尋ねたところ、1年間に破棄される医薬品の合計金額は1施設あたり平均161万円（50施設）であった。この金額をDPC病院に限って集計したところ、平均226万（34施設）であった。破棄薬剤について定期的に調査することや、破棄薬剤を減らすための取り組みに対しては、医薬品を無駄なく適切に使用するといった観点から、ますます重要になるのではと考えられた。

後発医薬品の採用

DPC病院で採用されている医薬品のうち、後発医薬品が占める割合は内用薬20％、外用薬17％、注射薬20％であった。後発医薬品の採用時期は、「発売直後に検討」と「毎年決まった時期に検討」がそれぞれ30％であった。「後発医薬品への切り替えを定期的に見直す」と回答した割合は33％で、その平均見直し期間は3.5カ月であった。

一方、その他の病院では、後発医薬品の採用割合は高いものの、定期的な見直しの割合は低く、その期間も長い傾向にあった。後発医薬品の採用にあたっては、「供給の安定性を重視する」との回答が最も多く、次いで「品質」と「医薬品の価格」の優先度が高かった。

同種同効薬の採用状況については、アンジオテンシンⅡ受容体拮抗薬（ARB）、アンジオテンシン変換酵素（ACE）阻害薬、DPP-4阻害薬、5-HT3受容体拮抗型制吐薬を例にとって、DPC病院における一般名別の採用割合をまとめた（図3-1～4）。その結果、全てのARBの採用割合は50％を超えており、ロサルタン、カンデサルタン、バルサルタンは後発医薬品の割合が高かった。

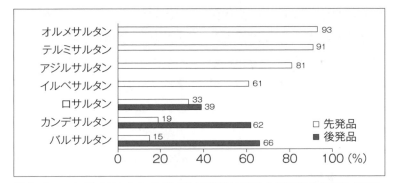

図3-1 アンジオテンシンⅡ受容体拮抗薬(ARB)の採用割合(DPC病院)

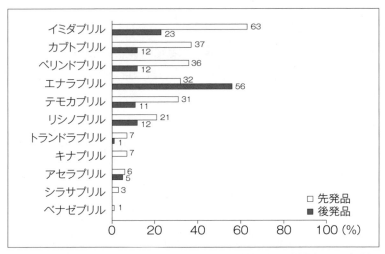

図3-2 アンジオテンシン変換酵素(ACE)阻害薬の採用割合(DPC病院)

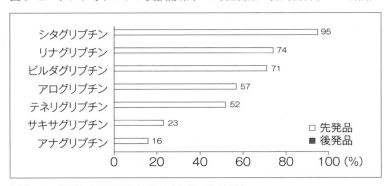

図3-3 DPP-4阻害薬の採用割合(DPC病院)

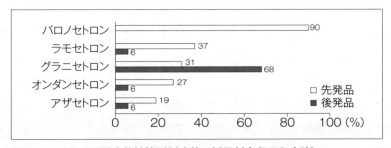

図3-4 5-HT3受容体拮抗型制吐薬の採用割合(DPC病院)

ACE阻害薬については、品目によって採用割合に偏りが多く、後発医薬品を含めてエナラプリルとイミダプリルの採用が多かった。DPP-4阻害薬では7品目中5品目で採用割合が高かった（後発医薬品はなかった）。制吐薬では、後発医薬品のあるグラニセトロンと先発品のみのパロノセトロンの採用割合が高かった。いずれの同種同効薬においても、その他の病院（一般病院もしくは精神科病院）では、平均採用医薬品数は少なかった。

また、同種同効薬の中で、「後発医薬品が採用されたとき、その使用を促進する仕組みがある」と回答した医療機関は全体の10％であった。その内容は、「先発医薬品の採用中止」「オーダリングシステム活用」「院内ルールを設定する」などがあった。

米国の病院調査等との比較

今回の調査結果を、米国の病院調査の結果と比較しながら、医薬品集（フォーミュラリー）を使った医薬品採用や管理について考察したい。ASHPの2013年報告[2]では、処方(prescribing)と記録(transcribing)についてまとめられていた。1443の一般病院もしくは小児病院を対象にアンケートを送付し、回収率は28.9％であった。その中で、フォーミュラリーを使った医薬品管理システムとして最も多い回答は、「標準化された処方支援システム」「報告や許可制度」「定期的なルールの見直し」「使用実態調査実施」などが挙げられていた。

一方、「医薬品の価格」や「費用対効果分析」に関する情報提供は、あまり使われていなかった。このことから、処方医師への教育や情報提供よりも、医療機関内のルールを決め、それを遵守させるためのシステム導入が効果的だと思われた。このような対策は、日本での調査によると、高額医薬品や後発医薬品の使用に関して導入している医療機関がいくつかあり、この傾向はますます増加すると予想される。

フォーミュラリー作成において重視する情報としては、「実臨床におけるエビデンス(Effectiveness)」「治療実践ガイドライン(Clinical Practice Guideline)」または「使用実態調査(Medication Use Evaluation：MUEまたはDrug Utilization Research：DUR)」を重視する傾向にあり、その情報源としてレファレンス(Drug Information Reference)、製薬企業からの情報、インターネットやPubMedの検索が多かった。日本の結果と同様に、製薬会社が作成する資料（添付文書、インタビューフォーム、製品情報概要）を利用すると回答していた医療機関が約半数あったが、エビデンスを客観的にまとめた二次資料として、レファレンスやガイドラインの活用も多く認められた。

2015年にドイツで開催された国際薬学会(International Pharmaceutical Federation: IFP 11)においても、多忙な臨床薬剤師が全て一次情報を確認するのは困難であり、インターネットで利用できる二次資料(The Cochrane Library[12]やUpToDate[13])の積極的活用が提案されていた。

さらに英国ではNICE(National Institute for Health and Care Excellence)の治療ガイダンス[14]やBritish National Formulary(BNF)[15]など医薬品を使用する医療従事者（医師や薬剤師）が中心になって自らが必要

な医薬品情報まとめている。日本の調査で明らかになったように、各医療機関において時間や費用をかけて独自の医薬品集を作成するのではなく、情報の質や効率化の観点から考えると、医薬品使用者の立場から共同で利用できる医薬品集を作成する動きが今後期待される。

また、処方医への医薬品情報伝達に関しては、「薬剤師による定期的な情報提供」が最も多く、そのほか「処方支援システムの活用」「病棟回診の同行」「ニュースレター発行」「使用実態調査結果の通知」などが挙げられていた。一方、「教育プログラム実施」や「専門家によるアカデミック・ディテーリング」はそれほど多くなかった。日本で行われた調査では、使用実態調査は医薬品の在庫管理が主な目的となり、医薬品の使用量や使用患者人数を把握することが中心となっていた。しかし、本来の目的は、医薬品が適切に使用されているかどうかを定期的に確認することで、処方医へのフィードバックを含めて適正使用を推進するためのツールである[16]。医薬品リスク管理計画によって公開されている情報と合わせて、医薬品情報の管理・伝達のために、より積極的な活用が望まれる。

フォーミュラリーによる医薬品選択等の可能性

医療機関における医薬品の採用と医薬品集の作成・活用に関する日米の調査結果を基に、医薬品を合理的に使用するための方策についてまとめた。臨床エビデンスを活用し、医療機関のみならず患者にとって最も適切な医薬品を選択、有効活用していくために、どうしているかの実情が把握できた。

一方、医薬品の価格や費用対効果分析に関する情報は、現時点ではあまり活用されておらず、高額医薬品や後発医薬品といった医療機関経営におけるコスト削減の観点からの限定的な利用にとどまっていた。

今後は質の高い医薬品情報をもっと効率的に作成・活用していくことで、医薬品集（フォーミュラリー）を使った医薬品選択・管理・情報伝達が可能になってくるものと思われる。今後も同様の調査を継続していくことで、全国の医療機関における状況を把握していきたい。

【引用文献】

1) American Society of Health-System Pharmacists (ASHP). The Early Years of ASHP: A History. Available at http://www.ashp.org/DocLibrary/AboutUs/History/AboutASHP_EarlyYears.aspx accessed on February 8, 2017.
2) Pedersen CA, Schneider PJ, Scheckelhoff DJ. ASHP national survey of pharmacy practice in hospital settings: Prescribing and transcribing-2013. Am J Health Syst Pharm. 2014; 71 (11):924-42.
3) Pedersen CA, Schneider PJ, Scheckelhoff DJ. ASHP national survey of pharmacy practice in hospital settings: Dispensing and administration--2014. Am J Health Syst Pharm. 2015;72 (13):1119-37.
4) Pedersen CA, Schneider PJ, Scheckelhoff DJ. ASHP national survey of pharmacy practice in hospital settings: Monitoring and patient education-2015. Am J Health Syst Pharm. 2016;73 (17):1307-30.
5) 清水秀行, 津谷喜一郎, 吉田秀夫, 道場信孝. 4つのレベルの薬籠 病院医薬品集作成と医薬品採用の現状 日本薬剤疫学会員の所属する112施設の調査. 臨床評価. 2001；28 (3)：513-20.
6) 草間真紀子, 鈴木洋史. 医薬品使用実態調査とフォーミュラリー・マネジメント フォーミュラリー作成と医薬品選択の現状. 薬剤疫学. 2006；11 (Suppl)：S40-1.
7) 草間真紀子, 赤沢学, 津谷喜一郎. 医療機関における採用医薬品集作成と医薬品採否に関する実態調査 過去10年間の変遷を踏まえて. 臨床薬理. 2012; 43 (1)：43-9.
8) 此村恵子, 金井紀仁, 上田彩, 草間真紀子, 赤沢学. 医療機関における医薬品の採用と適正使用に関する調査2015. 臨床薬理. 2016;47 (5):189-99.
9) 日本病院薬剤師会 病院薬剤師業務への医薬品リスク管理計画の利活用について(平成26年12月15日) http://www.jshp.or.jp/cont/14/1215-3.pdf accessed on February 8, 2017.
10) 中央社会保険医療協議会 薬価専門部会. 薬価制度の抜本改革に向けこれまでに指摘された課題(案) Available at http://www.mhlw.go.jp/file/05-Shingikai-12404000-Hokenkyoku-Iryouka/0000144404.pdf accessed on February 8, 2017.
11) International Pharmaceutical Federation. 75th FIP World Congress of Pharmacy and Pharmaceutical Sciences 2015. Available at http://www.fip.org/dusseldorf2015. accessed on February 8, 2017.
12) Cochrane Library. Available at http://www.cochranelibrary.com accessed on February 8, 2017.
13) UpToDate. Available at http://www.uptodate.com accessed on February 8, 2017.
14) National Institute for Health and Care Excellence. NICE guidance. Available at https://www.nice.org.uk/guidance accessed on February 8, 2017.
15) British National Formulary. Available at https://www.bnf.org accessed on February 8, 2017.
16) ASHP Guidelines on Medication-Use Evaluation. Available at http://www.ashp.org/doclibrary/bestpractices/formgdlmeduseeval.aspx accessed on February 8, 2017.

処方医の観点で考える
生活習慣病薬の処方と薬局の連携

東京女子医科大学循環器内科准教授 志賀 剛(しがつよし)

はじめに

生活習慣病対策は、1955年(昭和30年)以降、脳卒中、がん、心臓病のいわゆる3大「成人病」を中心として、各種の施策が講じられてきた背景に成り立っている。その後、日本経済の高度成長とともに国民の生活環境や生活習慣が変わり、脳卒中や胃がん、子宮がんなどの死亡率が減少する一方、直接死因にかかわらなくとも様々な疾病の原因となる高血圧や脂質異常症、糖尿病の患者数が増加している。この結果、これらの疾患に伴う循環器系疾患や腎疾患(血液透析を含め)など合併症が増加の一途で、一見国民の平均余命は延びているものの、患者の生活の質は低下し、そこに要する医療や介護が人材、費用を含めて大きな社会問題となっていることは周知のごとくである。

生活習慣病の考え方について

「生活習慣病」の考え方は1996年の公衆衛生審議会において、それまで加齢という要素に着目して展開されてきた「成人病」を生活習慣という要素に着目して捉え直して、その後の疾病対策の基本的方向性を示したことに発している[1]。

一般に疾病要因として大きく遺伝要因、外部環境要因、生活習慣要因の3つがあるといわれる。国として対策を講ずる場合、遺伝要因や外部環境要因については各国民に対応することは困難であるが、生活習慣要因は各国民に対応が可能である。このため、疾病対策として生活習慣に介入が行われることになったわけである。

このような生活習慣に着目した疾病概念を導入するに当たり、「生活習慣病(life-style related diseases)」という言葉が作られ、「食習慣、運動習慣、休養、喫煙、飲酒等の生活習慣が、その発症・進行に関与する疾患群」と定義された。つまり、生活習慣病とは疫学をもとに国の施策のために作られた行政による疾病概念である[1]。

生活習慣病には、生活習慣と疾病との関連が明らかになっているものが含まれる[1](表1)。

表1 生活習慣病とは

食習慣	インスリン非依存糖尿病、肥満、高脂血症（家族性のものを除く）、高尿酸血症、循環器病（先天性のものを除く）、大腸がん（家族性のものを除く）、歯周病等
運動習慣	インスリン非依存糖尿病、肥満、高脂血症（家族性のものを除く）、高血圧症等
喫　　煙	肺扁平上皮がん、循環器病（先天性のものを除く）、慢性気管支炎、肺気腫 歯周病等
飲　　酒	アルコール性肝疾患等

1996年12月17日公衆衛生審議会意見具申「生活習慣に着目した疾病対策の基本的方向性について」（厚生省）より

生活習慣病を管理するということ

　生活習慣病という施策からは、「生活習慣病」にならないようにする健康づくりである一次予防、「生活習慣病」を早期発見し治療する二次予防、そして疾病発症後の治療と重症化を予防する三次予防に分けられる[1]。しかし、医療でいう一次予防は疾病発症を防ぐために高リスク例を同定し、薬物あるいは非薬物による治療介入を行うことであり、二次予防は一度脳卒中や心筋梗塞などの疾病を発症した人に対し再発を防ぐために治療介入すること（再発予防）である。本稿では医療者（処方医）の立場から、「生活習慣病」でいう一次予防と二次予防を"一次予防"、三次予防を"二次予防"として述べる。

　「厚生労働省・平成26年患者調査の概況」によると、日本では高血圧患者が約1010万人、糖尿病患者が約317万人、脂質異常症患者が約206万人にも上ると報告されている[2]。しかし、そもそも高血圧や脂質異常症などは疫学データをもとに脳卒中や心筋梗塞予防のために作ったカテゴリーといってもよい。もちろんその中には基礎疾患に伴う二次性高血圧症や遺伝背景を持った家族性高コレステロール血症もあるが、その多くは一般に特発性（本態性）である。これらは何らかの原因に伴う症状や徴候、形態的変化といった特異的な症候から診断されるのではなく、あくまで測定した数値からなされる。高血圧や脂質異常症の診断基準がそのときどきの時代背景から変わってきているのもご存知であろう。

　このように「生活習慣病」はそもそも人間が数値により定義したものであり、そのカテゴリーに入るか否かで決まる。よってその管理目標も数値で設定され、その目標値に入るように生活習慣の是正を行い、それでも到達できないときに手段の1つとして薬を用いて管理（治療）するのが基本方針である。薬さえ飲んでいれば治療になるといった「病気を治す」薬のイメージが「生活習慣病」の管理に誤解を生んでしまう可能性がある。

生活習慣病は本当に薬が必要か

スタチン使用に関する疑問

　一度心筋梗塞や脳卒中を起こした患者が、再度心血管イベントを起こすリスクが高いことは明らかである。このような二次予防（再発予防）としてのリスク管理は厳格に行

う必要がある。たとえば、急性心筋梗塞を含む急性冠症候群を発症した患者には早期より厳格な低比重リポ蛋白(LDL)-コレステロール低下治療が心血管イベントの抑制に寄与し、その主役がHMG-CoA還元酵素阻害薬(スタチン)となるわけである[3,4]。近年では、よりLDL-コレステロール値を下げることで二次予防としての心血管イベントをさらに低下させることが示され、スタチンのみならず、スタチンに小腸コレステロールトランスポーター阻害薬であるエゼチミブを追加することの妥当性が検証された[5]。二次予防を目的とした脂質異常症の薬物を用いた厳重な管理は直接、動脈プラークの安定化と退縮に繋がることが明らかにされており、その薬の選択に異論はないだろう。

しかし、一次予防についてはLDL-コレステロール値が高いというだけでスタチンを使う必要があるのかということには疑問がある。いままで多くの大規模臨床試験でこの検証を行ってきたが、メタ解析を行うと心血管イベントはぎりぎり抑制する[6]が、総死亡については抑制していないことが示された[7](図1)。さらにはスタチンには有害事象のリスクもあり[8]、単にスタチンを使ってLDL-コレステロール値を下げることが生活習慣病の管理として疾病予防に結びつくかというと疑問がある。日本で行われた脂質異常症7832例(女性68.5%)に対する一次予防の試験であるManagement of Elevated Cholesterol in the Primary Prevention Group of Adult Japanese Study(MEGA study)では、プラバスタチン(10〜20mg)群が食事療法群に比して心血管イベントを抑制したもののNNT(Number Needed to Treat)は119であった[9]。つまり、脂質異常症119人にスタチンを使用して5年で1人の心血管イベントを抑制するにしかすぎないことになる。そうすると残る118人にとっては無駄な治療となり、有害事象のリスクに曝されるだけとなる。これが生活習慣病の管理といえるものであろうか？。もちろん、臨床医はこれを善しとは考えておらず、さらなるリスク層別化を模索している。

生活習慣病の管理に必要な視点

生活習慣病の管理は前述したように、脳卒中や心筋梗塞といった疾患・合併症の予防がゴールである。よって、数値を正常化するのは管理目標であり、ゴールではない。生活習慣病の管理にはどうやって脳卒中や心筋梗塞などの疾患・合併症を予防するかという総合的な視点が必要である。生活習慣病である以上、生活習慣の是正なくして薬物治療は成り立たない。

2015年(平成27年)国民健康・栄養調査によると、20歳以上で肥満者(Body Mass Index $\geq 25kg/m^2$)の割合は男性29.5%、女性19.2%である。喫煙者の割合は男性30.1%、女性7.9%で、減ってきていると知ってもまだ多い[10]。

さらに生活習慣病のリスクを高める量(清酒換算≥ 2合/日)を飲酒している者の割合は男性13.9%、女性8.1%である。運動習慣(1回30分以上の運動を週2回以上実施し、1年以上継続している)のある者の割合は男性37.8%、女性27.3%で、かつ運動習慣の最も多いのが70歳以上で、最も低いのが20歳代と日本の社会構造の特徴を示した結果になっている[10]。「体重管理ができているか」、

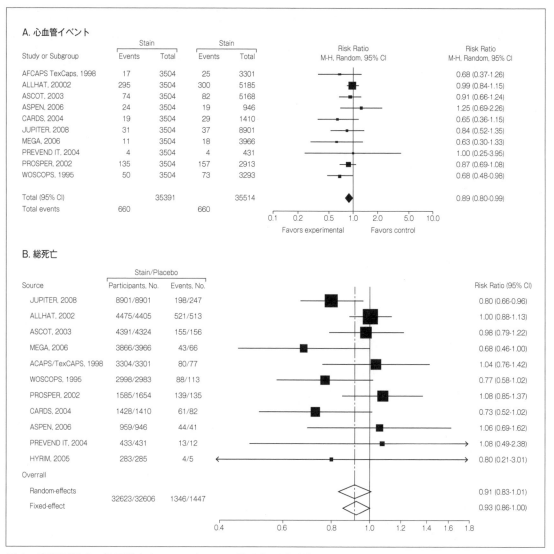

図1 脂質異常症一次予防としてのスタチンの効果（メタ解析）
A. 心血管イベント（Dentali F, et al. Arch Intern Med 2010; 170: 2042-2043 より改変）、
B. 総死亡（Ray KK, et al. Arch Intern Med 2010; 170: 1024-1031 より改変）

「禁煙を維持できているか」、「飲酒量はどうか」、「運動はできているか」といった生活指導ができての生活習慣病の管理であり、薬物治療という視点のみでは均衡を欠くのではないだろうか。

生活習慣病の薬物治療とフォーミュラリー

生活習慣病の治療・管理とは、疾病・合併症予防、それに伴う死亡を予防し、充実した日常生活が送れるよう支援することである。薬物治療もこの原則に沿うものでなくてはいけない。とくに一次予防としての

薬物治療の役割は、生活習慣の是正が基礎にあっての上乗せであり、生活習慣がきちんと管理されていなければ意味がない。

「生活習慣病」のカテゴリーに入る患者は前述したとおり、相当数いる。この数に目をつけない製薬企業はないわけで、そこの競合が過熱化するのは市場原理からみても当然である。あの手、この手と薬の差別化をして、処方医に訴えてくる。さらには営利主義が度を越して様々な臨床試験の事件を起こしているのも周知のごとくである。

「薬」は基本的に人体にとって毒物であり（このために代謝や排泄がある）、薬理作用のみならず薬物動態、起こりうる副作用まで熟知しておかなければ責任持って「薬」を人に出すことはできない。薬物治療の原則は、有害反応を防ぎながら最大の薬理効果を挙げることである。このためには同種同効の薬の中で科学性と安定性（薬剤としてのみならず供給も含めて）の高さ、服薬のしやすさ、価格の妥当性などを総合的に判断して選択し、熟知した薬を使いこなすことが最も確実な方法である。この結果、医療機関は無駄な在庫を減らせ、処方もシンプルとなり医療安全のうえでリスクを減らせ、効率もよくなる。このことは薬物だけでなく手術などの技術でも同じで、疾患や術者を集約化したほうが効果も安全性も高まるといわれている。まさしく、これは薬の適正使用と医療経済上の効率化を目的としたフォーミュラリーの考え方に繋がる。

生活習慣病における薬物治療は、何千人、何万人を調べなければ有意差が出ない特異な疾病の治療を行うのではなく、目の前にいる一人ひとりの生活指導と管理の延長線上にある。そのためには患者及び社会の負担が少なく、そして効果的で長続きできる薬物治療が望ましい。「生活習慣病」に対して医療者が合理的な標準薬物治療を行うために、中立的な視点によるフォーミュラリーの確立が求められる。

フォーミュラリーと薬物治療の安全性

「生活習慣病」である高血圧症や糖尿病、脂質異常症に対して、数多くの薬が市販され、薬理作用のみならず薬物動態から用法・用量まで多岐にわたる。さらに後発医薬品から合剤、OD（口腔内崩壊）錠など1つの薬物についても多種の薬剤が存在する。すべての薬に対してわれわれ医師が熟知しているわけではなく、各医師には「使い慣れた」薬がある。しかし、その選択が必ずしも科学的・経済的根拠に基づいているものではなく、医師の嗜好に依るところも大きい。問題は同じ治療目的であっても処方する医師によって薬が多種になることであり、副作用から併用薬との相互作用までその組み合わせはさらに増えることになる。

フォーミュラリー確立のメリット

この点について、医師と薬剤師の視点から科学性と安全性、安定性、服薬のしやすさ、経済的妥当性などを総合的に判断して薬を選択する（フォーミュラリー）ことにより、有効でかつお互いに熟知した「使い慣れた」薬を生むことが可能となる。また、同じ医療機関内あるいは同じ地域内で共通したツール（薬）を使うことは、薬の効果・副作用・

リスクの評価が一定化して、安全性の上でもメリットが大きい。さらに剤形の変更、医師・患者双方の思いこみや食い違い、電子カルテによる誤入力などある一定の頻度で起こるヒューマンエラーも、選択する薬を絞ることで減らすことが可能になる。

一方、高齢者では複数の疾患を有していることが多く、多剤併用により思いもよらぬ薬物相互作用が病態の悪化を招くことがある。医師がすべての薬物相互作用を理解しているとは限らない。薬を絞ることはそれだけ相互作用の組み合わせを減らすことにも繋がる。

「生活習慣病」の薬物治療は服薬アドヒアランスの維持向上が鍵

服薬アドヒアランスの維持について

実臨床における薬物治療の成功の鍵は、服薬アドヒアランスにある。従来、医療者の指示に患者がどの程度従うのかという「コンプライアンス」概念のもと、「ノンコンプライアンス」の問題は患者側にありとされてきた。しかし、医療現場では、コンプライアンス概念で乗り越えられない壁が存在すると言われる。「アドヒアランス」を規定するものとして、治療内容、患者側因子、医療者側因子、患者・医療者の相互関係があると言われている。服薬アドヒアランスの維持には、その治療が患者にとって実行可能か、服薬を妨げる因子がないか、その解決には何が必要かを医療者が患者とともに考え、相談した上で治療を続けていくことが必要である。

たとえば、「生活習慣病」を有する患者にしばしば合併する心房細動という不整脈がある。この心房細動に「生活習慣病」である高血圧や糖尿病など動脈硬化の因子が伴うと脳卒中・全身性塞栓症のリスクが高まる。その予防として抗凝固薬の役割は大きい。抗凝固薬であるワルファリン治療は、抗凝固効果（強度）が治療域にコントロールされていなければ有効性がなく、服薬アドヒアランスの重要性が指摘されている。実際にワルファリン治療中に発現した心血管イベントの43％は、コントロールが不良だったという報告もある[11]。このことは直接作用型経口抗凝固薬（DOAC）でも同じで服薬アドヒアランスが悪いことは全死亡および脳卒中のリスクを上げると報告されている[12]。

医師と保険薬局と連携が重要になる

この対策として保険薬局の薬剤師のかかわりが注目されている。DOACであるダビガトランを20人以上処方した米国の67施設（Veterans Health Administration）を調査した報告によると、薬剤師が患者の服薬指導に対し積極的に介入（それは対面でも電話でも）することでアドヒアランスが改善していた[13]。医師のみならず地域の保険薬局と連携したフォローアップシステムを作ることが求められる。また、薬の専門家として薬剤師のかかわりは患者の薬物治療への理解にも繋がる。「生活習慣病」に対する薬物治療の実践には、服薬アドヒアランスの向上と維持が鍵であり、その担い手は保険薬局にある。

顔が見えない医師と薬剤師の連携をどうするのか？

処方医が抱く薬剤師への不安

　薬剤師のみならず医師も相手の顔や名前さえ知らず、不安である。患者にどのように説明しているのか、お互い説明内容さえ知らないのが現実である。薬剤師は一部推測できたとしても本当の病名は知っているのであろうか？　併存疾患（肝・腎機能、貧血、アルブミン値など）についてはどうであろうか？　今では患者も検査データのコピーや血圧手帳、糖尿病手帳などを持っており、薬剤師が情報を入手しやすくなったとしても、まだ不十分である（図2）。これだけ情報化社会と言われながら医師－保険薬局間の情報ツールは処方箋と患者との会話だけというのは情報共有に限界がある[14]。

　たとえば、前述した心房細動では頻脈になるため、β遮断薬を用いて心拍数のコントロールを行うことが多い。ほとんどの患者が保険薬局でβ遮断薬は「降圧薬」と説明されている。そのため、「私は高血圧ですか？」「この薬を飲んでいるので血圧が上がらないのですね？」「大丈夫なのですか？」「血圧が低すぎたりしないのですか？」と尋ねてくる。なかには「血圧が低くなると困るから服薬しない」とか、「外出時は止めている」などと患者から言われると、薬局はいったい何をしてくれたんだと思う。

　実際、心拍数コントロールが必要な心房細動患者がβ遮断薬を自己中止し、頻脈依存性心筋症に進展し、心不全で入院してくることも経験する。これではお互いの信頼を得ることはできず、結果的に患者の治療に迷惑をかけてしまう。一見、「生活習慣病」

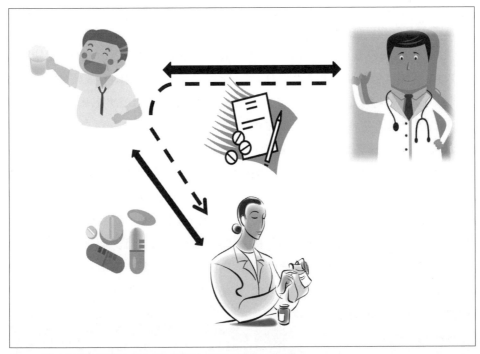

図2　「生活習慣病」診療における医師と薬局の関係：現状

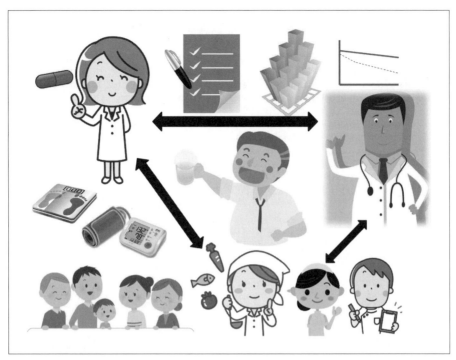

図3 地域医療のキーステーションである薬局(薬剤師)と医師、他職種(管理栄養士、看護師、理学療法士など)との協働した「生活習慣病」管理システム

を対象とした薬であっても患者の背景によってはその目的が異なることもある。単純な通り一遍の説明では成り立たない。だからこそ、医師や薬剤師は個々の患者と対面しながら薬物治療を行わなければいけないのである。

「生活習慣病」管理として医師と薬局の連携の必要性

課題は「治療の個別化」にある

「生活習慣病」においても処方のチェックとモニタリング、服薬アドヒアランスの確認と指導が重要である。これらは医療者と患者とのコミュニケーションの上に成り立ち、標準薬物治療の基本骨格である適正使用と安全管理の実践に繋がる。そのためには正確な情報に基づいた薬剤指導が不可欠である。一方、「生活習慣病」に対する薬物治療としての課題は、「治療の画一化」でなく「治療の個別化」に取り組むことである。とくに「生活習慣病」では個々の患者の背景を加味した情報提供と指導が必要になってくるだろう。

今後、保険薬局は薬剤指導・管理のみならず地域医療の重要なキーステーションになってくると思われる。安全でかつ効果的で長続きできる薬物治療を行うためには、地域の状況に応じたフォーミュラリーを確立するとともに医師・薬剤師が同じ視点に立ち、協働して「生活習慣病」の管理ができるシステム(図3)を確立することが必要である。

【引用文献】

1) 1996年12月17日公衆衛生審議会意見具申「生活習慣に着目した疾病対策の基本的方向性について」（厚生省）http://www1.mhlw.go.jp/houdou/0812/1217-4.html
2) 平成23年(2014)患者調査の概況.（厚生労働省）http://www.mhlw.go.jp/toukei/saikin/hw/kanja/14/dl/kanja.pdf
3) Briel M, Schwartz GG, Thompson PL, de Lemos JA, Blazing MA, van Es GA, Kayikçioglu M, Arntz HR, den Hartog FR, Veeger NJ, Colivicchi F, Dupuis J, Okazaki S, Wright RS, Bucher HC, Nordmann AJ. Effects of early treatment with statins on short-term clinical outcomes in acute coronary syndromes: a meta-analysis of randomized controlled trials. JAMA 2006; 295: 2046-2056.
4) Hulten E, Jackson JL, Douglas K, George S, Villines TC. The effect of early, intensive statin therapy on acute coronary syndrome: a meta-analysis of randomized controlled trials. Arch Intern Med 2006; 166: 1814-1821.
5) Cannon CP, Blazing MA, Giugliano RP, McCagg A, White JA, Theroux P, Darius H, Lewis BS, Ophuis TO, Jukema JW, De Ferrari GM, Ruzyllo W, De Lucca P, Im K, Bohula EA, Reist C, Wiviott SD, Tershakovec AM, Musliner TA, Braunwald E, Califf RM; IMPROVE-IT Investigators. Ezetimibe Added to Statin Therapy after Acute Coronary Syndromes. N Engl J Med 2015; 372: 2387-2397.
6) Dentali F, Guasti L. Are statins effective in high-risk primary prevention? Arch Intern Med 2010; 170: 2042-2043
7) Ray KK, Seshasai SR, Erqou S, Sever P, Jukema JW, Ford I, Sattar N. Statins and all-cause mortality in high-risk primary prevention: a meta-analysis of 11 randomized controlled trials involving 65, 229 participants. Arch Intern Med 2010; 170: 1024-1031
8) Hippisley-Cox J, Coupland C. Unintended effects of statins in men and women in England and Wales: population based cohort study using the QResearch database. BMJ 2010; 340: c2197
9) Nakamura H, Arakawa K, Itakura H, Kitabatake A, Goto Y, Toyota T, Nakaya N, Nishimoto S, Muranaka M, Yamamoto A, Mizuno K, Ohashi Y; MEGA Study Group. Primary prevention of cardiovascular disease with pravastatin in Japan (MEGA Study): a prospective randomised controlled trial. Lancet 2006; 368: 1155-1163
10) 平成27年国民健康・栄養調査結果の概要（厚生労働省）http://www.mhlw.go.jp/file/04-Houdouhappyou-10904750-Kenkoukyoku-Gantaisakukenkouzoushinka/kekkagaiyou.pdf
11) White HD, Gruber M, Feyzi J, Kaatz S, Tse HF, Husted S, Albers GW. Comparison of outcomes among patients randomized to warfarin therapy according to anticoagulant control: results from SPORTIF III and V. Arch Intern Med. 2007; 167: 239-245.
12) Shore S, Carey EP, Turakhia MP, Jackevicius CA, Cunningham F, Pilote L, Bradley SM, Maddox TM, Grunwald GK, Barón AE, Rumsfeld JS, Varosy PD, Schneider PM, Marzec LN, Ho PM. Adherence to dabigatran therapy and longitudinal patient outcomes: insights from the veterans health administration. Am Heart J 2014; 167: 810-817
13) Shore S, Ho PM, Lambert-Kerzner A, Glorioso TJ, Carey EP, Cunningham F, Longo L, Jackevicius C, Rose A, Turakhia MP. Site-level variation in and practices associated with dabigatran adherence. JAMA 2015; 313: 1443-1450
14) 志賀剛「医師が保険薬局に期待すること・望むこと」アプライド・セラピューティクス 2012; 4: 24-27

薬局の現状と未来、そしてフォーミュラリーの可能性

(一社)保険薬局経営者連合会会長　(有)プライマリーファーマシー代表　山村 真一

はじめに

本稿では主に薬局の現状を客観的に評価し、少子高齢国家となって社会保障制度のバランスが崩れ始めた日本社会の中で、社会の公器としてあるべき薬局の姿からフォーミュラリーの可能性を考えてみる。

日本社会の変化と薬局の現状

わが国はすでに人口ボーナス期が終わり人口オーナス期に突入している[1]。人口オーナスとは、単に人口減少のことを指すのではなく、高齢者の比率が非常に高くなり、とくに社会保障の維持という観点から人口構成が重荷、負担になる時代に変わったということを意味している。そして少子高齢に加え、世帯構成に目を向けてみるとすでに独居、あるいは夫婦のみで暮らす世帯が半数を超え、わが国は社会保障のあり方を根本的に見直さなければならない状況に追い込まれてきている。

「日本の将来推計人口」（2017年4月推計）出生中位・死亡中位推計によると、2008年時点で1億2808万人だった日本の人口は、2053年に1億人を割り、2065年には9000万人を下回って8808万人となる。つまり、わが国はこれから50年の間に約3分の1の人口を失い、労働人口の減少、引退という社会構造の劇的な変化の中で国家を維持し続けなくてはならないということだ[2]。

このように社会構造が大変革していく中で、薬局の存在、社会的機能も変化していかざるを得ないことは明白になってきた。

調剤報酬依存型薬局は生き残れるか？

ここで薬局業界の誕生と変遷から現在の課題を考えてみることにしよう。

ほんの40年ほど前までは院外処方箋調剤は一般的ではなく、今から思えば薬品小売業として自立性の高い業界を形成していた。その後、診療報酬改定によって処方箋料が100円から500円に引き上げられた1974年の"医薬分業元年"を皮切りに、1985年には院外処方箋発行率が10％を超えた。その後、1995年に20％、2003年には50％を超え、2016年時点で院外処方箋発行率は70％を超えている。現在、院外処方箋の発行枚数は8

億枚を超え、調剤報酬も 7.5 兆円規模となっている。

その間に増えた新しい多くの薬局は、自立性が高かった薬品小売業から自然な形で調剤薬局に移行したということではなく、新たにクリニックに隣接した「保険調剤薬局」として開設されていったものであったため、結果的に、今までなかった新しい業態が誕生したことになった。

新たに登場した保険調剤薬局は、最初から処方箋調剤を主とした経営形態であったため、経営者も自覚しないまま公費（調剤報酬等）依存産業と化してしまっていた。ただ、1980年代から90年代にかけてはわが国の経済状態が好景気であったため、保険調剤業も右肩上がりでそのこと自体が問題であると認識されることはなかった。しかし、2002年に診療報酬が初めてマイナス改定に

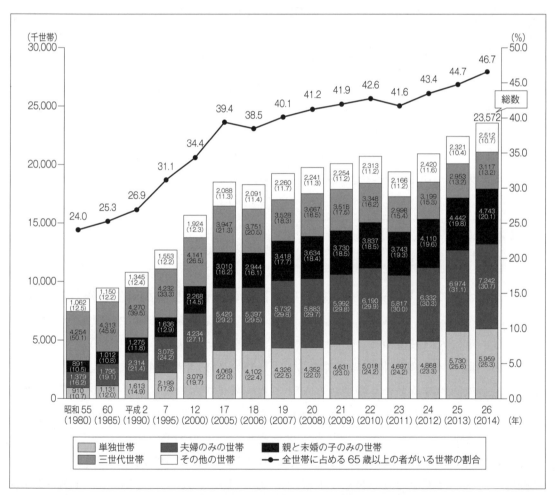

図1　65歳以上の者のいる世帯数及び構成割合（世帯構造別）と全世帯に占める65歳以上の者がいる世帯の割合

資料：昭和60年以前の数値は厚生省「厚生行政基礎調査」、昭和61年以降の数値は厚生労働省「国民生活基礎調査」による
（注1）平成7年の数値は兵庫県を除いたもの、平成23年の数値は岩手県、宮城県及び福島県を除いたもの、平成24年の数値は福島県を除いたものである。（注2）（　）内の数字は、65歳以上の者のいる世帯数に占める割合（％）（注3）四捨五入のため合計は必ずしも一致しない。

出典）内閣府　平成28年版高齢社会白書　第2節　高齢者の姿と取り巻く環境の現状と動向（1）[3]

転じて以降、調剤報酬の伸びが問題視されるようになり、同時に薬局のあり方も議論されることが多くなってきた。

なぜ公費依存体質から脱皮できなかったか？

そのような状況の中で、本来であれば当時から分かっていた「人口オーナス時代の到来」を先見し、業界として早々に公費依存体質からの転換に舵を切る準備をしなくてはならなかったのだが、保険調剤業には舵取り役となる業界団体がなかった上、公費依存である状況があたかも既成事実であるようなコンセンサスが形成されてしまっていたため、業界として動こうという意識も仕組みもなかった。

とくに問題だったのは、従来にはない新しい業態が誕生したにもかかわらず、健全な発展に必要な業界団体を作る間もなく業界が急速に巨大化してしまったため、薬剤師会が保険調剤薬局業界の代表機能も兼ねてしまったことである。そもそも薬剤師の職能団体が保険調剤薬局業界を代表することに無理が生じるのは当然であって、結果的にこの7.5兆円産業はハンドリングが利かない状態で現在に至ってしまっている。

このような中でチェーン薬局の台頭、薬局のM&A、薬局のグループ化の動きがあり、それは今後もさらに顕著となっていくはずだ。とはいえ、保険調剤薬局業界の真の舵取り組織がなく、全体調和が難しい状況の中であっても、個々の薬局は来るべき時代に備えて生き残るために何をなすべきかを自問し、活路を見出して行かねばならないのだ。

これからの日本の医療提供体制と薬局の役割

「健康サポート薬局」は薬局の新しい形

確実性が高いと言われている「人口動態の変化に基づく未来予測」から考えれば、自ずと社会における薬局のあり方というものも当然変わってくることになる。そこで将来に向けてあるべき薬局の姿を提示したのが、2015年度に厚生労働省が示した「健康サポート薬局」という新たな薬局形態への展開である。

この健康サポート薬局のイメージは建設的にかつ柔軟に解釈する必要があるが、大きく捉えると、現状業務の質の向上は無論のこと、今後、日本の社会保障費は大変厳しい状況に追い込まれていくことが必至なので、「薬局業務を拡大展開させて、社会保障費の縮小に少しでも寄与してもらおうと期待している仕組み」だと理解するのがよいだろう。

この方向性の核心は、薬局という社会インフラへの期待、つまり公的医療保険制度の中における保険薬局としての機能の充実と拡大への期待である。加えて、薬局が持つもう1つ重要な側面である自立した小売業としての期待でもある。それも新たに"予防"に力点を置いた、調剤報酬制度等公費に依存しない新しい領域への業務展開である。

新しい領域への業務展開が必要

健康サポート薬局の評価軸は医療保険コストの低減に置いたものとなるので、本当に病気の治療が必要となる前段階までは薬局が自立性を持って対応できるように進化

しなくてはならない。そのためには「薬剤師力」はもとより、「薬局力」も問われることになる。具体的に言うと、高いレベルでの薬剤師の多面的臨床判断能力、コミュニケーション能力等である。そして利用者が心地よいと思ってくれるアメニティーの提供はもちろん、機器やプログラムといった装備を固めて、総合的に利用者（患者）の健康管理、健康チェックができる能力を充実させることである。そうでないと社会インフラとしての期待に応えることはできなくなるだろう。

　たしかにこれらの要件を満たすのはハードルが高いかも知れない。しかし薬局にとって大変大きなチャンスとも捉えることができる。たとえば健康チェックに目を向けてみると、現在検体測定室で行うことができる測定項目は、生化学的検査のうち、AST（GOT）／ALT（GPT）／γ-GT（γ-GTP）／中性脂肪（TG）／HDLコレステロール／LDLコレステロール／血糖／HbA1cの8項目[4]であるが、検体測定に限ってみても今後測定項目は間違いなく増えていくはずである。さらに検体を必要としない非侵襲型の健康チェック技術の進化、そして機器等も今後飛躍的に進んでいくので、薬局としてはこの分野の技術革新も付加価値として取り込んでいけることになる。

全体で戦略的に対応することが必要

　今後、薬局が積極的かつスピーディーに健康管理機能の高度化を実装していき、住民から「薬屋さんでもあり、健康チェックの場でもある」というコンセンサスを得られるようになれば、さらにそれに付随したサービス提供の展開など多くの可能性が期待できることになる。同時に、事実上、その地域に必要で利用価値の高いインフラとしてその存在が認められることになるだろう。

　まさに急速に変化する時代の潮流の中では、業界全体がまとまって戦略的に動いていかなければならない。しかし、薬局業界としての取り組みが遅れた場合、業務の境界がなくなってしまった現代においては外部からコンビニ等想定外のプレーヤーが参入してきて、あっという間に健康管理、健康チェックの場という役割を奪っていってしまうという可能性は十分あり得る。そういったリスクもしっかりと肝に銘じておく必要がある。

リフィル処方箋の対応に向けて

わが国にリフィル制度が必要な理由

　今、わが国においてリフィル処方箋の実稼働が強く望まれている。リフィル処方箋は、症状が安定している慢性疾患患者の受診回数と医師の負担を減らし、それに伴う医療費の削減が期待される制度である。その実現の鍵は、「薬局で患者の体調管理、モニタリングができるかどうか」にある。当然、対応する薬剤師の判断能力、モニタリング技量が課題となってくるが、より客観性を持たせる意味でも薬局が数値化できる健康チェックというモニタリング機能を有することになれば、それはわが国におけるリフィル処方箋の実稼働に大きな意味を持つことになるだろう。

リフィル処方箋と検体測定機能との関係

　リフィル処方箋の実稼働に検体測定機能が必須というわけではないが、薬剤師の働きとして、服薬指導が終了した後、次回の来局までの間に中間介入するという機能も有効であろう。いずれにせよ、モニタリングの定義も含めて、新たなるリフィル対応体制づくりを急ぐ必要がある。そして薬局の現場からエビデンスを携えてリフィル対応が可能だという声を挙げていくべきである。

　ただし、医療費の削減効果への期待は、同時に医師の診療報酬減少と同意になるため、薬剤師の技術料の問題と同時に解決すべきである。ただそのハードルは高いと思われる。だからこそ、「リフィル処方箋の実稼働を自分たちの力で勝ち取る」という位の気構えが欲しいところだ。

公費に依存しない薬局の新しい活動領域

健康増進・重症化予防を薬局ビジネスに

　調剤報酬等の公費に依存せず、公的医療保険のコスト削減に寄与する薬局の新しい活動領域として、薬局と保険者とが連携して組合員（国民）の健康維持、疾病の重症化予防に取り組むという新しい動き始まった。薬事政策研究所（保険薬局経営者連合会傘下のシンクタンク）が発案した「保険者連携プログラム（HORP）」である。

　現在、国はすべての保険者に対し、「日本再興計画」に基づいたレセプト等のデータの分析、それに基づく加入者の健康保持増進、

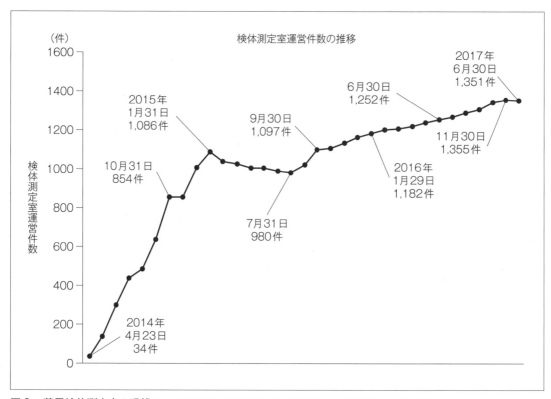

図2　薬局検体測定室の現状 （厚生労働省医政局地域医療計画課のデータより「検体測定室連携協議会」作成を改変）

疾病の重症化予防のための事業としてデータヘルス計画の取り組みを求めている。現状では保険者はこの事業の主なプレーヤーとして医師、保健師や管理栄養士等を念頭に置いており、彼らに委託して特定保健指導を中心に実施しているケースが多い。

HORP事業は、保険者からの要請を受け、薬局が地域に居住する健保加入者・扶養家族に対する健康支援を有償で請け負うという新しい事業モデルである。

またHORPは、今まで保険者の目にはプレーヤーとして映っていなかった薬局の活用を目的としている。保険者にしてみれば、薬局という新しいプレーヤーの参入で、従来とは違ったアプローチによる新たなアウトカムを期待したいところであろう。この事業に参加する薬局にとっては、処方箋調剤とも物販とも異なる新しい顧客基盤の構築、地域基盤への拡大、そして同時に、薬剤師職能の新たなる展開というメリットの享受が期待される。

HORPのビジネスモデル

HORPは健康保険組合の組合員、その家族（前期高齢者を含む）を対象に、保険者が一定の条件下で対象者を抽出して、委託先の薬局が健康支援を行うというものだ。たとえば、生活習慣病を抱える対象者に対して、病識を理解してもらうための説明、生活習慣の見直しによる健康の改善といった通常窓口では十分行えなかった業務を補強し、一層、深化させた形で、まさに対象者の健康をサポートする指導を行うことになる。また、医療機関未受診の組合員と同居の家族に対しては、一般的なヘルスリテラシーの向上や検診の勧め、生活習慣の改善等が指導項目になる。

HORPと通常の薬局窓口業務との大きな違いは、問題点・課題を洗い出して、その対象者特有の行動変容目標を立ててもらい、その後電話などで、その目標が実施されているかどうかフォローして改善結果を確認するところにある。そして、そのゴールは現在の医療費の抑制だけではなく、組合員の将来に向けた医療費抑制への期待である。

対価を得て健康支援を行う事業

この事業は、薬局でよく行われている無償のお薬教室や健康教室等と似た側面もあるが、本質的に異なるのは、それらを有償で行うところにある。また保険者から対価収入を得て健康支援を行う以上、何らかの結果を出さなければならないので、そこに責任が生ずることになる。しかし、今まで薬剤師は結果を出すというような意識で業務を行ってきたとは言い難く、そのような意識を持つことすらも希薄だったのではないだろうか。

この事業モデルは薬局、薬剤師にとってかなりチャレンジングではあるが、来るべき未来への試金石と考えれば、乗り越えるだけの価値は十分ある事業だろう。また薬剤師自身が気付いていないかも知れないが、これまでの日々の窓口業務で鍛えられたコミニュニケーション能力や問題解決能力にはもっと自信を持ってよいと思う。HORPは、薬剤師にも十分対応可能な活動領域の拡大に、積極的に大いなる一歩を踏み出すよい機会になるはずである。

医薬品コストの削減と薬剤師業務の積極的展開

後発医薬品関与は国家財政貢献業務

薬局は基本的に医薬品を消費者に提供する最終ゲートキーパーの役割を担っている。ゆえに医薬品の有益性の最大化、リスクの最小化に努めることはもちろん、医薬品のコスト管理にまで関与していく責任も担っていくべきである。

医薬品のコスト管理という視点から見れば、厚生労働省が2002年に後発医薬品の積極的利用を促進する政策を打ち出すまでは、薬剤師の裁量で医薬品コストに関与できる業務は限られていた。その主なものは疑義照会による重複投薬、相互作用の防止であるが、それらは元来、医療安全に立脚したものであって、決してコストダウンを目的としたものではない。これから社会保障に関わるプレーヤーにとって、コストダウンというキーワードは業務の中で必須とも言えるほど重要な意味を持ってくることになるが、薬局や薬剤師にとっては、後発医薬品使用促進という政策が動き出して初めて、コストダウンに積極的に関わることができるようになったのである。

後発医薬品使用促進の次に何をやるか

薬剤師も通常業務の中で、常にコストダウンというミッションを忘れずに業務を行っていれば、即座に後発医薬品推進施策が持つ意味を理解し、「これは薬剤師にとって千歳一隅のチャンスだ」と捉えたであろう。しかし現実はそうではなく、現場でのこの政策の実動は、残念ながら全体的に非常に消極的な滑り出しであった。これも組織として先を見越して戦略的に行動するという「旗振り役が不在であったため」と言え

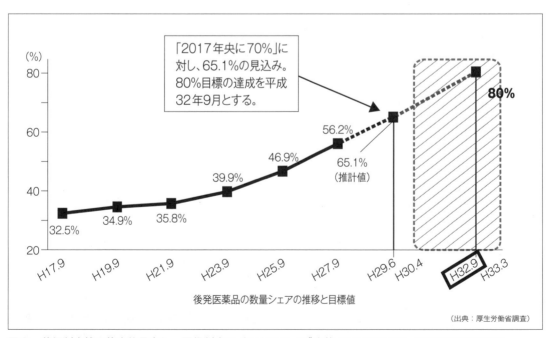

図3　薬価制度等の抜本的見直し・国保制度のインセンティブ改革 (2017年5月23日　塩崎臨時議員提出資料より)

るかも知れない。

　国が政策的に薬局にインセンティブを付与しながら進めてきた後発医薬品の使用促進策も、ようやくその変更率が7割に迫り（2016年度）、変更率8割の背中が見えてきた今、この政策にも限界が見えてきた。今後、後発医薬品への切り替えというステージが一段落すると、薬剤師の医薬品コストへの関与が通常業務の中では再び難しいものとなってくる可能性があるので、制度設計の変更を見据えた新しい取り組みを薬剤師自らが積極的に展開していかなければならない。

保険給付の見直し議論にも参画

　たとえば、市販品類似薬の保険給付の見直しやスイッチ成分の評価システムの検討といった議論についても、もう少し現場の薬局、薬剤師が積極的に関与する姿勢が欲しいものだ。これらはいずれも公費支出の縮小が期待され、同時に薬剤師裁量の拡大という側面も持ち合わせているので、薬剤師が主役となって解決すべき課題の1つでもあるのだ。

　昨今、医薬品のコスト管理という意味で多剤併用問題（ポリファーマシー）への取り組みも注目され始めてきた。当然のことながら第一義的には薬剤の適正使用、医療安全の観点からの取り組みが主軸になるが、処方者である医師と連携をとりながら、難しい道程ではあるが医療政策とも連動させながら、薬剤師の活躍で医薬品費のコストダウンに関与できれば素晴らしいことである。

地域医療における
フォーミュラリーの可能性

フォーミュラリーにどう関与するか

　薬剤師が薬物治療に責任を持ち、患者の経済的負担の軽減そして医療費の削減に貢献するという観点から、将来的に地域医療の現場で医師会、歯科医師会と連携し、薬剤師会が中心となってフォーミュラリーを作成することは十分考えられることだ。とくに、後発医薬品が普及した現在において、同種同効薬においては医師等が高薬価である新薬に飛びつくことをけん制することは重要である。そのために薬剤師が中心となって、エビデンスに基づいたフォーミュラリーを策定するのである。フォーミュラリーがあれば、処方された薬はその地域ではどの医師も標準的に使っているものという患者の安心感にもつながるし、何より薬剤費削減に寄与することになる。

　フォーミュラリーは組織化された集団の下であれば実現可能なので、たとえば、健康保険組合の組合員を対象にした仕組みとしても考えられる。ただ地域のフォーミュラリーの作成が難しいケースも考えられるので、将来的には学会などが中心となって作成した標準的フォーミュラリーを公表し、各地域や組織でそれを参考にしてもらうということを考えてもよいだろう。

地域に根差して
生き残る薬局のイメージ

ゼロベースで見直す発想の転換が必要

　ここまで述べてきたように人口オーナス

時代は、今までの薬局のあり方をゼロベースで見直すくらいの発想の転換が必要になってくる。

新しい時代の要請は、今までの変化の延長線上にあるというより、不連続なほどの大きな変化の上に成り立つものになるので、薬局が現状の業務に固執して変化のスピードに乗り遅れてしまうと、先ほど言及したように、まったく新しい外部プレーヤーが登場してきて業界を席巻してしまうことも十分考えられる。薬局が持っている10年前、20年前からの成功体験は、これからの未来構築に役に立たないばかりか、逆に弊害にすらなり得る。これからはそれくらいの思考の大変換が必要になるということだ。

IoTやAIがもたらす変化

わが国はすでに人口が減少していくステージに突入しているので、社会保障給付費の財源である保険料収入の伸びは期待できず、公的負担がますます拡大していく社会構造になっていく。当然、診療報酬や調剤報酬を前提にした「公費ビジネス」はそのあり方の見直しが求められるようになる。さらに時代の不連続な進化はIoTやAIによってもたらされるものなので、業態によってそのプラスの影響とマイナスの影響をも織り込んで将来設計を行う必要が出てくる。そのIoTやAIの進化は、へき地や在宅における高齢者のみならず、一般市民を対象とした遠隔医療ですらも近い将来現実的なものにしていくことになるだろう。

これから超高齢社会となる日本において、医療提供自体は今後ますます重要になりニーズも高くなることは間違いない。そのような時代の変化の中、医療従事者が考えなくてはならないのは、その提供方法やコスト構造が根本的に変わっていくということだ。とくに薬剤師にとっては2015年の規制改革会議で、「医薬分業という仕組みはよいが費用は高い」と評されたことを今後も重く受け止め続ける必要がある。

生き残る薬局像は地域によって異る

繰り返すが、薬局の未来は、現状の処方箋調剤を中心とした業務に加えて、健康相談機能や健康チェック機能など、医療機関とは離れて、住民がどれだけ薬局に立ち寄れるサービスメニューを用意できるかにかかってくるのではないだろうか。

また今後、地方に医療や介護の舵取りが分権されていく時流の中で、それぞれの地域に根差して生き残る薬局像は、地域によって事情が異なることになるので、様々なサービスメニューがあって然るべきものとなる。そしてその薬局で提供されるサービスは決して提供者の一方的な論理に基づくものではなく、その地域住民から求められ、喜ばれ、リピートされるようなものでなければならない。一方では、ばらばらに提供されてきた薬局サービスにも限界が生じ、薬局同士のネットワーク化が加速されることも十分予想される。

本稿を終えるに当たって、10年後、20年後の自分たちのあり方を考えてみたとき、「ただ受け身で制度の変化を待っていてよいのか」と申し上げておきたい。「今の形を守っていくのが是なのか」「本当に今のままでいるつもりなのか」と自問していただきたいのである。そして「変わらなければならない」

という答えに到達してもらいたい。自分た   で創出していってもらいたいからである。
ちの未来は自分たちで切り開き、自分たち

【引用・参考資料】
1） 小室淑恵著「労働時間革命」（毎日新聞社）
2） 国立社会保障・人口問題研究所「将来推計人口」
3） 内閣府・平成28年版高齢社会白書第2節「高齢者の姿と取り巻く環境の現状と動向(1)」
　　http://www8.cao.go.jp/kourei/whitepaper/w-2016/html/zenbun/s1_2_1.html
4） 検体測定室に関するガイドラインに係る 疑義解釈集（Q＆A）（2014年6月）
　　http://www.yubisaki.org/common/item/release_1_20161201.pdf
　　http://www.yubisaki.org/news/

長野県・上田薬剤師会の医薬品リスト導入の取り組み

(一社)上田薬剤師会会長　イイジマ薬局　飯島　康典

上田薬剤師会について

　一般社団法人上田薬剤師会が活動している地域は、上田市・東御市・長和町・青木村の2市1町1村からなる。総面積約900 km²、人口約20万人の地域で長野県の東部に位置している。周囲は山で囲まれ、北東にはスポーツのメッカ菅平高原が、南西には標高2000mの美ヶ原高原が続いており、上田盆地のほぼ中央部を千曲川が善光寺平に向かって東から西へ貫流している。

　この地域では「かかりつけ薬剤師・薬局」が評価されるはるか昔、1970年代から日本における医薬分業の先進地域として地域密着型の薬局群が形成され、「かかりつけ薬剤師・薬局」が住民たちに浸透している。

　上田薬剤師会の会員数は301人(2016年11月現在)、会員薬局数は89薬局である。会員の構成は地域の薬局薬剤師のみならず、多くの病院薬剤師、医薬品卸の管理薬剤師、製薬会社、行政の薬剤師など多岐にわたり、それぞれの立場で連携しながら地域住民のために様々な事業を行っている。

住民目線で活動する薬局

　上田薬剤師会会員薬局の平均備蓄医薬品数は約1800品目(全国平均約990品目)、一般用医薬品及び衛生用品や介護用品等を含めた平均取扱品目数も200品目(全国平均約50品目)を超えている。

　特筆すべきは集中率(1つの医療機関からの処方箋受け取り率)である。全国平均約75％に対して、上田薬剤師会では約35％である。また、集中率が90％超の調剤薬局が全国的には約40％ほどであるが、上田ではわずか1.2％である。このような地域薬局群は他に類を見ない。

　それは先代の上田の薬剤師たちが50数年の長い年月をかけて、住民のために「自分たち薬剤師ができることは何か」を常に考えて

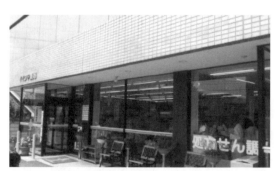

イイジマ薬局(長野県上田市)

表1　上田薬剤師会のデータ

	上田薬剤師会	全国平均
平均備蓄医薬品数	約1800	約990
OTC医薬品などの品目数	約200	約40
処方箋集中率	約35%	約75%

注：全国平均のデータは、平成27年度老人保健健康増進等事業「地域包括ケアシステムにおける薬局・薬剤師による薬学的管理の向上及び効率化のための調査研究事業」（みずほ情報総研）

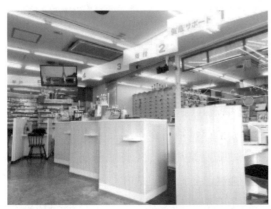

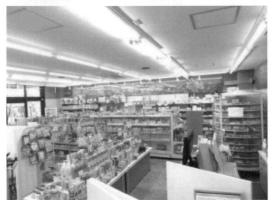

イイジマ薬局店内風景

実際の行動に移してきたということ、そして、住民目線の精神で活動することを上田薬剤師会がサポートし新任の薬剤師たちに継承してきたからであろう。現在でも、市民向け講演会や学校、自治会等での薬物乱用防止やお薬教室、薬草観察会や有線放送、地域の情報誌など利用した健康情報の発信、ブラウンバッグ運動（薬局薬剤師が患者の処方薬等の副作用などをチェックする活動）など、地域住民への様々な形での広報、啓発活動や地域貢献活動を続けている。個々の薬剤師、薬局のレベルでなく地域薬剤師会が主導してこれらの活動をしてきたことが、疾患に対する知識や薬の使い方はもちろん、医療機関や薬局の活用の仕方など地域住民全体のヘルスリテラシーの向上につながり、現在の「かかりつけ薬剤師・薬局」が住民たちに浸透するようになった一因だと思われる。

上田薬剤師会における医薬分業と医薬品リスト導入の歴史

1956年（昭和31年）4月、年配の薬剤師の皆さんはご存知だろうが、医薬分業関連法が施行され、処方箋調剤が大きくクローズアップされた。しかしながら当時は、院内での調剤が当たり前の時代であり、法律が施行されても現在のように、院外処方箋の発行は進まなかった。上田地域でも状況は同じだった。当時薬剤師会は、院外処方箋の受入れのための体制整備の一環として、医薬品卸の協力の下、薬剤師会会員の連帯責任において、備蓄医薬品の選定および共

表2　ヘルスリテラシーとは何か

ヘルスリテラシーの定義
- 健康や医療に関する情報を入手し、理解し、評価し、活用するための知識、意欲、能力
- 日常生活におけるヘルスケア、疾病予防、ヘルスプロモーションについて判断したり意思決定をしたりして、生涯を通じて生活の質を維持・向上させることができるもの

健康教育(「健康」と「教育」の意味再確認)
- 「健康」とは「環境に適応し、かつその人の能力が十分に発揮できるような状態」をいう。予防や治療が重要であることに間違いない。ただ、その「先」を見ているのとそうでないのとでは、大きな差が出てくる
- 「教育」とは「人が社会で自立していくための支援」である。教育を受ける側が「誰かに教えてもらった」と感じるのではなく、「自分で答えを見つけた」「自分で解決できた」と感じることにある。継続、習慣化させていく健康教育のあり方が問われている
- 目的は人々のセルケア能力を高めることである

健康教育(教室)・保健教育・有線放送など
(生活習慣病予防、薬の正しいい使用方法、感染、薬物乱用事業など)
- 健康教育の目的は人々のセルフケア能力を高めること
- 情報の収集や分析、予防方法の検討など様々な側面から考える
- 自分だけの問題として捉えるのではなく、周囲の人々や広い社会に向けて、適切な健康情報を伝える
- できる限り周囲の資源を利用することがポイント

<参考>ヘルスリテラシー「健康教育の新しいキーワード」福田 洋　江口 泰正編著

同購入を行った。それが上田薬剤師会における医薬品リストの始まりだったかもしれない。

薬局・薬剤師のイメージを変える

医薬品を仕入れたものの、院外処方箋の発行はまったく進まず、これらの備蓄医薬品の全てを廃棄する事態となってしまった。しかし当時の先輩方は、会員が結束し、「体制整備を進めれば必ず院外処方箋が発行される」という信念が芽生えたとのことである。上田地区のどの薬局へ行っても保険調剤が可能であることの実績を作り、また、患者及び地域住民の皆さんに、処方箋を受け取り、かかりつけの薬局で調剤を行うということを知ってもらい、薬局・薬剤師に対するイメージの変えることができた3年間であったようだ。

その後、院外処方箋の発行が進み、医療の発展とともに扱う医薬品の数は増え、地域に流通する医薬品のリストは適宜更新されながら、会員薬局の院外処方箋受け入れの整備に活用されてきた。各薬局で新薬や希少薬などを採用した場合は、薬剤師会へ適宜報告を行い、会員向けのFAXニュースやホームページの会員ページなどに医薬品リストを示し地域の医薬品の流通状況を把握できるようにしている。

医薬品リストによる医療機関との連携

上田薬剤師会では、新規に開業をする医師や新たに院外処方箋を発行する医師に対

し、事前に担当部会が医師と折衝し、上田薬剤師会におけるかかりつけ薬局による処方箋の受け入れ態勢等の説明などを行ってきている。その折衝の時には医師に対して上田薬剤師会の会員薬局で主に流通している医薬品リストの提供を行ってきた。医薬品リストを提供することで、医師とある程度の使用薬剤のすり合わせができ、院外処方箋が発行された時のかかりつけ薬局による医薬品供給を円滑にできる。また、薬局の在庫負担の軽減にもつながっているようである。院外処方箋をすでに発行している病院からは、新薬の新規の採用などで採用薬に変化があった場合には薬剤師会に新たな採用薬リストが提供され、薬剤師会は会員薬局へそうした採用薬剤の情報提供を行っている。

上田小県歯科医師会からは、歯科領域で標準的に使用される医薬品のリストの作成を依頼され、上田薬剤師会の担当部会でリストを作成し提供している。歯科領域での適応のある薬剤が適切に選択されるようになっている。

薬局は「地域包括ケアシステム」への参入が求められる

日本は今、超少子高齢社会や総人口減少という社会問題を抱えており、国民皆保険制度の存続の危機に直面している。増大一方の医療費を抑制するため、2015年10月には患者本位の医薬分業の実現に向けてかかりつけ薬剤師・薬局の今後の姿を示した「患者のための薬局ビジョン」が策定され、2016年度診療報酬改定では「地域包括ケアシステム」の推進が図られ、2016年2月告示にて「健康サポート薬局」の指針が示された。国は、薬局が地域医療の役割を担うために「地域包括ケアシステム」への参入が重要だと考えている。

地域包括ケアシステムの構築は、いかに地域で顔の見える関係を築いていくかで決まる、まさに《街づくり・人づくり》が重要であり、地域ごとに地域ニーズが異なるので、各地域オリジナルの地域包括ケアシステムが構築されるだろう。

顔の見える関係づくりが重要

上田薬剤師会は、長年の活動により薬剤師が住民などと顔の見える関係を築いてきた。また、会が主催する研修会や講演会などは、薬剤師だけではなく当地域の医師・看護師・ケアマネージャーなども参加しており、自然に薬剤師と顔見知りの関係になった。つまり、地域包括ケアシステムの下地として必要な「顔の見える関係」がすでに構築されている。そして、地元自治体とも密接な関係を築きながら当地域での住民ニーズを常に汲み取り、住民向け講座や講演会を上田薬剤師会主催で開催している。これからも住民目線の活動を継続することで、超少子高齢社会に向けた住民主体の地域包括ケアシステムの構築に向けて取り組んでいく必要がある。

地域包括ケアシステムで求められる経済的にも有益な薬物治療

このように地域包括ケアシステムにおいて薬剤師は、医療・介護職、地元自治

表3 後発医薬品の選択基準の一例

流通	・自社工場を保有するメーカー（共同開発会社品は採用しない）
	・取り扱う卸が多い
	・セカンド原薬を採用（安定供給）
品質	・原薬メーカーの原産国（安定供給に不安な国は？）
	・類縁物質の少なさ（製剤技術力）
	・無包装状態の安定性試験（製剤技術力）
製剤的工夫	・味（苦味の軽減）やOD錠（技術力が問われる
	・包装工夫（省スペース化など）、小包装（100錠バラ）
価格	・メーカーによる有意差はない場合は価格による
その他	・患者さん目線で製剤化されているか？

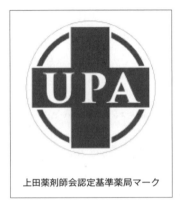
上田薬剤師会認定基準薬局マーク

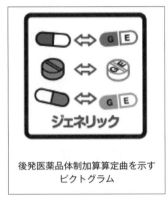
後発医薬品体制加算算定曲を示す
ピクトグラム

図1　上田薬剤師会認定基準薬局のマークとピクトグラム

体とも連携しながら、医薬品の使用に関しても地域のニーズを把握し、エビデンスがあり、経済的にも有益な医薬品による薬物治療を提供していく必要がある。とくに高齢化が進み医療費が増加する社会においては、慢性疾患に使用される薬剤はガイドラインに沿い、より薬剤費の抑制が可能となる医薬品の使用を促進するメリットは大きい。

また、多くの診療科を受診する患者においてはポリファーマシーも大きな問題になり、その対策も薬剤師に求められている。上田薬剤師会では医療費削減も考慮しながら、その患者に合った適切な薬物治療を実現するための取り組みも積極的に行っている。

後発医薬品使用促進に向けた取り組み

今でこそ急激に進んでいる後発医薬品の使用促進に向けての取り組みであるが、上田薬剤師会では後発医薬品体制加算ができる以前、今から10年以上前に後発医薬品の使用の必要性も学び、後発医薬品の使用促進に積極的に取り組んでいる。

当時の国立長野病院の副院長であった武藤正樹氏（現日本ジェネリック医薬品・バイ

オシミラー学会代表理事・国際医療福祉大学大学院教授）と連携し、現在使用されている処方箋様式の基にもなっている、医師のサインがあれば後発医薬品への変更を可能とする処方箋様式を国立長野病院との間で他地域に先駆けて導入した。導入にするに当たり、薬剤師会において後発医薬品等の勉強会や後発品医薬品変更可処方箋の説明会などを繰り返し行い、会員薬剤師は後発医薬品に対する知識と使用促進の必要性を勉強してきた。数多くある後発医薬品の選択基準についての指針も、薬（製剤）のプロである薬剤師の目線で選定できるように会員薬剤師が参加する会合などにおいて情報を発信している。

後発医薬品の正しい情報を提供

後発医薬品使用促進に向けては、薬の使用者である地域住民に後発医薬品に対する正しい情報を提供することも重要である。薬剤師会では地域住民に対して、薬局窓口においてはもちろん、「週刊うえだ（上田市と隣接の周辺地域に7万3000部配布される情報誌）」や公民館等で行う講演、有線放送などで後発医薬品に対する情報を定期的に発信している。このような取り組みにより上田地域の多くの薬局では、地域住民に理解され後発医薬品の使用はスムーズに行われるようになった。

また、2015年より上田薬剤師会独自に、地域住民に対する会員薬局の質の高い薬局サービスを担保しようと「上田薬剤師会認定基準薬局」を策定している。薬局機能を示すいくつかのピクトグラム（図1）を作成し薬局の外に掲示しているが、後発医薬品の使用に関しての情報も視覚的に表示し、住民に対し薬局選びの目安にしていただき、地域住民への後発医薬品使用を促している。

地域医療に貢献するための薬剤師研修

上田薬剤師会では、最新の薬剤や治療を学ぶ研修はもちろん、地域や日本の医療の将来を見据えた行動をとるために定期的に国や大学、海外などからも講師を招聘し様々な研修を行っている。

2012年にはオーストラリア薬剤師会（Pharmaceutical Society of Australia : PSA）と学術交流を含めた友好協定を結び、両国での薬剤師、薬局について情報交換を行い、今後の高齢社会における薬剤師による薬剤管理について学び、共同で教育方法などについて研究を行い、オーストラリアの学会などで研究発表をしている。

オーストラリアの薬剤師は患者から様々な情報を引き出しながら、医師など様々な医療職種と連携している。また治療のガイドラインに沿ったエビデンスがあり、薬剤費を抑制させる医薬品の選択と管理を行い、

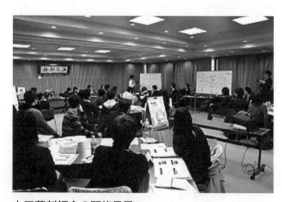

上田薬剤師会の研修風景

個々の患者に合った薬物療法に貢献している。日本においても同様に、医薬品の適正使用に向け薬物治療に積極的に関与し、地域医療に貢献する薬剤師を育成する必要がある。

そこで、2011年から毎年、オーストラリア薬剤師会より講師を招聘し、オーストラリアの教育プログラムである薬剤管理レビュー（Medication Management Review）のワークショップを継続して開催している。このワークショップは上田薬剤師会が採択された、厚生労働省の「薬剤師生涯教育推進事業」としても行い、全国の薬剤師や薬学部教員も参加している。参加した薬剤師が各地域に戻りリーダーとなり、積極的に薬物治療に関与し地域医療に貢献することを切に願っている。

地域の医療材料提供に向けての取り組み

在宅医療が推進されるようになり、2014年度診療報酬改定以後は特に薬局における医療材料の提供が求められるようになっている。上田薬剤会では地域の訪問看護師と連携し、薬局における円滑な医療材料の提供を行うための整備を行っている。

地域にあるすべての訪問看護ステーションに医療材料に関するアンケートを行い、医療材料の提供に関する問題点と地域で汎用されている医療材料などの抽出を行っている。アンケート結果をもとに、地域で基礎となる医療材料をリスト化して会員薬局と在宅医療を行う医師に情報提供し、薬局に医療材料を整備することで、薬局でのロスの少ないスムーズな医療材料提供に結び付ける取り組みを行っている。また、薬局に勤務する薬剤師も医療材料に関する基礎知識を身に付けるため、訪問看護師を講師に招き、実際の医療材料を各種持ち込み、使い方などの研修会を行っている。

地域のフォーミュラリーにつながる医薬品リストについて

医薬分業の初期から現在に至るまで、薬剤師、薬局を取りまく環境はどんどん変化している。その各時代で作成された医薬品リストによる情報発信は医薬品の供給、医薬品の適正使用においてそれぞれの役割を果たしてきた。今後の超高齢社会で求められる地域の医薬品リストは、ガイドラインにも沿いながら個々の患者に最適な薬剤が選択でき、今まで以上に経済的にも有益なフォーミュラリーにつながる医薬品リストが求められるだろう。それらを指針にすることでポリファーマシーの問題なども減らせるし、地域医療の向上とこれからの地域のニーズに合った質の高い薬物治療を提供できるようにもなるかもしれない。

地域薬剤師会は一歩先を見ながら指針を示すことが必要

地域包括ケアが進むにつれ、医薬品の供給、医療材料や衛生材料の供給、ポリファーマシー問題への対応、地域住民のヘルスリテラシーを向上させる活動など、薬剤師や薬局に対する地域のニーズはどんどん変化し多様化している。地域薬剤師会は薬剤師

や薬局がそれら変化に適切に対応できるように一歩先を見ながら指針を示し、整備をしていく必要がある。ただし、それらの指針を地域に広げることは1人の薬剤師や1企業である薬局だけでできることではない。公益性のある地域薬剤師会などの組織を基盤とし、病院、薬局などが地域と連携して地域全体の医療向上のための指針を示すことで、薬剤師は薬剤師法の目的にある「国民の健康な生活を確保」する活動を実践し継続することができるだろう。

医療費グルーピング技術の医薬品選択への活用

㈱データホライゾン東京本社東日本営業部部長　横関　智一(よこぜき　ともいち)

はじめに

　フォーミュラリーの視点に立っての医薬品選択においては、エビデンスと経済合理性の2点がとくに重要になってくる。この2点を検証するに当たり、レセプトデータを最小単位傷病コードにて分解し、現在、治療中の傷病と医療費及び重症度等の医療の状況を、可能な限り真に近い形で把握するコンピュータプログラムである医療費グルーピングが有用であると考える。

レセプトデータの活用に係る課題ついて

　弊社の有する医療費グルーピング技術とは、レセプトデータを本来の医療費の請求に活用するという用途以外に、個人の医療の状況や特定の薬剤・治療法の状況等を把握できるようにするための技術である。
　レセプトデータとは、レセプトに含まれるデータのことを示す。レセプトは被保険者等が受けた保険診療について、医療機関が保険者(自治体、健康保険組合、全国健康保険協会等)に請求する医療報酬の明細書のことである。医科・歯科の場合には診療報酬明細書、薬局における調剤の場合には調剤報酬明細書、訪問看護の場合には訪問看護療養費明細書と称される。
　レセプトはいわゆる請求書でありながら個人の医療に係る豊富な情報を含んでいる。一方で、それらの豊富な情報をレセプトから抽出するには主に下記の3つの課題がある(図1)。

未コード化傷病名が存在する

　電子化されたレセプトにおいても、厚生労働省マスターに登録されている傷病名を使用せずに、慣例的に独自の傷病名(いわゆるワープロ病名)で記載されているものがある。社会保険診療報酬支払基金の調べによると、2015年(平成27年)10月診療分において、医科レセプトで約8.3％の未コード化傷病名レセプトが存在する(月刊基金2016年2月号より)。

現在治療中の傷病名が把握できない

　レセプトに記載の傷病名は必ずしも当該月に実際に治療を行った傷病とは限らない。

医科レセプト

傷病名		
(1)	本態性高血圧(主)	
(2)	狭心症	
(3)	うつ病	
(4)	高コレステロール血症	
(5)	2型糖尿病	
(6)	急性上気道炎	
(7)	アレルギー性鼻炎	

12	再診		
	時間外対応加算2		
	明細書発行体制等加算	73	× 1
	外来管理加算	52	× 1
13	特定疾患療養管理料(診療所)	225	× 1
60	糖試験紙法(血)	11	× 1
	HbA1c	49	× 1
	外来迅速検体検査加算	10	× 1
	B-V	16	× 1
	尿一般	26	× 1
	外来迅速検体検査加算	10	× 1
	血液学的検査判断料	125	× 1
	生化学的検査(I)判断料	144	× 1
80	処方せん料(7種類以上)	40	× 1
	一般名処方加算(処方せん料)	2	× 1
	長期投薬加算(処方せん料)	65	× 1

決定点数 848

調剤レセプト

No.	医薬品名・規格・用量・剤形・用法		単位薬剤料点	調剤数量
1	プラビックス錠75mg	1錠	66	28
	カルネート錠2.5mg	1錠		
	カデュエット配合錠4番	1錠		
	トラゼンタ錠5mg	1錠		
	グリメピリド錠1mg「NP」	1錠		
	【内服】1日1回朝食後服用			
2	ニコランマート錠5mg	3錠	2	28
	【内服】1日3回食後服用			
3	エチカーム錠0.5mg	2錠	1	28
	【内服】1日1回就寝前服用			
4	スルピリド錠50mg「アメル」	2錠	27	28
	エパデールS900 900mg	2包		
	安全性のため別包			
	【内服】1日2回朝夕食後服用			

決定点数 2,688

問題点①　未コード化傷病名が存在する
2015年10月診療分において、医科レセプトで約8.3%の未コード化傷病名レセプト件数率(月刊基金平成2016年2月号より)

問題点②　現在治療中の傷病名が把握できない
傷病名欄に記載の病名の約4割がすでに治療完了した過去の病名もしくは治療中断病名(弊社調べ)

問題点③　傷病名ごとの医療費及び医療の状況が把握できない
レセプトの傷病名欄には、傷病名のみが記載

図1　レセプトデータ活用における3つの課題

医療機関において、レセプトに一度記載した病名に対するメンテナンスが積極的に行われていないからである。弊社調べで、傷病名欄に記載の病名の約4割がすでに治療を完了した過去の病名もしくは治療を中断した病名であった。

傷病ごとの医療費等が把握できない

レセプトの傷病名欄には、傷病名のみが記載されている。したがって、レセプトを見ただけでは、傷病ごとの医療費、傷病と診療明細、傷病と医薬品との関連を把握することができない。

上記3つの課題を解決するために、弊社では、医療費グルーピング技術（医療費分解解析装置、医療費分解解析方法及びコンピュータプログラム（特許第4312757号））及びレセプト分析システム及び分析方法（特許第5992234号）を用いて解決を図っている。

　医療費グルーピングは、レセプトデータを用いて個人の受療した真の医療、疾病ごとの真の医療費に漸近しようとする技術である。限りなく漸近するために、弊社の専門部隊が、常に技術開発に努めている。

レセプト分解、解析法について

　実際にレセプト分解する方法について以下にサンプルのレセプトイメージ（図2）を用いて解説を行っていく。

未コード化傷病名のコード化

　診療行為・投薬及び医療費を適切に傷病と紐付けるために、未コード化傷病名のコード化を行う。

　未コード化傷病名は、そのままでは傷病コード「0000999」がどのような疾病に対しても割り振られることになる。前出のとおり約8.3％も未コード化傷病名レセプト件数率があり、このままの傷病ごとに集計すると、頻出疾病として未コード化傷病名が上位に混入してしまう。そこで弊社独自にて開発した未コード化傷病名に対応する傷病コードを網羅した辞書を活用し、未コード化傷病名のコード化を行う。サンプルの例では、(1)本態性高血圧が未コード化傷病名に該当するため、適切な傷病コード8840107本態性高血圧症への変換を行う。

　一般的に、未コード化傷病名は、生活習慣病に係る傷病や整形外科に係る傷病に多いと言われている。弊社が本業として行っている、保険者が取り組む予防可能な疾病に係る保健事業のための分析・効果測定支援を実施する際には、これらの疾病に係る適切な現状分析があって初めて効果的・効率的な保健事業に繋がるため、未コード化傷病名のコード化は重要な処理と言える。

　加えて、生活習慣病や整形外科を適応とする医薬品が、フォーミュラリーの導入の主要な対象となることを踏まえると、詳細は後述するが、エビデンスと経済合理性検証を行う際にも、弊社の医療費グルーピング技術を用いた未コード化傷病名のコード化が重要になってくると言える。

医療費グルーピング

　まずすべての傷病についてコード化された後に医療費グルーピングの処理を行う。医療費グルーピングの処理に当っては、弊社にて開発した以下のデータベースを元に、傷病、診療行為、医薬品、医療材料等を紐づけて、傷病ごとの医療費の算定を行う。なお、データベースの最新の状況を維持し続けることが、医療費グルーピングの精度に大きく影響を与える。したがって弊社では、データベースの開発とメンテナンスのための専門の部署を設け、薬剤師、医師、薬学博士、医学博士、看護師、保健師、医療事務管理士、衛生検査技師等の専門知識を有した15人態勢で、常時、開発とメンテナンスに取り組んでいる。

　傷病と診療行為、傷病と医薬品、診療行

医科レセプト / 調剤レセプト

	傷病名		
傷病名	(1) 本態性高血圧(主)		
	(2) 狭心症		
	(3) うつ病		
	(4) 高コレステロール血症		
	(5) 2型糖尿病		
	(6) 急性上気道炎		
	(7) アレルギー性鼻炎		
摘要欄	12	再診	
		時間外対応加算2	
		明細書発行体制等加算	73 × 1
		外来管理加算	52 × 1
	13	特定疾患療養管理料(診療所)	225 × 1
	60	糖試験紙法(血)	11 × 1
		HbA1c	49 × 1
		外来迅速検体検査加算	10 × 1
		B−V	16 × 1
		尿一般	26 × 1
		外来迅速検体検査加算	10 × 1
		血液学的検査判断料	125 × 1
		生化学的検査(1)判断料	144 × 1
	80	処方せん料(7種類以上)	40 × 1
		一般名処方加算(処方せん料)	2 × 1
		長期投薬加算(処方せん料)	65 × 1
決定点数			848

No.	医薬品名・規格・用量・剤形・用法		単位薬剤料点	調剤数量
1	プラビックス錠75mg	1錠	66	28
	カルネート錠2.5mg	1錠		
	カデュエット配合錠4番	1錠		
	トラゼンタ錠5mg	1錠		
	グリメピリド錠1mg「NP」	1錠		
	【内服】1日1回朝食後服用			
2	ニコランマート錠5mg	3錠	2	28
	【内服】1日3回食後服用			
3	エチカーム錠0.5mg	2錠	1	28
	【内服】1日1回就寝前服用			
4	スルピリド錠50mg「アメル」	2錠	27	28
	エパデールS900 900mg	2包		
	安全性のため別包			
	【内服】1日2回朝夕食後服用			
決定点数				2,688

①未コード化傷病名コード化

未コード化傷病名を適切な傷病コードに変換する辞書情報と突合
検索処理しコード化する。

医科レセプトの記載	コード化
(1) 本態性高血圧(主)	未コード化傷病名 ⇒ 8840107 本態性高血圧症
(2) 狭心症	4139007 狭心症
(3) うつ病	2961003 うつ病
(4) 高コレステロール血症	2720004 高コレステロール血症
(5) 2型糖尿病	2500015 2型糖尿病
(6) 急性上気道炎	4659007 急性上気道炎
(7) アレルギー性鼻炎	4779004 アレルギー性鼻炎

②医療費分解

レセプトに記載された全傷病名に対し、適応のある診療行為、
医薬品、検査等を紐付け、医療費を分解・解析・集計する。

医療費分解を使わず主傷病名で集計した場合

医科レセプトの記載	合計点数
(1) 本態性高血圧(主)	3,536
(2) 狭心症	0
(3) うつ病	0
(4) 高コレステロール血症	0
(5) 2型糖尿病	0
(6) 急性上気道炎	0
(7) アレルギー性鼻炎	0
合計	3,536

医療費分解を使用して集計した場合

医科レセプトの記載	検査	診療行為	薬品	合計点数
(1) 本態性高血圧症(主)	25.2	266.5	184.3	476.0
(2) 狭心症	4.7	61.0	963.6	1,029.3
(3) うつ病	0.3	11.0	63.7	75.0
(4) 高コレステロール血症	4.1	57.2	858.1	919.4
(5) 2型糖尿病	356.7	61.3	618.3	1,036.3
(6) 急性上気道炎	0.0	0.0	0.0	0.0
(7) アレルギー性鼻炎	0.0	0.0	0.0	0.0
合計				3,536.0

図2 医療費グルーピング技術

為と医薬品、診療行為と医療材料、診療行為と診療行為他のデータベースを元に最小単位傷病コードごとに医療費を分解・解析・集計を行う。診療報酬、調剤報酬等の点数は、診療行為、医薬品、検査等に付されており、場合によっては、複数の疾病に関与する場合がある（分かりやすい例では、初診料や再診料、複数の疾患の疑いがある場合の検査料等）。この場合は、レセプトに記載の疾病、診療行為、医薬品、検査等より点数を均等分配すべきか、重みづけして分配するか、を判断する弊社開発のロジックをもって分配を行う。以上の記載のプロセスを経て、レセプトに記載の傷病ごとの医療費の集計を行う。

なお、厚生労働省が公表している医療費統計では、一般的に、傷病ごとの医療費集計には主傷病にすべての点数を配賦する手法を用いている。このため、今回のサンプルでは主傷病たる本態性高血圧症に3536点が配賦され、他の6疾病には一切の点数が配賦されない。

一方で、弊社の医療費グルーピングを用いた際には、レセプトに記載の診療行為、検査、医薬品より判断し、疾病ごとに点数を配賦するため、本態性高血圧では主傷病による集計の7分の1以下である476点が配賦される。また、急性上気道炎、アレルギー性鼻炎以外にも点数が配賦され、当該患者が受領した医療と疾病ごとの医療費をより真に近い形で把握することが可能である。

医療費グルーピングの派生技術について

傷病管理システム（特許第5203481号）

次は医療費グルーピングの派生技術について述べていく。医療費グルーピング技術により、当該患者の治療中の疾病と医療の状況、投薬の状況等を把握することが可能なため、診療ガイドライン等と照らし合わせることで、当該患者の疾病の重症度を推測することが可能となる。

原理的には、診療ガイドラインの存在する傷病であれば、レセプトデータから当該患者の任意の疾病の重症度を推測することが可能である。図3には例として糖尿病性腎症の重症度ごとの階層化イメージを示している。レセプトデータを元に、対象者の重症度を判定することで、たとえば、保険者が行う糖尿病性腎症重症化予防対策の際の効果的、効率的な指導対象者選定等に用いられる。

とくに、特定健康診査受診率が全国平均で約35.4％（2014年度実績）と低い国保加入者の場合は、検査値だけではなくレセプトデータも含めて対象者選定を行うことで、対象者をより広くとることが可能である。加えて、すでに生活習慣病に罹患の患者は、診療を通して検査を行っているために、あえて特定健康診査を受診しないことが多いために、レセプトからの把握が重要となってくる。

糖尿病性腎症以外の疾病では、脳梗塞、心筋梗塞の再発防止のためにハイリスク者をレセプトデータから抽出して提供するなどの実績がある。

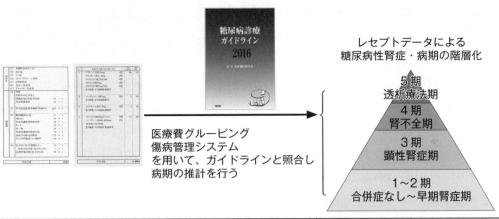

病期	臨床的特徴	治療内容
5 透析療養期	透析療法中	透析療養、インスリン投与、腎移植
4 腎不全期	蛋白尿。血清 Cr が上昇し、腎機能は著明低下する。尿毒症等の自覚症状あり	インスリン投与、食事療法(低蛋白食)、透析療法導入、厳格な降圧治療
3 顕性腎症期	蛋白尿。腎機能は高度に低下。尿毒症等の自覚症状あり	投薬、厳格な血糖コントロール、食事療法(低蛋白食)、厳格な降圧治療
2 早期腎症期	微量アルブミン尿、血清 Cr が正常、時に高値 ※尿蛋白、血清 Cr 共に正常だが糖尿病と診断されて10年以上の場合を含む	投薬、血糖コントロール、降圧治療
1 腎症前期	尿蛋白は正常。血清 Cr が正常、時に高値	投薬、血糖コントロール

図3 傷病管理システム(糖尿病性腎症を例に)

レセプト分析システム及び分析方法(特許第5992234号)

レセプトデータから、現在確かに治療中の傷病名を分析・判定する手法である。前述のように、レセプトの傷病欄には当該月ではすでに治療の完了した傷病が約40%程度記載されたままになっている。医療費グルーピング技術を用いて、傷病と診療行為、検査、医薬品を紐付ける際に、一切紐付かない傷病をそのような治療の完了した傷病と判定する。図2の例では、急性上気道炎とアレルギー性鼻炎が治療の完了した傷病としての判定となる。また、実際にサンプルの医科及び調剤レセプトからも分かるように、確かに上記2疾病に係る診療行為、検査、医薬品が処方されていないことが確認できる。

現在治療中の傷病を把握することで、たとえば糖尿病性腎症の重症化予防対象者を適切に選定が可能となる。保険者が行う多くの保健事業の対象者の選定条件として疾病の有無を加味する場合に、すでに治療完了者などが対象者として抽出されることを回避することが可能となり、不要なトラブルの回避が可能となる(本来は指導対象者でないのに、指導対象者として声がけされた場合などは、声がけされた対象者に対して不要な不安を与えるなど、トラブルやクレームに繋がる恐れがある)。

フォーミュラリー導入におけるエビデンス収集の際にも、対象となる疾患の状況や治療中、治療完了の区別を付けるためにも有用と思われる。

医療費グルーピングの確からしさ

医療費グルーピングの確からしさは、専門知識を有する者とほぼ同程度である

冒頭で、医療費グルーピングを用いることにより、レセプトデータを最小単位傷病コードにて分解し、現在、治療中の傷病と医療費及び重症度等の医療の状況を、可能な限り真に近い形で把握することが可能である旨を記載したが、ここでは、"可能な限り真に近い形"で把握するための確からしさについて述べたい。

弊社の医療費グルーピングの精度については、第33回医療情報学連合大会(2013年11月21日)における、「レセプト医療費グルーピング計算値に基づくレセプト上の傷病名の感度に関する研究(東京大学大学院医学系研究科社会医学専攻医療情報経済学分野　大江和彦教授他)」において、レセプト上の傷病名に請求医療費を按分する手法(レセプト医療費グルーピング)を臨床上の主要度として利用する本手法は、過去3ヵ月分処理を行えば感度88.7％を確保できるとの結論を得ている。

感度88.7％という数値は、結論から言うと、ほぼ専門知識を有する者が、レセプトを読み解いた場合と同程度である。実際の臨床現場での治療の多様性・自由度を踏まえ、専門性を有する者が、レセプトデータのみから対象となる患者の医療費や医療の状況を読み解くことを考えても、読み解く者に応じてレセプトの解釈に幅が出てくる。感度88.7％という数値は、その解釈の幅に近しいと言え、医療費グルーピングは、専門知識を有する者とほぼ同程度の確からしさを以ってレセプトの解釈(分解・解析)を行っていると言えるであろう。

フォーミュラリーと医療費グルーピング技術について

ここでは、フォーミュラリーのためのエビデンス獲得と経済合理性の検証を行うための医療費グルーピング活用の可能性について述べたい。

レセプトデータを利用した医療費グルーピングでは、特定の疾患に罹患した患者の動向を臨床試験よりも大規模に経時的に追跡することが可能である。参考までに、レセプトデータから抽出可能な情報について表1にまとめた。表1を踏まえると、①市販後の検証したい医薬品の奏功、副作用に係る評価、②先発医薬品と後発医薬品の奏功、副作用に係る評価と比較、③同様の適応を有する後発医薬品同士の奏功、副作用に係る評価―の3点おいて活用できるであろう。

医薬品の奏功に係る評価

次に医薬品の奏功に係る評価についてである。医薬品の臨床試験のように、臨床的評価を得ることは困難であるが、レセプトデータから、検証したい医薬品が投与されている患者の罹患している疾病、重症度の推計等を行うことが可能である。このような対象者の罹患している疾病、受療した診療行為(処置、検査、手術等)、重症度の推移、予後に係る情報、投与されている医薬品の種類、用量を経時的に追跡することで、医薬品の奏功について検証が可能となるであろう。またレセプトデータから、医療機関、

診療科、処方医の情報も取得が可能であり、これらの情報も場合によっては、医薬品の奏功の検証の際に有用であろう。

フォーミュラリー導入の際には、既存の文献、PMDAの承認資料等に、補完的に上記の市販後の医薬品の奏功に係る検証を加味することで、より客観的かつ実情に即した評価が行えるであろう。

医薬品の副作用に係る評価

次に医薬品の副作用に係る評価について述べる。医療費グルーピングを用いることで、検証したい医薬品について、治療開始後の経時変化を追跡することで、付随して発症する症状や疾病をレセプトデータから抽出することが可能である。そして検証したい医薬品の副作用に係る文献と上記の結果を踏まえることで、実情に即した医薬品評価が行えるであろう。

同様に上記の医薬品の検証を元に、先発医薬品と後発医薬品の奏功に係る比較、副作用に係る比較を行うことが可能である。

先発医薬品と後発医薬品を比較することで、以下の①、②、③の検証を行うことが可能になる。

①先発医薬品と比較した場合の後発医薬品の同等性に係る傍証の獲得
②しばしば挙げられる、先発医薬品と後発医薬品の添加剤や製造プロセスの差異を主な理由とした種々の問題点についてのより客観的な評価
③先発医薬品の優れる点と後発医薬品の優れる点についての客観的な定性的、定量的評価

先発医薬品及び後発医薬品に係る文献と上記比較検証結果を元にフォーミュラリー導入の視点から、経済合理性も加味して後発医薬品を採用すべきか、後発医薬品が複数ある場合はどの後発医薬品を採用すべきかを検証することが可能であろう。

表1　レセプトデータから抽出可能な情報

直接的に取得できる情報	複合的に推測できる情報(例)
診療行為 検査 投薬 医療材料	個人の罹患中の疾病 個人の治療完了した疾病 罹患中の疾病の重症度 罹患中の疾病から判断した、診療行為、必要な検査、投薬の適切性(の一部) 経時変化を追跡することで罹患中の疾患の重症度の変化、予後の確認 保健事業における適切な対象者の選定検証と抽出及び効果検証
点数	最小単位疾病コードでの医療費 ⇒大分類、中分類、ICD等での集計 合併症や関連する疾病も含めた任意の疾病の医療費 経時変化を追跡することで、目的の疾病の療、寛解、治癒、完治に係る期間や医療費を推計
保険医療機関 保険薬局 患者に係る情報 (年齢、性別、地域等)	施設に係る地域性(特定の診療行為、投薬の選好) 年齢階層別分析、性差の検証、患者に係る地域性(罹患状況、副作用の状況等)

後発品別の処方実績(数量、患者数、医療機関数、調剤薬局数)を集計

医薬品実績リスト

対象診療年月： YYYY年MM月,YYYY年MM月
対象支部： NNNNNNNNNNNNNNNNNNNN

薬価基準収載医薬品コード	診療年月				YYYY年MM月					YYYY年MM月			
	後発医薬品名	メーカー名	医薬品単位	薬価	数量	患者数	医療機関数(院内)	調剤薬局数		数量	患者数	医療機関数(院内)	調剤薬局数
XXXXXXXXX0	NNNNNNNNN0NNNNNNNN	NNNNNNNNN0NNNNNNNN	NNN	9,999,999	9,999,999	9,999,999	9,999,999	9,999,999		9,999,999	9,999,999	9,999,999	9,999,999
XXXXXXXXX0	NNNNNNNNN0NNNNNNNN	NNNNNNNNN0NNNNNNNN	NNN	9,999,999	9,999,999	9,999,999	9,999,999	9,999,999		9,999,999	9,999,999	9,999,999	9,999,999
XXXXXXXXX0	NNNNNNNNN0NNNNNNNN	NNNNNNNNN0NNNNNNNN	NNN	9,999,999	9,999,999	9,999,999	9,999,999	9,999,999		9,999,999	9,999,999	9,999,999	9,999,999
XXXXXXXXX0	NNNNNNNNN0NNNNNNNN	NNNNNNNNN0NNNNNNNN	NNN	9,999,999	9,999,999	9,999,999	9,999,999	9,999,999		9,999,999	9,999,999	9,999,999	9,999,999
XXXXXXXXX0	NNNNNNNNN0NNNNNNNN	NNNNNNNNN0NNNNNNNN	NNN	9,999,999	9,999,999	9,999,999	9,999,999	9,999,999		9,999,999	9,999,999	9,999,999	9,999,999
XXXXXXXXX0	NNNNNNNNN0NNNNNNNN	NNNNNNNNN0NNNNNNNN	NNN	9,999,999	9,999,999	9,999,999	9,999,999	9,999,999		9,999,999	9,999,999	9,999,999	9,999,999
XXXXXXXXX0	NNNNNNNNN0NNNNNNNN	NNNNNNNNN0NNNNNNNN	NNN	9,999,999	9,999,999	9,999,999	9,999,999	9,999,999		9,999,999	9,999,999	9,999,999	9,999,999
XXXXXXXXX0	NNNNNNNNN0NNNNNNNN	NNNNNNNNN0NNNNNNNN	NNN	9,999,999	9,999,999	9,999,999	9,999,999	9,999,999		9,999,999	9,999,999	9,999,999	9,999,999
XXXXXXXXX0	NNNNNNNNN0NNNNNNNN						9,999,999	9,999,999		9,999,999	9,999,999	9,999,999	9,999,999
XXXXXXXXX0	NNNNNNNNN0NNNNNNNN							9,999,999		9,999,999	9,999,999	9,999,999	

医療機関別の後発品使用状況を、薬効分類の数量を集計

医療機関別後発医薬品使用状況詳細データ

対象診療年月： YYYY年MM月
対象支部： NNNNNNNNNNNNNNNNNNNN

医療機関名	医療機関コード	郵便番号	医療機関住所	レセプト種別	全数量	後発品のある先発品数量	後発品数量	後発品割合(数量)	全薬剤費	後発品のある先発品薬剤費	後発品薬剤費	後発品割合(金額)	薬効2桁	薬効分類名	順位	数量	当該医療機関後発医薬品割合(数量)	当該2次医療圏平均後発医薬品割合(数量)	当該都道府県平均後発医薬品割合(数量)
NNNNNNNNNN	1234567890	1234567	NNNNNNNNNN	医科入院	9,999,999	9,999,999	9,999,999	999.99%	99,999,999	99,999,999	99,999,999	999.99%	12	XXXXXXXXX0	1	9,999,999	999.99%	999.99%	999.99%
NNNNNNNNNN	1234567890	1234567	NNNNNNNNNN	医科入院	9,999,999	9,999,999	9,999,999	999.99%	99,999,999	99,999,999	99,999,999	999.99%	12	XXXXXXXXX0	2	9,999,999	999.99%	999.99%	999.99%
NNNNNNNNNN	1234567890	1234567	NNNNNNNNNN	医科入院	9,999,999	9,999,999	9,999,999	999.99%	99,999,999	99,999,999	99,999,999	999.99%	12	XXXXXXXXX0	3	9,999,999	999.99%	999.99%	999.99%
NNNNNNNNNN	1234567890	1234567	NNNNNNNNNN	医科入院	9,999,999	9,999,999	9,999,999	999.99%	99,999,999	99,999,999	99,999,999	999.99%	12	XXXXXXXXX0	4	9,999,999	999.99%	999.99%	999.99%
NNNNNNNNNN	1234567890	1234567	NNNNNNNNNN	医科入院	9,999,999	9,999,999	9,999,999	999.99%	99,999,999	99,999,999	99,999,999	999.99%	12	XXXXXXXXX0	5	9,999,999	999.99%	999.99%	999.99%
NNNNNNNNNN	1234567890	1234567	NNNNNNNNNN	医科入院	9,999,999	9,999,999	9,999,999	999.99%	99,999,999	99,999,999	99,999,999	999.99%	12	XXXXXXXXX0	6	9,999,999	999.99%	999.99%	999.99%
NNNNNNNNNN	1234567890	1234567	NNNNNNNNNN	医科入院	9,999,999	9,999,999	9,999,999	999.99%	99,999,999	99,999,999	99,999,999	999.99%	12	XXXXXXXXX0	7	9,999,999	999.99%	999.99%	999.99%
NNNNNNNNNN	1234567890	1234567	NNNNNNNNNN	医科入院	9,999,999	9,999,999	9,999,999	999.99%	99,999,999	99,999,999	99,999,999	999.99%	12	XXXXXXXXX0	8	9,999,999	999.99%	999.99%	999.99%
NNNNNNNNNN	1234567890	1234567	NNNNNNNNNN	医科入院	9,999,999	9,999,999	9,999,999	999.99%	99,999,999	99,999,999	99,999,999	999.99%	12	XXXXXXXXX0	9	9,999,999	999.99%	999.99%	999.99%
NNNNNNNNNN	1234567890	1234567	NNNNNNNNNN	医科入院	9,999,999	9,999,999	9,999,999	999.99%	99,999,999	99,999,999	99,999,999	999.99%	12	XXXXXXXXX0	10	9,999,999	999.99%	999.99%	999.99%
NNNNNNNNNN	1234567890	1234567	NNNNNNNNNN	医科外来	9,999,999	9,999,999	9,999,999	999.99%	99,999,999	99,999,999	99,999,999	999.99%	12	XXXXXXXXX0	1	9,999,999	999.99%	999.99%	999.99%
NNNNNNNNNN	1234567890	1234567	NNNNNNNNNN	医科外来	9,999,999	9,999,999	9,999,999	999.99%	99,999,999	99,999,999	99,999,999	999.99%	12	XXXXXXXXX0	2	9,999,999	999.99%	999.99%	999.99%
NNNNNNNNNN	1234567890	1234567	NNNNNNNNNN	医科外来	9,999,999	9,999,999	9,999,999	999.99%	99,999,999	99,999,999	99,999,999	999.99%	12	XXXXXXXXX0	3	9,999,999	999.99%	999.99%	999.99%
NNNNNNNNNN	1234567890	1234567	NNNNNNNNNN	医科外来	9,999,999	9,999,999	9,999,999	999.99%	99,999,999	99,999,999	99,999,999	999.99%	12	XXXXXXXXX0	4	9,999,999	999.99%	999.99%	999.99%
NNNNNNNNNN	1234567890	1234567	NNNNNNNNNN	医科外来	9,999,999	9,999,999	9,999,999	999.99%	99,999,999	99,999,999	99,999,999	999.99%	12	XXXXXXXXX0	5	9,999,999	999.99%	999.99%	999.99%
NNNNNNNNNN	1234567890	1234567	NNNNNNNNNN	医科外来	9,999,999	9,999,999	9,999,999	999.99%	99,999,999	99,999,999	99,999,999	999.99%	12	XXXXXXXXX0	6	9,999,999	999.99%	999.99%	999.99%
NNNNNNNNNN	1234567890	1234567	NNNNNNNNNN	医科外来	9,999,999	9,999,999	9,999,999	999.99%	99,999,999	99,999,999	99,999,999	999.99%	12	XXXXXXXXX0	7	9,999,999	999.99%	999.99%	999.99%
NNNNNNNNNN	1234567890	1234567	NNNNNNNNNN	医科外来	9,999,999	9,999,999	9,999,999	999.99%	99,999,999	99,999,999	99,999,999	999.99%	12	XXXXXXXXX0	8	9,999,999	999.99%	999.99%	999.99%
NNNNNNNNNN	1234567890	1234567	NNNNNNNNNN	医科外来	9,999,999	9,999,999	9,999,999	999.99%	99,999,999	99,999,999	99,999,999	999.99%	12	XXXXXXXXX0	9	9,999,999	999.99%	999.99%	999.99%
NNNNNNNNNN	1234567890	1234567	NNNNNNNNNN	医科外来	9,999,999	9,999,999	9,999,999	999.99%	99,999,999	99,999,999	99,999,999	999.99%	12	XXXXXXXXX0	10	9,999,999	999.99%	999.99%	999.99%
NNNNNNNNNN	1234567890	1234567	NNNNNNNNNN	調剤 処方箋元	9,999,999	9,999,999	9,999,999	999.99%	99,999,999	99,999,999	99,999,999	999.99%	12	XXXXXXXXX0	1	9,999,999	999.99%	999.99%	999.99%
NNNNNNNNNN	1234567890	1234567	NNNNNNNNNN	調剤 処方箋元	9,999,999	9,999,999	9,999,999	999.99%	99,999,999	99,999,999	99,999,999	999.99%	12	XXXXXXXXX0	2	9,999,999	999.99%	999.99%	999.99%
NNNNNNNNNN	1234567890	1234567	NNNNNNNNNN	調剤 処方箋元	9,999,999	9,999,999	9,999,999	999.99%	99,999,999	99,999,999	99,999,999	999.99%	12	XXXXXXXXX0	3	9,999,999	999.99%	999.99%	999.99%
NNNNNNNNNN	1234567890	1234567	NNNNNNNNNN	調剤 処方箋元	9,999,999	9,999,999	9,999,999	999.99%	99,999,999	99,999,999	99,999,999	999.99%	12	XXXXXXXXX0	4	9,999,999	999.99%	999.99%	999.99%
NNNNNNNNNN	1234567890	1234567	NNNNNNNNNN	調剤 処方箋元	9,999,999	9,999,999	9,999,999	999.99%	99,999,999	99,999,999	99,999,999	999.99%	12	XXXXXXXXX0	5	9,999,999	999.99%	999.99%	999.99%
NNNNNNNNNN	1234567890	1234567	NNNNNNNNNN	調剤 処方箋元	9,999,999	9,999,999	9,999,999	999.99%	99,999,999	99,999,999	99,999,999	999.99%	12	XXXXXXXXX0	6	9,999,999	999.99%	999.99%	999.99%
NNNNNNNNNN	1234567890	1234567	NNNNNNNNNN	調剤 処方箋元	9,999,999	9,999,999	9,999,999	999.99%	99,999,999	99,999,999	99,999,999	999.99%	12	XXXXXXXXX0	7	9,999,999	999.99%	999.99%	999.99%
NNNNNNNNNN	1234567890	1234567	NNNNNNNNNN	調剤 処方箋元	9,999,999	9,999,999	9,999,999	999.99%	99,999,999	99,999,999	99,999,999	999.99%	12	XXXXXXXXX0	8	9,999,999	999.99%	999.99%	999.99%
NNNNNNNNNN	1234567890	1234567									99,999,999	999.99%	12	XXXXXXXXX0	9	9,999,999	999.99%	999.99%	999.99%
NNNNNNNNNN														XXXXXXXXX0	10	9,999,999	999.99%		

調剤薬局別の後発品使用状況を、薬効分類の数量を集計

調剤薬局別後発医薬品使用状況詳細データ

対象診療年月： YYYY年MM月
対象支部： NNNNNNNNNNNNNNNNNNNN

調剤薬局名	医療機関コード	郵便番号	調剤薬局住所	全数量	後発品のある先発品数量	後発品数量	後発品割合(数量)	全薬剤費	後発品のある先発品薬剤費	後発品薬剤費	後発品割合(金額)	薬効2桁	薬効分類名	順位	数量	当該薬局後発医薬品割合(数量)	当該2次医療圏平均後発医薬品割合(数量)	当該都道府県平均後発医薬品割合(数量)
NNNNNNNNNN	1234567890	1234567	NNNNNNNNNN	9,999,999	9,999,999	9,999,999	999.99%	99,999,999	99,999,999	99,999,999	999.99%	12	XXXXXXXXX0	1	9,999,999	999.99%	999.99%	999.99%
NNNNNNNNNN	1234567890	1234567	NNNNNNNNNN	9,999,999	9,999,999	9,999,999	999.99%	99,999,999	99,999,999	99,999,999	999.99%	12	XXXXXXXXX0	2	9,999,999	999.99%	999.99%	999.99%
NNNNNNNNNN	1234567890	1234567	NNNNNNNNNN	9,999,999	9,999,999	9,999,999	999.99%	99,999,999	99,999,999	99,999,999	999.99%	12	XXXXXXXXX0	3	9,999,999	999.99%	999.99%	999.99%
NNNNNNNNNN	1234567890	1234567	NNNNNNNNNN	9,999,999	9,999,999	9,999,999	999.99%	99,999,999	99,999,999	99,999,999	999.99%	12	XXXXXXXXX0	4	9,999,999	999.99%	999.99%	999.99%
NNNNNNNNNN	1234567890	1234567	NNNNNNNNNN	9,999,999	9,999,999	9,999,999	999.99%	99,999,999	99,999,999	99,999,999	999.99%	12	XXXXXXXXX0	5	9,999,999	999.99%	999.99%	999.99%
NNNNNNNNNN	1234567890	1234567	NNNNNNNNNN	9,999,999	9,999,999	9,999,999	999.99%	99,999,999	99,999,999	99,999,999	999.99%	12	XXXXXXXXX0	6	9,999,999	999.99%	999.99%	999.99%
NNNNNNNNNN	1234567890	1234567	NNNNNNNNNN	9,999,999	9,999,999	9,999,999	999.99%	99,999,999	99,999,999	99,999,999	999.99%	12	XXXXXXXXX0	7	9,999,999	999.99%	999.99%	999.99%
NNNNNNNNNN	1234567890	1234567	NNNNNNNNNN	9,999,999	9,999,999	9,999,999	999.99%	99,999,999	99,999,999	99,999,999	999.99%	12	XXXXXXXXX0	8	9,999,999	999.99%	999.99%	999.99%
NNNNNNNNNN	1234567890	1234567	NNNNNNNNNN	9,999,999	9,999,999	9,999,999	999.99%	99,999,999	99,999,999	99,999,999	999.99%	12	XXXXXXXXX0	9	9,999,999	999.99%	999.99%	999.99%
NNNNNNNNNN	1234567890	1234567	NNNNNNNNNN	9,999,999	9,999,999	9,999,999	999.99%	99,999,999	99,999,999	99,999,999	999.99%	12	XXXXXXXXX0	10	9,999,999	999.99%	999.99%	999.99%
NNNNNNNNNN	1234567890	1234567	NNNNNNNNNN	9,999,999	9,999,999	9,999,999	999.99%	99,999,999	99,999,999	99,999,999	999.99%	12	XXXXXXXXX0	1	9,999,999	999.99%	999.99%	999.99%
NNNNNNNNNN	1234567890	1234567	NNNNNNNNNN	9,999,999	9,999,999	9,999,999	999.99%	99,999,999	99,999,999	99,999,999	999.99%	12	XXXXXXXXX0	2	9,999,999	999.99%	999.99%	999.99%
NNNNNNNNNN	1234567890	1234567	NNNNNNNNNN	9,999,999	9,999,999	9,999,999	999.99%	99,999,999	99,999,999	99,999,999	999.99%	12	XXXXXXXXX0	3	9,999,999	999.99%	999.99%	999.99%
NNNNNNNNNN	1234567890	1234567		9,999,999				99,999,999	99,999,999		999.99%	12	XXXXXXXXX0	4	9,999,999	999.99%	999.99%	999.99%

図4　後発医薬品別の処方実績について

後発医薬品同士の比較

次に同様の適応を有する後発医薬品同士の奏功、副作用に係る評価についてである。医療費グルーピングによるデータ抽出で後発医薬品についての奏功、予後、副作用に係る評価と経済合理性を元に、目的に応じた最適な後発医薬品の選択が可能になるであろう。

弊社では、後発医薬品差額通知サービスを保険者に提供している。その際に必要な保険者、関係する薬剤師会・医師会には、同一の薬効を有する複数の後発医薬品の市販後の流通量に係るデータを提供している。これは調剤薬局では在庫管理に利用されている。また医療機関では、同一の薬効を示す複数の後発医薬品の中で、よく処方されている後発医薬品を把握することにも利用されている。多くの医療機関にて処方量が多いということは、処方した医師や服用する患者からも多く許容されているとみなすことができるため、初めての後発医薬品の導入において、医師の判断材料の1つとして利用されているわけである（図4）。

目的の医薬品の奏功の検証に加えて、医療費グルーピングを用いることで、特定の疾病の治療、寛解、治癒、完治にかかる期間や医療費を推計することが可能であり、経済合理性の検証に資することができる（表1）。また既存の論文に加えて、奏功の度合い、期間、医療費を元に、目的の医薬品の経済合理性を検証することで、最終的にフォーミュラリー導入に必要なエビデンスの取得と経済合理性の判断を行うことができるであろう。

今後の展望と期待について

医療費グルーピング技術でレセプトデータから抽出可能な情報を利用することで、フォーミュラリー導入の際のエビデンスの補強や経済合理性の検証に資することができる。一方で、フォーミュラリー導入に十分に耐えうるデータにするには、ある一定量のデータ数が必要になる。

また、レセプトデータを分析するためには、フォーミュラリー導入のメリットを理解した医療機関、薬局、保険者、保険者の上部組織、研究機関等の利害関係者のうち誰が主導で分析を行えるかが重要である。検証に耐えうるには、医療機関単位よりも保険者単位で、それも保険者横断的な規模でのレセプトデータ分析が必要になる。理想的には厚生労働省のNDB（レセプト情報・特定健診等情報データベース）等の網羅的なデータベースを用いた分析であろう。

国民医療費は2014年度（平成26年度）において、40兆8071億円（2016年9月28日、厚生労働省2014年度国民医療費の概要）であり、毎年約1兆円程度のペースで増加している。国民皆保険制度は、現行のままでは持続不可能とされ、多くの議論がなされている。その中で、スモールスタートでもフォーミュラリーの導入を行う医療機関で実績が積まれ、先進的な保険者の中でフォーミュラリーの考えに基づく検証が行われ、ゆくゆくはフォーミュラリーが制度として検討されていくことが極めて重要であると考える。

栄養問題の費用対効果から考える わが国の保健・医療

神奈川県立保健福祉大学学長　中村　丁次

医療の近代化と栄養問題について

栄養問題と保健・医療の歴史

「ヒトは、食べないと死ぬ」。人類は食事が生命の原点であることを経験的に知り、古今東西、健康や疾病と、食事との関係を数多く論じてきた。しかし、身体と食物との関係を生命科学の一分野として発展させたのは、18世紀後半、ヨーロッパで誕生した栄養学である。その理由は、栄養学のみが栄養素という生命の必須成分を食物と人体の両方に見出し、両者の関係を科学的に説明してきたからだと思う。

栄養学は、難病奇病や不衛生な食物摂取による感染症だと考えられていた病気に対して、食物選択を変えるだけで予防や治療を可能にした。とくにわが国は、米を中心とした食文化を持ち、白米(銀シャリ)を好んで食べたために、たんぱく質、脂質、ビタミン、ミネラルの欠乏症に長く悩まされ、低栄養による免疫力の低下による結核は、長きにわたって国民病であった[1]。

低栄養状態の解決策として二つの方法がとられた。一つは、国民への栄養知識の普及を目的とした栄養教育・指導であり、もう一つは集団給食施設を介した食事の栄養改善である。1952年(昭和27年)には、国民の栄養改善を目的とした「栄養改善法」が制定され、学校、事業所、病院、施設等の集団給食施設において、栄養所要量を満たすように献立が作成され、栄養価の高い給食が提供された。病院食は、当初、一般的な栄養改善を目的にした集団給食の一つとして実施されたのである。

栄養管理の実践に診療報酬評価導入

わが国の医療の近代化は明治政府がドイツ医学を導入することから始まった。栄養学や食事療法も例外ではなかった。1877年、ドイツ医師フォイトは、当時の医学生に対して「食事は好みに従って食べるのは悪く、含有する成分によって食べることの必要性」を述べ、栄養学の思想とその知識に基づいた食事療法の意義を紹介した。

一方、病院給食の近代化は、戦後のGHQの指導によるところが大きい。病院の食事を医療の一環として位置づけ、病院に厨房と栄養士の配置義務を定め、その後の進展により、病院給食が診療報酬の中に組み

込まれていった。

　21世紀になり、病院給食は各疾患における食事療法の臨床的有効性と同時に、傷病者の栄養状態を維持、改善することの重要性が叫ばれるようになった。献立の栄養管理から、傷病者自身の栄養状態の管理へと変化し、その方法にマネジメントケアが導入された[2]。そして、栄養管理の実践に対して診療報酬・介護報酬が給付されるようになったのである。

　2005年の改正介護保険で「栄養ケア・マネジメント」が、2006年の診療報酬改定では「入院栄養管理実施加算」が導入され、2008年には医療制度改革に基づき保険者に「特定健診・特定保健指導」の実施が義務づけられた。さらに、急性期医療のハイリスク者に対応するために2010年度診療報酬改定で「栄養サポートチーム加算」が新設され、2012年には、「入院栄養管理実施加算」の内容がそのまま入院基本料に包括された[3]。

健康寿命の延伸と栄養管理対策　栄養障害の二重負荷対策を

生活習慣病対策に栄養対策が不可欠に

　1960年代には食糧不足や食品摂取の著しい偏りによる低栄養問題は解決され、逆に、過食、食事の欧米化、運動不足、肥満等の要因による非感染性疾患：NCDs（Non-Communicable Diseases）が増大し、これらを成人病（現在の生活習慣病）と称して国の対策が始まった。つまり、低栄養問題から過剰栄養問題へと移行したのである。ところが、近年、このような過剰栄養問題が拡大する中で、若年女子を中心に極端なやせや貧血の者が、さらに、病院や福祉施設に入院、入所している傷病者や高齢者の中から高頻度に低栄養の者が出現していることが明らかにされてきた。

　同じ国に、同じ地域に、さらに同じ家庭に、過剰栄養と低栄養が混在する栄養障害の二重負荷（Double Burden Malnutrition（DBM））状態である。このような状態は、集団特性として現れるのみならず、個人でもみられ、たとえば中高年までは過剰栄養によるメタボリックシンドロームが問題になっていたものが、高齢になると低栄養によるフレイルやサルコペニアが問題になり、さらに後期高齢者になってからはこれらが混在した状態が続くことになる。

　一方、平均寿命から健康寿命の延伸へと人々のニードは変化しつつある。健康寿命の延伸の弊害となる要介護になる要因は、生活習慣病の後遺症と老年症候群、特に衰弱、骨折・転倒によることが多い。つまり、健康寿命の延伸には、個人に対してメタボリック症候群とフレイルの予防が重要となり、過剰栄養対策と低栄養対策が同時に必要になる[4]。

栄養管理対策の費用対効果について

在宅医療における栄養管理実施の課題

　食事療法や栄養管理は継続的に実施する必要があるため、退院後は、在宅での食生活の管理が不可欠となる。ただ在宅での栄養管理は、入院中に管理栄養士を中心に行われていた医療行為が、医療専門職以外の人々の手によって実施されることになる。

このことが、在宅での食事療法や栄養管理を継続的に適正に実施することを困難にしている。近年、栄養管理を容易にするために各種の特別用途食品が開発され、これを適正に普及させるために政府が基準を設定し、それを満たす食品を推奨する仕組みが作られている。このような制度はわが国だけではなく、海外でも広く普及をしつつあり、これらの活用が期待されている。

各国の減塩政策の費用対効果を検証

たとえば欧米諸国では、国民への減塩キャンペーンを進めると同時に、減塩加工食品の生産、普及を促す減塩政策(soft regulation policy)が行われている。米国・スタンフォード大学の Michael Webb らは[5]、183ヵ国の政策と費用対効果を定量化し、このような減塩運動こそが医療費抑制に最も効果的であることを報告した。

それによると、各国で取り組んでいる減塩目標にはばらつきがあり、10年間に達成されたナトリウム摂取量の減少も、10%、30%、0.5g/日、1.5g/日など様々な内容であった。彼らはナトリウム摂取量の血圧、心血管疾患への影響を解析し、国別の減塩運動のための費用を計算し国別の死亡・障害調整生存年数(DALY)を比較リスクの評価とした。解析は、プログラムの費用を評価し、イベントの予防による医療費削減は評価に組み込まないで、費用対効果比で10年間の DALY 当たり費用を国際的な通貨ドル換算したものを主要評価項目とした。DALY:disability-adjusted life year(障害調整生命年)とは、病的状態、障害、早死により失われた年数を意味した疾病負荷を総合的に示すものである。

その結果、99.6%の国が高度な費用対効果を享受していた。しかも世界中で、10年間でナトリウム摂取量が10%減少することにより、心血管疾患関連の約580万 DALYs/年を回避すると見積もられ、10年間の介入の1人当たりの費用は1.13ドルであり、人口加重平均で求めた費用対効果比は約204ドル/DALY であった。減塩は、種々の対策の中で、最も、費用対効果の高い方法だと著者は述べている。

傷病者と高齢者の低栄養と栄養管理の効果

低栄養状態が医療費を増大させる

1970年頃より、入院患者や高齢者から高頻度に低栄養障害者が出現していることが明らかになってきた。低栄養状態が放置されると、各種の栄養欠乏症が出現することはもちろんであるが、手術や薬物療法の治療効果が低下して疾病の増悪化が進み、介護度は増大し、入院日数も増加し、結局、医療費や介護費を増大させることが明らかになった。これは、Hospital Malnutrition(病院低栄養)や Disease related Malnutrition(疾病低栄養)と呼ばれる。

従来、主たる低栄養障害には、たんぱく質・エネルギー低栄養状態(protein energy malnutrition:PEM)があり、これは長期にわたる摂取量の不足による「るい痩」が特徴の「マラスムス型」と、体たんぱくの異化が亢進している「クワシオコル型」に分かれるが、傷病者や高齢者に出現する低栄養障害の多くは、これらの混合型であり、やせ、筋肉

の喪失、さらに低アルブミン血症が合併している。

Cortiら[6])は、高齢者4116名を平均3.7年間追跡調査した結果、血清アルブミン値が低値であるほど累積生存率は段階的に低下し、低アルブミン血症(3.5g/dl以下)の群に対する死亡率の相対リスクは男性1.9、女性3.7という結果を報告している(図1)。

Schalkら[7])は、高齢者1320名について血清アルブミン値と筋力を6年間追跡調査した結果から、血清アルブミン値が最も低い群(Alb≦4.3g/dl)の筋力低下量は、Alb＞4.7g/dlの群に比べて有意に大きいことを示した。また、血清アルブミン値が0.1g/dl低下すると筋力が男性で0.53kg、女性で0.3kg低下することを明らかにした(図2)。筋力の低下により、身体活動能力が低下するために食欲が低下して摂取量が減少するとと

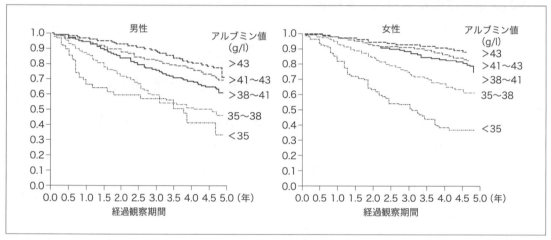

図1　血清アルブミンレベルからみた生存累積確率(Cortiら、1994)

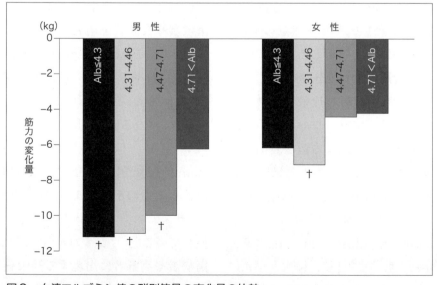

図2　血清アルブミン値の群別筋量の変化量の比較

もに、摂食・嚥下機能が低下し、さらに摂食量が減少し、栄養状態は悪化し、フレイル状態となる。

栄養状態と手術の費用対効果を検証

ところで、たんぱく質の栄養状態は、合成と異化のバランスにより成り立つ。合成はたんぱく質やエネルギーの摂取量の減少のみならず肝硬変や炎症疾患によって低下する。異化は、代謝亢進、悪性腫瘍、生理的ストレスによって増加する。結果的に血清アルブミン値は低下する。

Neumannら[8)]は、大腿骨骨折の高齢入院患者を高たんぱく質の栄養補助食品(たんぱく質30g)を摂取する群と、標準的な栄養補助食品(たんぱく質17.8g)を摂取する群に無作為に分け、28日後の臨床アウトカムを比較した。その結果、高たんぱく質栄養補助食品を摂取した群の血清アルブミン値は+0.7g/dlと標準的な栄養補助食品を摂取した群の+0.2g/dlに比べて有意に改善し、リハビリ在院日数も短くなる傾向がみられた。

Epsteinら[9)]は、股関節手術を行った対象者を栄養状態により3群に分類して、術後の経過を比較した。その結果、穏やか肥満群(141〜170％理想体重)は、標準体重群(100〜110)と比べて在院日数に差はなく、医療費もほぼ同額であった。しかし、著しい肥満群(＞188％理想体重)は、標準体重群と比較して在院日数が35％増大し(28.9日 vs 21.5日)、医療費は30％増大した($25,692 vs $19,576)。低体重群(＜75％標準体重)は、在院日数が40％増大し(30.1日 vs 21.5日)、医療費も35％増大した($26,447 vs $19,576)。つまり、手術の対象患者の栄養状態は、低栄養状態でも、過剰栄養状態でも、手術による費用対効果は悪くなることが明らかにされた。

医療保険制度を持続していくために必要な施策とは

近年の科学的エビデンスによって明らかになった、栄養、食事の改善が疾病の予防、治療、増悪化防止に有効であり、栄養状態の改善が保健、医療の費用対効果を高めるということについて述べてきた。今後の医療費の増嵩がわが国の医療保険制度の持続可能性のリスクになってきていることは衆知の事実である。国民の栄養問題に積極的に取り組むことが医療費削減につながるのであり、医療、介護における様々な施策においても費用対効果検証の視点を取り入れること施策立案側に望みたい。

【参考文献】
1）細谷憲政：臨床栄養、臨床栄養序論、中村丁次編「チーム医療に必要な人間栄養学の取り組み」、p。2−28、第一出版、2012
2）Karen Lance, Ellen Pritchtt; Nutrition Care Process and Model :ADA adopts road map to quality care and outcomes ,management, J.American Dietetic Association,103(8),1061-1072,2003
3）中村丁次：栄養管理の国際的標準化と栄養診断の導入、臨床栄養、11(1),89-91.2006
4）中村丁次：栄養摂取と老化予防、医学のあゆみ、253(9),2015
5）Webb M, et al., Cost-effectiveness of a government supported policy strategy to decrease sodium intake global analysis 183 nations, MBJ.2017 Jan 10,356:i6699.
6）Corti, M., Guralnik, J. M. (1994). Serum albumin level and physical disability as predictors of mortality.. JAMA:

Journal Of The American Medical Association, 272(13), 1036
7) Schalk BW, et al; Serum albumin and muscle strength :a longitudinal study in older men and women,.J Am Geriatr Soc.,53(8) 1331-8,2005
8) Neumann M, et al. ,Provision of high-protein supplement for patents recovering fro m hip fracture ,Nutrition 20 (5),415-9 2004
9) A M Epstein, J L Read, and M Hoefer、The relation of body weight to length of stay and charges for hospital services for patients undergoing elective surgery: a study of two procedures.

医療の質向上と医療安全からみた
フォーミュラリーの役割

滋慶医療科学大学院大学教授　大石　雅子
滋慶医療科学大学院大学学長　武田　裕

はじめに

「フォーミュラリー」とは一般的に、各医療機関が使用できる医薬品の採用品目リストを指す。薬物治療を行う際、フォーミュラリー内の医薬品を用いて治療方針を立てる必要があるため、「薬剤選択の基準」として位置づけられる。従来、フォーミュラリーは「院内医薬品集」とほぼ同様に位置づけられた言葉であったが、近年は医薬品選択を標準化し、後発医薬品の使用を進めて医療費を抑制する機能がクローズアップされている[1]。

近年の医療に関する社会の関心は、「誰でもどこでもいつでも、安全で質の高い医療が享受できるか？」という点である。提供される医療の地域格差解消が課題となっており、医療の機会や質の均てん化、治療の標準化が求められている。一方で患者の必要性にあわせて最適な医療を提供する、オーダーメイドあるいはテーラーメイド医療（個別化医療）の進展が話題になっている。均てん化も個別化も患者にとって理想的だが、これらに対応するには時間や労力と費用がかかる。

医療の質管理とフォーミュラリー

医療の質を管理するということは、基本的にまず医療プロセスのバラツキ（分散）を少なくし、平均値をより望ましい方向にシフトさせるということであろう[2]（図1）。これまでの医療事故予防策は、他業界（航空、原子力発電など）の事故例を含めた事故分析から予防策を講じ、それを普及啓発するという方法が一般的であった。しかし、この方法では事故が起こらないと予防できないことになる。近年、複雑系を特徴とする医療では、よいプラクチスに学ぶという方法も導入されつつあり、この方法論は事故に学ぶ「Safety I」と対比的に「Safety II」と称されている[3]（図2）。

フォーミュラリーは、医療費を抑制して患者負担を少なくし、かつ医療の質をマネージメントする方策の1つとして、薬剤選択のバラツキを少なくしてよいプラクチスへと誘導することにも利用できると考えられ、フォーミュラリーの導入は極めて有用である。

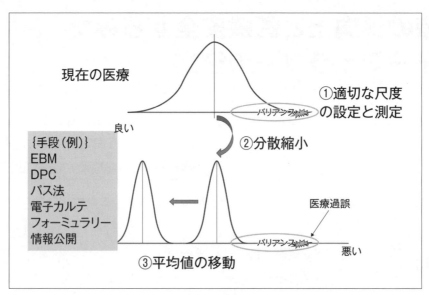

図1　医療の質マネージメント概念（武田、2010）

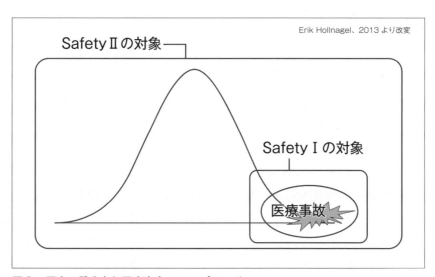

図2　医療の質分布と医療安全へのアプローチ

フォーミュラリーの役割と利点

米国のPBM会社のフォーミュラリー

米国では、医療保険会社の委託を受けて民間のPBM（Pharmaceutical Benefit Management：薬剤給付管理）会社が、推奨医薬品リスト（Drug Formulary）を策定している。PBM会社では文献、治験データ、臨床データ、診療ガイドラインなどの資料から基本情報を整理し推奨医薬品リスト（案）を作成する。その後、リスト（案）は医師、薬剤師等で構成される第三者委員会で、適応や臨床応用例などの医学的評価、後発医

薬品の経済性などについて検討されて、最終的に決定される。推奨医薬品リスト（フォーミュラリー）には多くの後発医薬品が収載され、保険種別によってはリスト以外の薬剤を保険償還しないものもあり、米国ではフォーミュラリー導入によって後発医薬品の使用が大幅に促進された[4]。

利点は医療の質向上と薬剤費の削減

エビデンスを基本とした薬剤選択の基準を提示するフォーミュラリー使用の利点は、合理的な薬物治療を支援することによって、医療の質を向上できること、同時に治療にかかる薬剤費を削減できることにある。標準的に使用する薬物が限定され品目数が減ると、調剤も、病棟での医薬品の取り扱いも単純化するため、バラツキが少なくなり、その結果医療過誤が減少し、在庫数も保管場所も低減でき、医療安全にも医療経営にもプラスに働くと予測される。

フォーミュラリーの課題は選定の透明性に

製薬企業にとってフォーミュラリーに自社品目が収載されるかどうかは販売業績を左右するため、厳しい価格交渉や採用競争にさらされることになる。このことは医療機関には経済的メリットをもたらすが、反面、医薬品選定が価格に左右される危険性があるので、選定過程の記録と透明性の確保が重要である。

医療機関の医薬品採用では、生体に対する安全性と経済性が重視されるが、医療安全の観点から言えば、正しく安全な使用が可能かどうかを十分考慮する必要がある。提供される医薬品情報の質と量、情報伝達の迅速さ、副作用のモニターとフィードバック、過誤を誘発しない優れたデザイン性や視認性のよさ等は、医療機関での医薬品の安全な取り扱いを支援する重要な点である。

また、流通の確実性、迅速性、品質管理、価格の安定なども大きな要素である。もちろん、医療機関自身も、適正で安全な取り扱いのために、専門職の人員配置や教育・広報、機器・設備・環境の整備について、自己評価が必要である。

医薬品採用に当たっては、流通経路など供給体制全般にわたる医薬品安全管理体制を含めて評価する必要があり、経済的な利点だけで後発医薬品を導入してはならない。

フォーミュラリー管理の必要性も

フォーミュラリーの策定による治療の標準化と個別化は相反する面がある。同じ薬剤でも様々な規格が用意され、剤型も、小児用ドライシロップ、口腔内速放錠、放出制御製剤、プレフィルドシリンジ、溶解性のよい注射剤…等々と、差別化のための製薬企業の努力は多大なものがある。また同じ薬効の中でも腎排泄型と肝代謝型、即効性と持効性など薬理的に異なるものが次々に開発される。フォーミュラリーによる標準化を進めるにあたって同種同効薬というキーワードで品目数を制限することは、医療の個別化に少なからぬ影響がある。たとえば採用品目の圧縮のために、医薬品に関する様々な開発成果が利用しにくくなる可能性がある。

また、採用数減少で安全性や効率が高ま

る面はあるが、実用面では、使用できる薬剤が少ないため、かえって用量調整や剤型変更に労力がかかり、患者持参薬からの品目や規格変更のリスク、切り替えに伴う事務上の作業負荷の増加、在庫処理コストの発生などがあることを考慮する必要がある。医療機関のミッションを見据えたファーマシーマネージメントの一環としてフォーミュラリー管理を行うべきとの意見もある[5]。

　もう一つの懸念は、単純化による安易な処方の増加である。一例を挙げれば、高カロリー輸液療法では、安全性が高く清潔で迅速、というオールインワンの標準キット製剤の使用が大半を占めてしまい、高カロリー輸液療法に関心が払われなくなり、安易な処方が増加したと言われている。

柔軟でシステム志向のフォーミュラリーマネージメント

　フォーミュラリーは、必要十分で合理的な医療を提供できるよう薬剤が収載されているべきだが、硬直したものではなく、柔軟（レジリエント）な対応を許すシステムになっている必要がある。医薬品の選択基準である「日本版フォーミュラリー」とは、個別化を合理的に実現できるだけの自由度を持ち、経済性も改善するという、最適化の判断を迅速に支援することが求められるものであり、単なる医薬品リストではなく、システマティックなものである必要がある。

環境に合わせた最適化も必要になる

　日本版フォーミュラリーは膨大な情報の蓄積・利用のシステム化が必要である。このようなフォーミュラリーに各施設の薬剤師や診療情報管理士が個別に取り組む、というのはいかにも効率が悪い。利益相反のない第三者機関に十分な人的配置を行って、安全性と経済性に踏み込んだ評価を行い、大枠を共有したうえで、保険者や自治体、医療機関が各自の環境に合わせて最適化することが肝要と考えられる。そのためには、施設ごとに電子カルテシステムを利用した処方支援と処方内容の把握、上市される医薬品情報（副作用情報のモニター含む）に関するPMDA等の行政機関との連携、医療提供者・消費者（患者）の意見集約なども求められる。

　また、フォーミュラリーは冊子媒体だけではなく携帯端末を含む電子媒体での提供も有用であろう。その意味で、目的を明確にした国レベル、地域・施設レベルでのシステム志向でかつ柔軟な「フォーミュラリーマネージメントシステム」が早急に構築されるべきであろう。

おわりに

　フォーミュラリーの導入を契機として、最適な医療支援システムが進展することが期待される。病院完結型医療から地域包括ケアへと急速に展開するヘルスケア領域では、プライバシーに配慮した患者に紐づいた一次データ共有による患者（利用者）安全の確保と、地域で統合された処方・調剤データの統合・分析による医薬品流通・在庫管理・経営管理の支援などを行う、より包括的な

「フォーミュラリーマネージメント」という新しいパラダイムも形成されつつある。

　フォーミュラリーの質をいかに確保するかの方法と、その結果、医療の質と安全そして経営がいかに改善されたかを客観的に評価する方法をフォーミュラリー導入とともに検討すべきである。

【参考資料】
1) 堤健造. 後発医薬品の価格設定と推進策. 調査と情報. 国立国会図書館 No 896. 2016. 3. 3.
2) 武田裕. サイエンスとしての医療の質・安全、医療安全ことはじめ(編：中島　和江／児玉　安司)、医学書院、2010.11
3) Hollnagel, E., Braithwaite, J. & Wears, R. L. (Eds.)：Resilient health care. Farnham, (Ashgate, UK) , 2013
4) 武藤正樹. 薬剤給付管理とジェネリック医薬品. ジェネリック研究. 5-9. 2014.8
5) 橋田亨. 病院のミッションを見据えたファーマシーマネージメント. 薬局. 65. 2574-2580. 2014.

編集後記

　わが国が急速に少子高齢化する中で、公的医療保険制度をどう維持していくかが喫緊の課題になってきている。医療費のより効果的な使い道を考えていかなければいけない。私たち医療人はコスト意識を高め、より効率的な医療提供を実践して将来世代への責任を果たさなければならない。

　本書はわが国で初めてフォーミュラリーの理論と実践についてまとめられたものである。本書でも紹介したように欧米諸国では、安価でかつ良質な医薬品の使用を促すためのルールが定められ、運用されている。この医薬品使用のルールはフォーミュラリーと呼ばれており、わが国においてもより効率的な医療提供のためにこのルールづくりが必要になってきている。とは言え、わが国におけるフォーミュラリーの議論は始まったばかりである。そういったことも踏まえ、執筆者にはフォーミュラリーについて様々な視点からご寄稿いただいた。もちろん医療機関がフォーミュラリーに取り組むためのデータも豊富に掲載してあるので、すぐにも実践できる内容となっている。

　このフォーミュラリーには医薬品使用の適正化の観点から国も関心を持ち、調査・情報収集が開始されたと聞く。まさに「フォーミュラリー元年」というべきタイミングで本書を編集・上梓できたと自負している。本書が多くの医療関係者の読者を得て、フォーミュラリーの理解と実践につながれば幸いである。

　最後に、わが国医療の課題を徹底討論いただいた座談会出席諸氏、多忙な中、論を寄せていただいた寄稿者の方々、わが国初と言うべき医療機関でのフォーミュラリー作成に取り組んだ聖マリアンナ医科大学病院薬剤部スタッフ、本書の企画から編集まで実務に携わってくれた医療経営東京編集室・江川孝雄氏らスタッフの方々、そして本書の出版を快く引き受けてくれた薬事日報社に、フォーミュラリー編集委員会を代表して心より深謝申し上げる。

フォーミュラリー編集委員会代表　増原　慶壮

フォーミュラリー
―エビデンスと経済性に基づいた薬剤選択―

2017年9月15日　第1刷発行
2018年2月15日　第2刷発行

編集　　　　フォーミュラリー編集委員会
発行　　　　株式会社薬事日報社
　　　　　　東京都千代田区神田和泉町1番地　電話 03-3862-2141
印刷・製本　三報社印刷株式会社

©2107　　Printed in Japan　　ISBN978-4-8408-1409-6
本書の無断複写は、著作権法の例外を除き禁じられています。